U0308351

三三医书（辑）

裘庆元

外伤科、皮科秘本九种

集验背疽方　疡科纲要
外科方外奇方　外科学讲义
发背对口治诀论　解围元薮
疬科全书　伤科方书
灵药秘方

上册

中国中医药出版社
·北京·

图书在版编目（CIP）数据

外伤科、皮科秘本九种：全 2 册/裴庆元辑．—北京：中国中医药出版社，2019. 5
（三三医书）
ISBN 978 - 7 - 5132 - 4465 - 7

Ⅰ. ①外… Ⅱ. ①裴… Ⅲ. ①中医伤科学②中医学 - 皮肤病学 Ⅳ. ①R274 ②R275

中国版本图书馆 CIP 数据核字（2017）第 236987 号

中国中医药出版社出版

北京经济技术开发区科创十三街 31 号院二区 8 号楼
邮政编码 100176
传真 010 - 64405750
河北新华第二印刷有限责任公司印刷
各地新华书店经销

开本 880 × 1230 1/32 印张 20.5 字数 422 千字
2019 年 5 月第 1 版 2019 年 5 月第 1 次印刷
书号 ISBN 978 - 7 - 5132 - 4465 - 7

定价 99.00 元
网址 www. cptcm. com

社 长 热 线 010 - 64405720
购 书 热 线 010 - 89535836
维 权 打 假 010 - 64405753

微信服务号 zgzyycbs
微商城网址 https://kdt. im/LIdUGr
官 方 微 博 http://e. weibo. com/cptcm
天猫旗舰店网址 https://zgzyycbs. tmall. com

如有印装质量问题请与本社出版部联系（010 - 64405510）
版权专有 侵权必究

出版说明

近代著名医家裘庆元先生编辑的《三三医书》（又名《秘本医学丛书》），不仅保存了大量珍贵的中医孤本秘籍，而且所选书目多为家传秘本，疗效独特，简练实用，自1924年刊印以来，深受中医读者欢迎，对推动中医的发展起到了积极的作用。1998年中国中医药出版社组织有关专家、学者对此书重新进行了整理出版，使此书得以更广泛的传播，影响日增。

然而，美中不足的是，原著三大卷，洋洋近五百万字，卷帙浩繁，所收的99种书籍又都随意编排，没有分类，给读者阅读、研究带来极大不便。有鉴于此，我们又对原著重新进行了整理编排：

1. 根据原著所收99本书每本书的基本内容，按中医学科重新进行分类编排，分为《医经秘本四种》《伤寒秘本三种》《诊法秘本五种》《本草秘本三种》《方书秘本八种》《临证综合秘本五种》《温病秘本十四种》《内科秘本六种》《外伤科、皮科秘本九种》《妇科秘本三种》《儿科秘本二种》《咽喉口齿科秘本四种》《针灸、养生秘本三种》《医案秘本十五种》《医话医论秘本十五种》，共15册，改为大32开简装本，分别刊印，以满足更广大读者的需求。

2. 全书改为现代简体横排。每本书的整理仍以上海书店影印本为底本，以现存最早刻本、影印本或近期出版的铅印本为参校本。除系底本明显由刊刻、抄写等导致的错误，经核实确认后径改（不出注），以及因版式改动，某些方位词如"左""右"相应改为"上""下"外，目录根据套书内容做相应调整，其余基本忠实原著。原书刊印时为填补版面而增加的"补白""告白"之类也予以保留。

限于水平，加之时间仓促，整理编排难免有错漏，欢迎读者批评指正。挖掘整理出版优秀的中医古籍是我们的重要任务之一，我们将一如既往，继续努力，为传播、弘扬中医药文化、知识做出更大贡献。

中国中医药出版社
2018 年 3 月

内容提要

《三三医书·外伤科、皮科秘本九种》包括《集验背疽方》《外科方外奇方》《发背对口治诀论》《瘰科全书》《灵药秘方》《瘰科纲要》《外科学讲义》《解围元薮》《伤科方书》等九部著作，论述了常见外科、骨伤科疾病的证治方药及整复手法。

《集验背疽方》介绍了背疽的总论、证治、方药和饮食调摄。书中方药简便验廉。《外科方外奇方》论述了常见外科疾病如疔疮、臁疮、癣疮、痔疮等的证治，并根据药物作用如内消、化毒、去腐、收口等列药方及制法。《发背对口治诀论》主要阐述对口发背的局部症状和全身状况，判别善恶，随证施治，后附《外科秘法》、对口方及存济堂药局膏药方。《瘰科全书》阐述了瘰疬之病机、辨证、内外治法、方药、食疗及食忌调摄。《灵药秘方》按经辨证，收载外科丹药五十余种，并详述配伍、制法和用途。《瘰科纲要》论述疮疡的病机、辨证、脉状、治法及内服外用方药六十余首。

《外科学讲义》主要论述外科痈疽、疔疮、杨梅疮毒、痔疮、臁疮、皮肤病等病证的辨证、治疗，精选诸家学术经验之长，共收载内服外用方剂百余首。《解围元薮》为作者在家传治麻风病的基础上，广集当代名医及民间治诸风病证之经验总结。本书广论风病，对麻风病的病因病机、症状、鉴别诊断、辨证治疗论述尤详，是我国早期麻风病著作。《伤科方书》主要详述各主要骨与关节损伤的整复手法，理论与医方并重，收历代治伤效方五十余首。

本书集疮疡、皮肤病、骨伤科病为一体，理论治法方药俱全，内服外用、整复手法具备，对读者学习和掌握皮外骨伤科疾病大有裨益。

作者简介

裘庆元（1873—1948），浙江绍兴人，近代著名医家。16岁时进钱庄当学徒，因患肺病，遂发奋专攻中医学，并广收医籍秘本，造诣日深。后渐为人治病，每获良效，名声大振。

逢国内时局动荡，遇事远走东北，得识日本医界名士，获睹大量祖国珍本医籍，深慨祖国医籍散佚之多，乃有志于搜求。民国初年返绍，易名吉生，遂以医为业，以济世活人为己任。当时受外来文化影响，民族虚无主义思潮泛滥，中医药事业处于危急存亡之秋，先生毅然以复兴中医为己任，主持绍兴医药联合会，与何廉臣、曹炳章等创办《绍兴医药学报》，兼编《国医百家丛书》，并任绍郡医药研究社副社长。1929年废止中医事起，先生赴南京请愿，积极参加反对废止中医药的斗争。1923年迁居杭州，成立三三医社，出《三三医报》。先生深慨罕世之珍本秘籍，人多自秘，衡世之书，人难得见，叹曰："医书乃活人之书，何忍令其湮没，又何可令其秘而不传。"于是，或刊广告，或询社友，征救全国收藏之秘籍，得书千余种。乃精加选辑，于1924年刊《三三医书》，共3集，每集各33种，每书各撰提要，使读者一览而知全书概况。

后先生又精选珍贵孤本90种，于1935年复与世界书局商定，刊行《珍本医书集成》第一集。其第二、三集编目虽已确定，但因抗战爆发，被迫中止。

外伤科、皮科秘本九种

医三书三

医三书三 总目录

医三书三

外伤科、皮科秘本九种

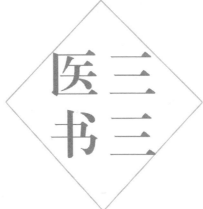

三三
医书

集验背疽方

宋·李迅　撰

提要

　　凡国医学专科之书，恒多实地经验之法，此不特业中医之人士同欲搜求，即近时治西医之学者亦亟思收觅也。本书为宋·李嗣立先生撰，虽《四库》收之，而未得见其书也。至成书之原委及内容之价值，已详《四库提要》中，读过《四库提要》者，无不急谋先睹之为快。本社裘吉生君钞藏多年，视为珍本，今亦公诸同好，想不特吾医家之欢迎，凡好古金石家亦欲备以为考据焉。

　　《集验背疽方》四库提要

　　谨案：《集验背疽方》一卷，宋·李迅撰。迅字嗣立，泉州人。官大理评事，以医著名。此书见于陈振孙《书录解题》，称所集凡五十三条，其议论详尽曲当。马端临《经籍考》亦著于录，而题作"李逸撰"，与《书录解题》不合。今案：此书前有郭应祥序，亦云"嗣立名迅"，则《通考》误也。背疽为患至钜，俗医剽窃一二丹方，或妄施刀针，而于受病之源、发病之形，及夫用药次第、节宣禁忌之所宜，俱置不讲，故夭阏者十恒八九。今迅所撰，于集方之前，俱系以论说，凡诊候之虚实、治疗之节度，无不斟酌轻重，辨析毫芒，使读者了如指掌。中如五香连翘汤、内补十宣散、加料十全汤、加减八味丸、立效散之类，皆醇粹无疵，足称良剂。至忍冬丸与治乳痈发背神方，皆只金银花一味，用药易而收功多，于穷乡僻壤难以觅医，或贫家无力服药者，尤为有益。洵疡科中之善本矣。谨从《永乐大典》中采掇裒订，仍为一卷。其麦饭石膏及神异膏二方，乃诸方中最神妙者，而《永乐大典》乃偶佚之，今据《苏沈良方》及危亦林《得效方》补入。又《赤水元珠》亦载有神异膏方，与《得效方》稍有不同，今并列之，以备参考焉。

原序

　　始予奉亲携幼，来官泉江，未入境，首问邑有良医师乎？又问市有佳药肆乎？或对以医固不乏人，而庸庸者实多；药肆仅一二数，然稍贵细者则缺焉。予谓：二者，老幼所依以为命也，今顾若此，其奈之何哉！或曰：邑有李嗣立廷评者，广收方书，多蓄药味，有问方者必告，有求药者必与，了无吝色厌心。予固私窃庆幸。时方至旅见，亦未暇询及也。久之，嗣立来请问（一作间），与之款语，见其持心近厚，非爱人利物之言不谈。叩以《难》《素》《脉诀》《病源》等书，其应答如流。厥后家人子或有病，疏方惠药虽数，不惮烦。三年间，不医之求而唯嗣立之谒。一日，嗣立出示一编曰：此治背疮方也。今人例以此为恶疾，悉付之外科而邈，不加之意，不知治疗之失宜，盖未有能得全其生者！某于此究心有年，所活甚众，君能捐二三万钱，刻板流存，不犹愈于刊他书乎？予且图之。会有黄冠师曰：刘道渊者，主邑之太霄观，忽得此疾，刘素号晓方脉，得嗣立之书而敬信之，凡服药次第，悉案书以从事，不两月，遂获安。予益信其书之有验，乃为之序其首。嗣立名迅，以儒传家，父兄相继收科，子弟亦登名贤书，乡评翕然推重。予与其兄嗣宗尝同校长沙试，契分为不薄，又有针、膏起废之功，故乐为之成其志云。

郭应祥序

目录

集验背疽方

宋李迅撰

裘吉生刊行

背疽方总论

背疽之方，所传百余，然有验者极少。其间（一作中）又有用药偏重，或太冷，或太热，或药性有毒者，今皆不录，独择尝用而经验者录之，庶几不至有误活人治病之意。

背疽其源有五

天行一，瘦弱气滞二，怒气三，肾气虚四，饮冷酒、食炙煿物、服药热毒五。盖治背疽，不可一概将为热毒，其治之法难易，当自一而至五。

察疽发有内外之别

初发疽时，一粒如麻豆大，身体便发热，生疽处肉亦热，肿大而高，多生疼痛，破后肉色红紫，此为外发。虽大若盆碗，如用药有理，有百人百可活。

如初发疽时，不拘小大，身体无热，自觉倦怠，生疽处亦不热，数日之间，渐渐开大，不肿不高，不疼不痛，低陷而坏烂，破后肉紫黑色，此为内发。有此证者，未发见之先，脏腑已有溃烂，百人百不救，虽有神仙药，亦付之无可奈何。

审内证用药

自泻，呕吐，不思饮食，诊脉而肾脉最虚，此等古人皆以为不治之证，然尚有救疗之理。

服补药捷径

肾脉虚甚，当用补药而有抵牾处，如用鹿茸、附子之药，是抱薪救火；如用平补之药，肾气又猝难平复，若俟河之清。向来有一贵人苦疽疾，正生此一证，诸医无策。愚云：昔尝闻一名医讲论，凡人遇五更初，肾气必开，若一语言、咳嗽，即肾气复合。遇肾开时，进一服平补药，其功效胜寻常服峻补之药十数服。愚以此策献之。遂选用山药丸，所用皆平补肾气，全无僭燥偏重之药，依此法而进，详以告病者与其侍旁之子弟，如法而服药。三日之后，医有诊脉，知其肾脉已平复矣。则有疽疾人，肾脉虚弱，未可便如古人之论，以为不可治。若人有痼冷、虚弱、危困之疾，如其法而用药，可谓用力寡而收功倍矣（案：山药丸缺）。

疽发所在有不可治者

脑上诸阳所会穴，近脑则髓出；颈项上近咽喉，药饵、饮食之所通，一有所碍，两不能进；肾俞上与肾相抵，命之所系，穴即透空，又不可著艾。三处有疽，并为难治。

戒　忌

作劳叫怒，嗜欲，饮食如干湿面、炙煿、淹藏、冷酒、生冷、滞腻、鱼、羊并不可食。性热者发热，冷者损脾、肾，毒者发病，皆当戒之。病者之房，深戒有腋气人并有孕妇人、月经人入房。合药亦忌此等人见之，又忌鸡、犬、猫儿见之。

已上戒忌，安后半载间，血气未定，犹定（一作当）谨戒，不废药饵，方能保全。

疽疮之方有验者，载于方书。然有贫乏无钱买药，又有适居僻邑草市，难得药材，只得服草药、鹭鸶藤酒，续以麦饭石膏涂傅、神异膏贴之，亦屡用取效。若无麦饭石膏，如田夫野人，只用神异膏亦可。

麦饭石膏（案：此方原缺，今从《苏沈良方》补入）

白麦饭食石（色黄白、类麦饭者犹佳。炭火烧赤，醋中浸之十遍，研。白蔹末与石等分）　鹿角（不用自脱者，须元带脑骨者，截用二三寸。炭火烧至烟尽为度，杵为末。并前二味）

上并捣细末，取多年米醋，于铫中煎令鱼眼沸，即下前件药末，调如稀饧。以篦子涂傅肿上，只当疮头留一指地，勿令合，以出热气。如未脓，当内消；已作头，当撮小。若日久疮甚，肌肉损烂，筋骨出露，即布上涂药贴之，干即再换，但以疮中穴，无不瘥。其疮切忌手触，宜慎之。

麦饭石膏论

麦饭石膏治背疽之疾，神妙莫比，惜乎世人罕有能知者。然古方所载用药制度，略而不详，则其间药材不真，修制苟简，是自致其无验，非方之误也。愚亲见一贵人有此疾，医者用麦饭石膏涂贴，不惟无效，又且添痛楚；更以毒药盦之，脓亦不溃，昼夜终痛，不得安寝。疮逐日开大，浸至两胁，又于咽喉、脚膝间遍发数疽，医者尽以为不可治疗。愚虽预备此药，选择修制，既良且精，而未敢便用。俟诸药缩手，试以用之，一夕之间，疼痛尽止，脓血俱溃，来如湍水，病者安寝。

众皆惊愕，以谓别有神药，殊不察止于麦饭石膏也。疽疾须得脓血溃散之多，即使毒气随脓血出，不至内伤脏腑，病者得安。有一庸医，见脓不溃，遂打两锡管，欲插入疽，以口汲出其脓。愚谓：用此则病者必不可救！力沮其说。又用荐席开其一窦，使病者仰卧以取脓，此说不可谏，因令试之，脓亦不来。后卒用愚所合麦饭石膏而取效。自此而后，乡间有此疾者，来下问，因录此方，俾精择修合，尽取十全之功，愚故详著之。

——痈疽初作之时，便合用麦饭石膏四围涂傅，以护其根脚，不可使开，中心却要留痈口如钱大，使毒气出。如痈渐小，随其大小傅之。直候疽破脓溃之后，口收止犹径寸许，用神异膏点傅收住，却用麦饭石膏。

神异膏　治一切疮疥。（按：此方原缺，今从危亦林《得效方》补入）

全蝎七个，去毒　皂角一锭，锉碎　巴豆七粒，去壳　蛇床子三钱清油一两　黄蜡半两　轻粉半匙　雄黄别研，三钱

上先用皂角、全蝎、巴豆煎油变色，去了三味，入黄蜡化开，取出冷处，入雄黄、蛇床末、轻粉，和匀成膏。先用苦参汤温洗，后以药擦疮疥上，神效。

又：神异膏（此方从《赤水元珠》补入）

黄芪　杏仁　元参各一两

上用麻油二斤，煎至将黑，加蛇脱五钱，蜂房一两，男子发一团，如鸡子大，再煎至黑，去滓，徐徐下黄丹，不拘多少，得中为度，文武火熬收。

治疽痈用药大纲

此书所著方颇为周备，但欲使用药者，不可不知之尔。然人能逐一玩味，详说深思用药之意，临时看其病证，次第用药，无有不效。近时有亲旧得此病，为愚医所惑，或用君臣药，或用草药，其病益多，痛楚日增。然后回心，杜绝众医，用愚方，间蒙下问，但指示三五方与之服饵，无有不安者。今略书用药要领与夫先后之序，画一于后。

——初觉时背疽之疾，便令服内托散，后来不生变证，口舌无疮。此药但可服十数服而止。

内托散 大止疼痛。如未破，即点破有脓。（此方原缺，今从《惠济宝书》补入）

川乌一两，泡 茯苓三分 苦杖半两 独活 白芷 甘草炙，各一两

上为末。每服二钱，酒调下，日三服。

——即令继服五香连翘汤。服此药如大便宽快、内热既省，即令住服。若一二日之后大便再闭，须令再服，要取利毒气至尽，然后住服。亦合看病人虚实，量其轻重而进药。

五香连翘汤

木香三分，不见火　沉香三分，不见火　连翘全者，去蒂，三分　升麻三分　黄芪三分，拣无叉附者，生用　木通三分，去节　甘草半两，生用　丁香半两，拣去枝杖，不见火　乳香半两，别研　大黄微炒，半两，锉　麝真者，一钱半，别研　桑寄生三分，难得真者，缺之亦可　独活三分，买老羌活用，今铺家所卖独活，乃是土当归，不堪用

上为粗末，和匀。每服三大钱，水一盏，煎至七分，去滓服。留滓二服，用水二盏再煎作一服。积四散滓，用水三盏，又再煎作一服，然后不用其滓。方用银器煎药，如无银器，入银一片同煎。内桑寄生一味，最能疗病，但难得真者，如缺，用升麻代。今已加升麻，若无真桑寄生，则升麻分两当倍用。

——次令多服洪氏排脓内补散。无呕逆之证，用好酒下；有呕逆之证，合用木香汤下。此一药，合与痈疽相为，终始服饵，不可辍。

化毒排脓内补十宣散（亦名托里十补散）　治一切痈疽疖疮。未成者速溃，败脓自出，无用手挤，恶肉自去，不犯刃。使服药后，疼痛减，其效如神。（此方原缺，今从《和剂局方》补入）

黄芪以绵上来者为胜。状如箭竿，长二三尺，头上叉者。洗净，寸截，捶破撕擘，以盐汤润透，用盏盛汤瓶上一炊久，焙燥，随众药入研，即成细末　人参以新罗者为上。择团结、重实、滋润，洗净，去芦，薄切，干搏用　当归取川中来者。择大片如马尾状，滋润、甜辣、芬香者，温水洗，薄切，焙干用，

各一两 **厚朴**用梓州者。肉厚而色紫，掐之油出。去粗皮，切，姜汁窨一宿，烂熟，焙燥。不用杜朴 **桔梗**以有心、味苦者为真，无心、味甘者，荠苨也，主解药毒，切勿误用。泥净，去头、尾，薄切，焙燥 **桂心**用卷薄者。古法，带皮桂每两止取二钱半。合用一两，当买四两。候众药罢，别研，不得见火 **芎䓖**以川中来者为上，今多抚芎。大块者，洗净，切，焙 **防风**择新香者。洗净，切，焙 **甘草**生用 **白芷**各一两

上十味，选药贵精，皆取净，晒、焙极燥方秤。除桂心外，一处捣，罗为细末，入桂令匀。每服，自三钱加至五钱，热酒调下，日夜各数服，以多为妙。服至疮口合，更服犹佳，所以补前损、杜后患也。不饮酒人，浓煎木香汤下，然不若酒力之胜也；或饮酒不多，能勉强伺用酒调，并以木香汤用酒，功效当不减于酒也。大抵痈疽之作，皆血气凝滞，风毒壅结所致。治之不早，则外坏肌肉，内攻脏腑，其害甚大。才觉便服，倍加服数，服之醉则其效速。发散风毒，流行经络，排脓止痛，生肌长肉，药性平和，老人、小儿、妇人、室女皆可服之。

木香汤 治痈肿（一作疽）初结，头痛寒热，气急方。（此方原缺，今从《圣济总录》补入）

木香 藿香叶 沉香薰陆者 丁香各一两

上五味，粗捣筛。每服五钱，盐水一盏半，煎至八分，去滓，空心温服，取滓傅膊上。

——呕逆有二证：一证谓其初发时，不曾服内托散，伏热在心；一证有气虚，脾气不正而呕。合仔细看病证，参酌用药。若是因热而呕，外证心烦、身热、痛作痛，此即是伏热在心，合将内托散服三两服而止，不可多服。若是气虚而呕，其证心不烦热，遇早便呕，或闻秽气亦呕，早晨合服嘉禾散。如有寒热，合服家传正气散。五更初，当服山药丸以补其肾。

——发背人虽云有热，未有不至肾虚而得之者。若疽疾减退五分之后，便合如前法，五更初服山药丸，一服。

嘉禾散（案：原方缺）

论服嘉禾散

如病人气弱，不进饮食，合服嘉禾散，于内加白豆蔻仁分两。昨有一贵人，苦疽疾，医者用药失序，久而不痊，因致虚弱，全不饮食。愚欲进嘉禾散，而诸医争言：内有丁香发热，不可用。殊不知治疽之药，丁香预其一，况有因怒气而发疽。今嘉禾散中所用之药，尽是平和益脾胃、降气之药。辩论不胜，迟迟数日，服他药无效，卒用之，而病人方能进食。自此以后，遇早晨住服参、苓，必进嘉禾散一服，疾安而后已。

家传不换金正气散　治背疽先感风寒，脾气不正，寒热呕吐。

苍术（拣黄色不烂者，先用米汁浸，夏、秋半日，春、冬一日，洗净，再用新汲水浸一宿，削去黑皮，锉，焙，与麦麸同炒至色黄香熟，去麸，用四两，净 **厚朴**拣紫色者，削去粗皮及中间一重黑心如纸厚，要锉三寸长，劈作薄片；每厚朴五两，净，用生姜五两，净，连皮薄切，捣烂，同淹一宿，以文武火，翻覆炙五七次，炙至姜滓焦黑，刮去姜不用，只用厚朴，细锉，取四两，净；再用姜四两，连皮薄切，捣烂，同厚朴和一处，再淹一宿，入铫内，用文武火炒至干用 **甘草**炙，削去赤皮，细锉，取二两，净 **陈橘皮**买真橘皮，以水浸三时久，洗去黑尘，掠去肉、白筋与瓤，锉，焙，取三两，净

上四味，同为一处，再入锅内，文武火微炒一次，却用纸盛于木板上，出火毒。

半夏汤泡七次，削去黑脐，细锉，焙干，研为细末，以生姜自然汁和作薄饼子，安文武火上炙，至黄熟为度，取二两，净 **藿香**去枝杖，取叶用，以水洗净，去沙尘，有日晒干，无日以微火焙，一两，净 **人参**一两，去顶，细锉，焙 **木香**一两，湿纸裹煨至纸干为度，去纸，细锉 **白茯苓**一两，去黑皮，锉

上将前四味已炒药，续入后五味，半夏、藿香等不炒，同一处碾罗。为细末一钱，水一盏，生姜钱三片，枣一枚，同煎至八分，临热入盐少许，温服无时。

论服不换金正气散

近时有数人病背疽，服前方药饵，未安之前，遍身寒热，或先寒后热，或先热后寒，连日作或间日作，必先呕痰，然后寒热，寒热后大汗，然后止。时医多欲用柴胡、牡蛎止汗之

药，又有以为疟疾，欲下恒山饮子。愚力辩云：背疽之后，不可专以为有热，亦有气虚而得之，亦有因怒气并血气凝滞而得之。其所以发寒热者，先感寒邪，脾气不正，痰盛而有此证。若下柴胡，必泻肝，母既虚而又泻其子；牡蛎涩气，气血已不荣运，服涩气恒山饮子，发吐痰，大损脾胃。用药如此，可谓误谬。愚但令服家传不换金正气散，祛寒邪，正脾气，痰饮自消，寒热不作；兼服排脓内补散，以木香汤易酒，不欲饮引呕吐故也。服此药三日，寒自退，呕吐不作，汗亦自止。

——痈疽才破有口，便合用猪蹄汤洗。其次（一作初）连日洗；五日后，间日洗；欲安之际，三日一洗。

猪蹄汤 治痈疽肿块，消毒气，去恶肉。凡有疮口，便用此药淋洗。

香白芷不见火　甘草生用　独活用老羌活　黄芩去心　赤芍药去皮　当归去芦，洗净沙土　露蜂房取有蜂儿者用

已上各等分，为粗末。

上先将猪前蹄两只，一斤，只用白水三升煮软，将汁水两次澄清，去上面油花、下面滓肉，每次用药粗末一两，投于汁中，再用文武火煎十数沸，滤去滓。以故帛蘸药温汤，徐徐薄揩疮上，死肉、恶血随洗而下。净洗讫，以故帛试干，仍避风，忌人口气吹之。有狐臭人、并月经见行妇人、猫、犬，并不令入病房。洗疮切弗以手搐著。洗疽之方所传三四十，用之

止此一方，极神效。内所用露蜂房最有理，谓其以毒驱毒也。

——治背疽初作，根脚阔大如碗，未有尖头，寻灸穴法：凡觉背上肿硬、疼痛，用湿纸贴肿上，看先干处是头。碾大蒜十头，入淡豉半合、乳香一块，如龙眼大，细碾，随疮头大小，用竹片作圈子，竹片阔二分许，随其大小，顿在疮头上，将所碾药填平，铺艾灸之。痛处以痒为度，痒处以痛为度，亦以百壮为准。

——痈疽既破，脓血溃多，或五日、或七日后，用神异膏贴傅。若根脚小，五日后贴；如阔大，须七日、十日后可贴。

——疽疾将安之际，合多服加料十全汤以补其气血，使易生肌肉故也。

加料十全汤 治痈疽后，补气血，进饮食，疽疾将安及七八分，便当服此药，每日与排脓内补散相间服。

黄芪拣不用叉附及蛀者，锉作二寸长截，拍扁，以冷盐汤湿润之，瓦器盛盖，甑上蒸三次，焙、锉用 熟干地黄拣肥大滋润者，洗净，焙干，用好瓶酒湿润，瓦器盛盖，于饭甑上蒸晒，如此七次；锉，焙。二味各用一两，净 当归去芦，净洗，取自头至中心一截，锉，焙干用；自中至尾留，合别药 川芎锉，微焙 人参去顶，锉，焙 白茯苓去黑皮，锉，焙 甘草炙 白芍药拣有皮者买，无皮是伪者。削去皮，锉、焙用 肉桂削去粗皮，锉，不见火 天台乌药如无真者，可买隆兴府大块者用。锉、焙 白术用米泔浸半日，锉到小指头大方块，焙干，再用麦麸炒至黄色，不得伤火，去麸，将白术锉用陈皮不用沙柑子皮。水浸，削去白瓤，焙，锉　真白五味子核如猪肾形，肉微黑，重者是真。拣去枝杖，炒过用。核如沙柑子核者，是土五味子，不堪用。已上十一味各半两

上各干净称，锉作散，和匀。每服药一两，用水一碗，生姜五片，北枣二枚，同煎至八分碗，滤去滓，取清汁，分作两服。留滓晒干，碾罗为细末，后来常服，水一盏，生姜三片，枣一枚，煎至八分，服之。

——前后病背疽人，多是先发渴而后背疽作，不然，背疽安而后发渴疾，因此不救者甚多。若有渴疾人，则合专服加减八味丸，能使渴疾既安，疽疾不作。若骤得背疽之疾，既安之后，不问有无渴证，便合常服加减八味丸，非特可以杜渴疾之将来，亦且大能滋益气血，生长肌肉，使精神强健，此乃累试之验。

加减八味丸　治痈疽后合服补药。若用峻补之药则发热，又况痈疽既安之后，多传作渴疾，不可治疗，当预服此药。如能久服，永不生渴疾，气血和壮。未发疽人，或先有渴症，亦合服此药，渴疾既安，疽亦不作。

熟干地黄如法拣好者买。制度过，焙，锉。二两　真山药锉细，微炒　山茱萸去核取肉，焙干。二味各一两　肉桂味辛辣、薄者买。削去粗皮，锉，不见火。用一两，别研，取半两滓末和入众药，余粗滓仍勿用　泽泻水洗，锉作块，无灰酒湿，瓦器盛盖，甑上蒸五次，锉，焙　牡丹皮去心、枝杖，锉，

炒 **白茯苓**去黑皮，锉，焙。已上三味各八钱 **北真五味子**拣去枝杖，慢火炒至透，不得伤火，一两半，别研、罗，和入众药。此一味最要真者，其详已著十全汤内

上研、罗为细末，炼蜜候冷，和丸如梧桐子大。每服三十丸，空心无灰酒或盐汤送下。

论渴疾本原

有一贵人病疽疾，未安而渴作，一日饮水数升，愚遂献此方，诸医失笑云：此药若能止渴，我辈当不复业医矣！诸医尽用木瓜、紫苏、乌梅、参、苓、芍药等生津液、止渴之药，服多而渴愈甚，数日之后，茫无功效，不得已用此药，服之三日，渴止。因此相信，遂久服之，不惟渴疾不作，气血益壮，饮食加倍，强健过于少壮之年。盖用此药，非愚敢自执鄙见，实有源流。自为童儿时，闻先君言：有一士大夫病渴疾，诸医遍用渴药，治疗累载，不安，有一名医海之，使服加减八味丸，不半载而疾瘥，因疏其病源云：今医多用醒脾、生津、止渴之药，误矣！而其疾本起于肾水枯竭，不能上润，是以心火上炎，不能既济，煎熬而生渴。今服八味丸，降其心火，生其肾水，则渴自止矣。后疏其药性云：内真北五味子最为得力，此一味独能生肾水、平补、降心气，大有功效。家藏此方，亲见有验，故敢详著之，使有渴疾者信其言，专志服饵而取效，

无为庸医所惑，庶广前人制方济惠之意。

痈口将收论

痈口将收之际，最忌用急涩敛口之药，只宜用神异膏贴。多见昧者立说，破此一段，不过病者厌于将理，医者急欲获利，不思毒气发泄未尽，其疾再来，人命自此不救。

痈久疮口不合论

——治痈久而疮口不合，其肉白而脓血少，此为疮口冷滞，乃病人气血枯竭不潮，于疮遂致如是，合用北艾汤洗，神异膏贴，多服排脓内补散。每日用好北艾叶一把，入瓦器内浓煎汤。避风处乘热用艾汤浇洗疮口四围净肉，以旧绢帛兜艾叶乘热沃浇，一日一次，洗了须避风。仍烧松香，以烟薰疮口良久，用神异膏贴之。其疮不可与厌秽之人见，若不能禁忌，疮口难安，药亦无效。

——病痈疽之人，适被庸医用毒药掩盫，或以针刀伤割，不能生肌肉，疮口不合，切不可用急涩敛口药，当只用猪蹄汤、北艾汤相间洗，以神异膏贴之，并服排脓内补散。

——前方但是居于州县间、有力者能及之。若适在乡原，与夫无力以市药者，只可用鹭鸶藤酒一方，终始服饵。俟其疽破，即以神异膏贴之。盖神异膏所用药材，皆非贵细难得之药。前后用此以医，田夫野老，百发百中。

大川乌丸 治发背，活经络，生肌肉。

大川乌生，去皮、尖 当归 赤芍 苏木锉，炒 没药生用，一两，别碾 乳香一两，别碾 穿山甲用蚌粉炒脆，去粉。二两 独活合用老羌活。今铺中所卖独活乃土当归，不可用。二两

上为细末，和匀，酒煮，面糊为丸，梧桐子大。温酒下三十丸，空心下。

二乌丸 治发背，托里定痛，驱风毒，凉血。

羌活去苗 薄荷叶各三两 川芎以上各不见火 元参 地榆 麻黄去节 防风去芦 天麻 白芷 白僵蚕用直者，去丝、足、口 牛蒡子 炒蔓荆子去蒂并白膜 旋覆花去萼 荆芥穗各二两 甘菊花三两 何首乌四两 甘草炙，四两半 蝉蜕去足，半两

上为细末，炼蜜丸如弹子大。每服一丸，细嚼，茶清任下，食后服。

退毒下脓漏芦汤 治疽作二日后，与五香连翘汤相间日服之。

黄芪生用 连翘各一两 大黄一分，微炒 漏芦一两，有白茸者 甘草半两，生用 沉香一两

上为末，姜枣汤调下。此二方连日相间服，乃宣毒之药，觉毒尽住服。

参苓顺气散 治病痈疽人，进饮食，降气，健脾。

乌药一两半　人参一分　茯苓一分，白者　青皮去白，半两麸炒，半两蜜炙　真紫苏子二钱半，微炒

上为细末。每服，末二钱，水一盏，姜、枣煎至八分，早晨空心温服。煎药不用紫姜，能发热、动气；当用老姜，连皮使。

栀子黄芩汤　治发背疮溃后，因饮食有伤，调摄不到，发热不住，用以退热。

漏芦　连翘　山栀子仁　黄芩去心，各二两半　黄芪生用，一两　防风　石韦合使　桑白皮自取者　甘草生　犀角生用　人参　苦参　白茯苓各二钱半

已上为粗末。每服四钱，水一中盏，煎至六分，去滓，温服。

蚣蝎散　治痈疽疮口小而硬，贴膏药而脓不来。此为风毒所胜。

赤足蜈蚣一条，去头足，生用　全蝎三个，去爪，要有尾者，生用　木香一钱重

上为细末。每用时，先以猪蹄汤药洗疽了，以此药一匙许，糁于膏药面上，近疮口贴，其效如神。每用神异膏，合先量疽大小，涂在纸花上了，却用此药糁于膏药上，要使先到疮故也。若疮口阔大及不硬，则不必用此。

内托黄芪丸　治因用针砭伤其经络，白脓、赤汁逗流

不止。

黄芪八两，生用　当归二两，洗、焙　肉桂去粗皮　木香　乳香别研　沉香以上四味各一两

上为细末，用绿豆粉四两，生姜自然汁煮糊，丸如梧桐子大。每服五十丸，温热水下，不拘时候。

沉麝汤　治发背疽之人，敛口生肌。不得用躁急之药，合用麦饭石膏涂，续用好膏药贴之，疮口自然敛合。如医治后，时为庸医用毒药掩盒，或刀割伤，内血重者，兼服此。

木香　麝香　沉香　藿香叶　连翘

上等分，为细末。每服二钱，水一盏，煎至七分，温服无时。疽疾既已，先服取毒之药，又用麦饭石膏涂贴，五七日之后，病渐减退，合服大川乌丸、二乌丸驱除余毒，活气血，生肌肉，排宿脓，去风邪，又合服洪氏内补散，多服为妙。

立效散　治发背及诸痈疽并瘰疬有效。

皂角刺半斤，拣去枯者，细锉，炒赤色为度，须耐久炒　甘草二两，合生用　瓜蒌五个，去皮，取肉并仁，捣研，炒黄，干者不必炒　乳香半两，别研和入　没药一两，别研和入

上五味为末，每服二钱，酒调下。乳痈与前方间服，神妙、神妙！

忍冬丸　疗病既愈，须预防发痈疽，宜：

忍冬草左缠藤是也。不拘多少，根、茎、花、叶皆可用

上以酒于瓶内浸，以糠火煨一宿，取出晒干，入甘草少许，为末，以所浸酒为糊丸，如梧桐子大。每服五十丸至百丸，酒、饮任下，不拘时。

治一切疖毒痈疽，将结则散，已聚则破，已破，痛不可忍者，贴之则宽，止痛神效，不可具述。（按：以下所制方，皆不另立方名）

无盐桃末　皂角末　白芷末　荆芥末　草乌头末

上等分，用米醋调，贴四围，留中。蜜调亦得。

痈疖不可用膏药贴合论

治些小痈疖，结而未成，不可用膏药贴合，以药涂，使内自消。每用生取鹿角尖，于砂钵内，同老米醋，今俗呼黄子醋，浓磨，时以鹅翎涂拂于痈疖四围，当中留一口，遇干再涂，一二日即内消。每觉有些小痈疖疼痛、发热时，便用生甘草节，不炙、不焙，用日晒干。若无日，焙于笼盖上，微火，碾为细末，以热酒调二三钱服，连进数服，疼痛与热皆止。治痈疽未结成，并血气凝滞、肿结成块者，用吴茱萸微炒，碾为细末，鸡子清调涂，神妙！疾轻者宜用此。

治痈疽发背神方

金银花（一名忍寒草）

上采叶，研为滓。每用不限多少，纳磁瓶中，入水，用文武火浓煎，临热入好无灰酒与药汁相半，再煎十数沸，滤滓，时时服之。留滓焙干，碾、罗为细末，酒煮，面糊为丸，梧桐子大，每服三十丸，空心温酒下丸药。俟疾稍退，可以常服，盖其力轻甚故也。

预防痈疽方　服此药可以终身无此疾。

绵黄芪七两。拣如箭杆样、性软者用，去芦并叉附不用。一半生使，细锉，焙干；一半锉作寸长截，捶扁，以蜜水浸润湿，瓦器盛盖，于饭甑上蒸三次，取出焙干，锉碎　粉草去节并去皮，一两半，净，将一半生，细锉、焙；一半炙黄，锉、焙

上二味，碾为细末。每服二钱，早晨、日午，白汤煎，常当汤水服；夜候饮酒，初杯用酒调服。若平日能如此常服之，终身不患痈疽之疾。

案：以上各方，不见于诸论中，今总集之，附于诸论之后。

脑疽不可灸，引其气一上，痰涎、脓血并起上攻，倾人性命，急于反掌。但当急灸三里穴并气海，渐渐服凉胸膈、化血之药，人可小安。此说载《通神方论》。脑疽、咽喉生疽，古法皆不治之证，此灸法引毒气归下，其理颇长。得此疾者，岂可坐受其毙，当信而用之。

瓜蒌散　治妇人乳痈奶劳，神效（今俗呼奶劳，即此疾之渐）。

瓜蒌一个。去皮，焙、研为末，急用则烂研。子多者有　当归净洗，去芦，焙细。半两　甘草半两。细锉，生用　通明没药一分，别研　乳香一钱，别研

上用无灰酒三升，同于银、石器中，慢火熬取一升清汁，分作三服，食后良久服。如有奶劳，便服此药，可绝病根。如毒已成，能化脓为黄水；毒未成，即于大小便中通泄。疾甚，再合服，以退为妙。妇人乳疽方虽多，独此一方神效无比，万不失一。

按：以上二方，一治脑疽，一治乳疽，皆与背疽无涉，以其为李氏之书，故并附于此。

《集验背疽方》终

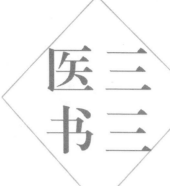

三三
医书

外科方外奇方

清·凌奂　撰

提要

《外科方外奇方》四卷，书分升降部、围药部、内消部、化毒部、点头部、拔毒部、去腐部、止痛部、生肌收口部、去管部、膏药部、疔疮部、喉部、诸疮部、臁疮部、癣疮部、痔疮部、口牙部、鼻耳部、脚部及补遗等门。收辑者皆外科不传之秘方，用之自奏奇效，故曰方外奇方。清浙湖凌晓五名医遗著。沈仲圭社友录寄于裘君吉生，特刊行传世。俾古人从许多生命试验而来之方不致湮没也。

清故资政大夫二品封典凌公晓五行状

公凌氏，讳奂，原名维正，字晓五，一字晓邬，晚号折肱老人。元秘书监吴兴郡侯吉川公之后，由安吉迁居归安之苕濠，至公曾祖汉飞，又由苕濠迁郡横塘，遂世为归安人。《明史》方伎有字汉章而以针灸名者，公十一世祖也，以医传世代。有闻人公生而体弱善病，遂弃举子业，习岐黄家，言姿性警敏异常人。广搜汉唐以来名医方书，昕夕研求，必究其原而穷其理。吾湖织里多书贾，有以乌镇僧逸林旧藏秘籍求售者，公爱不忍释，时近岁暮，罄囊不足，至典新裘以易之，前后弆藏万余卷，多海内未见之本，著《饲鹤亭藏书志》三卷，考核精审。

弱冠后，名稍稍出间巷。郡南下昂村吴疹生明经，芹儒医也，见公方案，赞叹不去口，公遂从而受业焉。归而学益进，名益起，男妇大小方脉以至疮疡损伤诸科无不精。求诊者，趾错于户，治病多奇效，生死一言可决。妇竖无知不知，皆称凌价人，远近招聘争迎，寒暑靡间。不言劳，不责酬。贫而病者兼施以珍药，无少吝，五十年如一日。当世名公卿，如侯官郭远堂制军，番禺杨骦香太守，咸旌其庐，四方执籍。来学者数十辈，中多知名士。苕中七子俞劲叔刚其一也，亦间有乡曲之子。素题读书，公有教无类，一以《内经》《灵》《素》为根柢，更取古今专家著述，口讲指画，听者忘病，并时举古人名医无后之言相告诫。及门诸子沾溉余绪，学成以去，各本所得师承，出而问世，率多运用不竭，医名藉甚。以余所知，长超朱皆春、镇海王香岩、乌程李季青及公胞侄永言表兄，其尤著者也。公既于医有心得，不自珍秘，临证课徒之暇，手订《本草害利》八卷及《医学薪传》一卷，《饲鹤亭集方》二卷，族子霞序而行之，其《六科良方集要》一书，则就钱塘周氏旧本重为校补、刊印者也。

为人任侠好义，勇于赴事。浙省钱粮耗羡、程、安二县为最重，民不能堪，公先世隐于吏，有田文焚券盛德，故田间疾苦知之独详。咸丰戊午岁大祲，官督漕急奸民吴士勤与叶邦杰、沈元虎等争雄长聚群不逞之徒哄于市，毁及公祖屋，当事以抗粮，诬揭太府，株连百余村。公有田在苕濠，又痛覆巢之祸，义忿所激，奋不顾身。时粤寇已逼郡西之泗安间道，奔控台省，复谒段廉使光清，行营下其事于县，又自扭士勤解案，纵弗治，虑益滋，后患不得已。仓皇走京师申理，得直曾省城，陷事遂寝，而公之出入贼中，备历艰险，涉死者数矣。因绘脱难图，自识事之颠末，以示子孙。凡患难中一饭之恩，一钱之惠，无不缕载。直道在人，卒以挽回天心，隐弭钜案，生还故里，骨肉重圆。未始非公先人公门积德所致。

庚申湖防告急，重关不启。时公昆弟六人已析产独先奉二亲，避兵于新市，东五里之新开河村，而悬壶于新市，旦出暮入，以博菽水之资。烽烟弥眼，晨昏无恙。同治壬戌，郡城不守，诸族姓及亲故，往投者不绝于道，公一一款留，推食解衣，有从者如归之乐。即平居不相通，问而但能认公姓名者，皆就食焉。其时斗米千钱，食指累百医之所入，仅堪一饱。尝因天雨断炊，徒跣泥淖中走十里外，乞贷以举火。有知其穷而他去者，更质衣物以资其行。二亲相继殁于乡，公独行殡葬，悉如礼。乡居三年盗不入，其闻人以为好善之报。诸戚族避地者，亦受庇焉。甲子官军复郡城，公摧家归首，命长君初平收埋战骨以万计。又合诸难裔于五月初三城陷纪念日，就郡县城隍祠，延僧道作道场，荐度殉难官民，岁以为常，亦安不忘危之意。并请地方有司，禁屠宰一日。顾屠沽仍有违禁私宰者，公劝之。不可，则投其肉于河。公殁后，遂无有能阻之者。今则世变境迁，并难日纪念而已成告朔矣。燹劫遗黎，继之疫疠，复与姚公守梅诸善董创立仁济善堂，拯荒救生。诸事皆隶焉，而尤以施送医药为急务。贫民持善堂联单求医者，公一律待遇，无少歧视。

改革后，公私扫地，旧时地方慈善事业半多中辍，惟善堂施医历久不废，推原本始，实公提倡之力为多，乡里有不平事，力为排解，有鲁仲连之遗风。光绪甲申，各乡被水成灾，岁收不及二成。安邑宰谭公恩黻格于吏，议征如额。民情汹汹，订集城相率停斛，要挟量艘，集城内外数以千计，聚众鸣鼓，势将捣毁，官署几重酿戊午之变。事机危迫，间不容发，公道经便民仓外，乡民遮舆罗拜，共庆得生。公慨然引为己任，遂偕姚公守梅入谒谭。公为民请命，得照八折减收，人心大定，官民咸受其赐。急人之难，常恐不及；出死入生，一言足重。公弟子有妙喜朱竹士者，愤族叔某横行无状，手刃之而自首于官，直承不讳，将论重辟。公乘程邑宰周公锐延诊之便，从容陈竹士母老子幼，宜在矜原之例，竹士得减等律，拟遇赦出狱，去公殁时甫逾年耳。

公虽医道大行，不事居积，终岁所得，随手散尽。产不及中人而乐善之，诚根于天性，未尝为有无计。尝有华楼桥下舟居一江北苦力，浼公往诊病，不治且无以为殓。公奔走喘汗，既为募得乐喜善施棺，复晨叩月河王氏门，乞旧绵衣一袭以为裹尸之具。二十年后，王氏诸孙旅沪者，追怀轶事，犹为公后人津津道之。其他好义力行多类此。

敬宗收族，倡修苕濠支祠，以聊城乡同宗睦谊，春秋餐祀，至今子孙率行不替。平时礼遇族人，尤重名节。族妙氏潘忠介，嫡裔也。贫无依赖，恃纺织为生活。公以其矢志苦节，无忝宗风，谋诸族人，使守祠宇以终老，并为列状，请旌节孝，悬额祠旁，与忠介同传不朽。用意深远，足资观感。堂侄绍曾少孤贫，不能自立，公既为绸缪家室，复令继承小庄。公分遗庄书旧业，顾性谨愿，拙于催科，岁计恒不及额。公必为弥缝匡救，公私赖以两全。族兄鹿樵出，亡于外，死未归骨，妙氏史先曾留养公家子。象曾幼遭离散，公多方物色，卒使母子完聚。象曾虽不善治生业，而事母能尽孝养。公始终周却，谊之恤笃，宗亲昭昭，在人耳目。

公虽专精一艺，而能背诵经史大义，旁及佛书、道藏经，咒符箓之属无所不通。龙虎天师张真人遗法官至湖，授公天医院治病价官，并颁经箓。公向道，素笃奉金盖山龙门正派，为费拨云衣钵弟子，道号壶隐。劫后，宗坛香火，不绝如线。归安孝子程抱云处士符，弃官寻亲，先寄居郡城天后宫。公重其为人，遂合诸同宗，延主梅观讲席以正谊表率后学。远近响慕，宗风为之一振。含山泛詹，千戎抡元，严于治盗，侦得者十九就擒。公劝济以宽，遂指引入云山问道，师事公。其后詹

君卒，为盗年所报复。论者谓公有前知焉。又尝受正乙五雷法
于章法师、元敬师，常住郡城之玉皇殿。年老有足疾，殿为茅
山道众所据，将逐章，公力为之争。遂分雷祖殿一区，俾收香
火，资以终老。先是，有郡城东关外某庙住僧发心者，一苦行
头陀也，能结善信，缘他寺僧中以蜚语，愤而自宫。公闻之，
飞舆往救，始复苏，并给侵药以善其后。得终主其庙者十余
年。郡城武圣宫，俗名大关帝庙，古刹也。遭兵久圮，发心既
庆更生，沿街诵佛，募资重新庙貌。安邑宰沈公宝清，从公之
请，拨留茶捐公款，以成其志。古天医庙在郡南横塘，去公祖
居不远。自经兵火，废为桑园，代远年湮，几不可考，为他业
所侵占，将于其地改建轩辕公所。公联合医林同志，按图定
界，至今赖以保存。公之扶翼正教，德及方外，远近名山福
地，黄冠缁流，皆依为护法善神焉。

应世余闲，不废翰墨，书法米襄阳，兼工篆隶。亦善绘
事，写水墨鱼龙，尤饶生致，然皆为医名所掩。少解音律，通
元人词曲，老而豪气不减。岁时逢吉，宾朋满座，兴至则引吭
高唱大江东去一阕，以为笑乐，余少时犹数闻之。至其善拳
术，不自矜膂力，尝于燕齐道中为人捍卫，则更无有知之者
矣。教子弟以读书为乐，择名师课之，未常加以督责，而谢庭
群彦卒皆学成名，立光大门闾。为善者后必兴，不其宜欤？

公年五十一时创发，甚剧。长君初平割股疗父，复延菱湖

疡科世医，先外祖杏林费公，施以刀圭而愈。病中虑有不讳，伏枕手书遗训数千言，处分身后家事甚悉，无一字不从血性忠告，读之令人油然生孝友之心。天相吉人，卒获大寿，于光绪癸巳四月八日浴佛节考终里第，春秋七十有二。

元配李太夫人，余长姑母也。圣善宜家，四德纯备，天夺贤母，先公四十五年卒，生子二女一。长子绂曾，即初平征君，诂经精舍高才生，少有文名，并承家学，精医术。清光绪间，两膺特召为醇贤亲王治疾，叠蒙两宫召见五次，独封二次。温语褒嘉：有医学，颇有根柢等论，历官粤鲁牧宰。体先世积德之训，所至多惠政，案无留狱，暇辄为民诊治。公庭出入无禁，活国活人，民爱之如慈母。并分鹤俸，购求古籍，有鸿术堂，藏书二万余卷，中多宋明精刻。读书读律，日手一编。时以经术润色文治，自署安静之吏，有两汉儒生临民气象。次汝曾，字颖士，以知县官闽省，值台疆多故，迭著劳勋，亦以能吏闻于时。长女适同邑诸生沈家骏公高足弟子也，世居新市之西句城。新市为公旧游地，沈氏接踵而起，渊源有自，尤精妇人科，至今子孙犹世其业。三子可曾，字定孚，附贡生，四子绶曾，字爽泉，皆能医，得公真传，无时医习气。绶曾于侍诊时，辑有公《临证医案》四卷。五步曾，字颂武，六企曾，字谦，七景曾，字仰止，先后入邑庠，各能与时变通，不沾沾于章句。步曾先经桐庐袁忠节公招往芜湖，任以校刊志乘诗文之役，后遂转入仕途。企曾叶书就贾，历办营口、苏、沪茧丝实业，景曾与余共几席相契尤厚。次女适德清胡安澜，亦诸生。自可曾以下子女六人，徐太夫人出绂曾、步曾，皆出嗣孙十三。绂曾生长孙祖寿，字铭之，以附生贡。成均奉讳后，侨寓沪滨，娱亲养志，不乐仕进，续修支祠宗谱，并独力捐立正记公堂，克成祖若父未竟之志。光绪甲辰捐助直隶善后赈款，奖给祖父母、父母乐善好施字样，仍准自行建坊。又遵母命捐资兴学，同乡公推为湖州旅沪公学校长，兼南洋女子师范学校校长。乐育多才，成绩久著，得奖"励学功宏"匾额，如一等金质嘉祥章。又以故父遗书捐入吴兴地方图书馆，以公众览。汝曾生人寿、之寿、昶寿。可曾生颐寿、恒寿、升寿。绂曾生金寿、步寿。步曾生南寿、磻寿、尧寿。企曾生曼寿。景曾生牟寿。孙女四人已嫁者三，皆适士族。曾孙八，华携、华俦、华仁、华伦、华倜、华佶、华侃、华伸。曾孙女五，玄孙三，尚贤、齐贤、希贤。

先以次子汝曾阶封公夫妇四品，继以长子绂曾山东潍县任内遇覃恩加级，捐请二品封典。凌氏世有隐德，积久流光，生荣死哀，乡邻称羡。自公高曾祖父以至伯叔兄弟率登寿考。公以少时孱弱之躯，又更多难，蒙犯风雪，致成喘哮之疾。善自摄卫，中年气体转益强固，食量兼人，处境亦渐亨，终其身无不如意事。捐馆迄今三十年，七子二女半尚生存，而冢妇沈夫人且已寿开八秩，贤孝特著，例得褒扬。一门礼教，无亏人才辈出，各以所学涉历政商学界，辙迹遍长江上下，远及东瀛。德泽之久长，枝叶之蕃衍，求诸并世亲知中，殆无伦比。盖清门世胄，其所留贻者远矣。

会今岁辛酉，距公与先长姑道光壬午始降之年，适同届百龄仙寿，将循世俗成例，先后举行追庆礼，藉申报本之忱。百世今名，表彰宜亟，中表诸昆季。以同时至戚后进，知公之详，与相关之切，未有如余者，属为文以状其事。余生也晚，幸免于洪杨之难。顾蚤岁过庭，侧闻先大夫暨诸父老辈述乱离相依情况，历历在目，心识之不敢忘。长而与竹林诸阮驰骋名场，以学行相砥，且衡门咫尺朝夕，趋陪杖履者十余年。又尝橐笔入初平表兄海阳县幕，于公一生学术、道德大节，与夫遗言往行，访求有素，钦折亦最深，故不敢以不文辞。乃即今昔见知闻知所得，证以孝子贤孙之所陈述者，略本编年纪事之例，以次类叙，条系时地，并参物论，以念来者事必征实，语不惮烦，庶备修志乘者采择焉。谨状。

中华民国纪元十年夏正辛酉五月

内侄李毓墙顿首拜撰

序

今之论医者曰：中医善治内证，西医长于外科。询其何以知其然也？则曰：西医精解剖，断截剪洗，目为常事耳。是言也，谓目下之中医则可谓可，昔之中医则不可。盖古之医师类多解此，扁鹊、华佗尤其著者。试读《山西医学杂志》（纂辑中西解剖病理）一通，当知吾言之非妄然，斯妙法神技何为不传，至今日而与西人颉颃耶？曰：守秘而已。

余谓中医之日渐陵替，西医之月异日新，其因虽有种种，而守秘与公开实为至大之原。盖学理以研究而愈明，方剂以试用而的知。设有新理良方，惟知自秘，不肯公布，微特不能更有发明，即此一端，亦必终归湮没。吾国医界不明乎此，以致古医麻醉刳剥之术失传于后世，反使西医后进矜炫其法。抚今思昔，能毋慨欤！为今之计，亟宜开诚布公，相互研求，一扫向日守秘之恶习，则中华医学，庶有豸乎。

凌师晓五，有清吴郡之名医也。学问渊博，精验宏富，家藏医书，奚啻万卷。胥熟读精思，舍短取长，故为人治病，辄多奇效。惜冗于诊务，乏暇著述，所作仅数种耳。《医学薪传》《饲鹤亭集方》已由哲嗣合刊。流传尚有《方外奇方》《凌临灵方》《本草害利》等书未付剞劂。今岁裘公有《三三医书》之创刊，圭思中医外科之见拙于人，良由外科佳籍鲜于流通所致。爰将凌师《方外奇方》一书商诸裘公，编入印行，并缀数语，以告世医。至本书所列各方，实凌氏一生经验之所萃，用者自知其妙，无待不佞之喋喋也。

　　　　　　　　　　民国十三祀四月沈仲圭谨序

弁言

溯此藁之蓝本，由一云游戒德僧雅慕我湖城南道场山碧浪，湖天然，山青水绿，钟灵毓秀。文笔峰高生成一幅好图画，爰驻锡于皈云禅院。此僧深知医理，外科尤精，出其技以济世活人，远近闻名，求治者众，日无暇晷。道场浜以费姓为大族，即明末刺虎费宫娥之母旅也。子若弟从僧为师，襄事之僧。因佛家以慈悲为本，方便为门，经年不辞劳苦，遂致一病圆寂。弥留时将渠经验秘藏，修炼升降，膏丹方药抄本书传授费氏子弟继续施送，故名其书曰《方外奇方》。缘名医费大鳌先生同学，彼此友爱莫逆，得获此稿。照方修施合治，颇有效验，什袭珍藏。

旋以避难新市之东新开河时，苏州伪忠王李湖州伪慕王杨，闻名延治，枪林弹雨中尝以活鸡皮及桑根白皮缝补刀伤，脰颈用麻醉药剖挖中枪子弹，皆得此书膏丹之力。为多泳成童舞勺时，侍诊于傍，亲眼目睹也。湖郡克复，归返里门。日夕应诊，动劳我师，致遘环跳痈、附骨疽，庐医不自医，呻吟床褥，痛苦异常。乃央妻弟李蓉青、表母舅宗莲延请伊外舅，菱湖镇外科名医费杏林先生至郡医治。伊知凌氏有费氏抄本《方外奇方》。诸药齐备，故不携药箱而来。惟带有止痛仙丹两小粒，质黑外粘，金箔为衣。嘱即囫囵咽下，不可嚼碎。吞下一时许，抽痛顿除，家人喜出望外。何其技矣，神乎？学生等环求。请益再三，方知此仙丹即雅片烟泡。云：悉此间勿有，我故带来此物。本西医治痛症之要药，非我之神技耳。一笑置之，当将凌氏抄本《方外奇方》寓目一过，为纠正之损益之。先有晓五公门下士，我湖长超册奚家圤外科世医朱宝纶先生长子朱皆春师兄，授业时曾将此稿《方外奇方》与朱氏习用，外科方药膏丹，悉心研究，去芜存菁，增益除害，一派正宗。是以医林知之者，尤觉宝贵也。

咏自离师门后，曾经利薮名场，五十年中不弹此调者久矣。记有师承心得，习外科医学者应宜留心焉。盖开刀如劈柴，须看缕理宜，直缕开刀，挤出脓血即合。若不辨明，误开横缕，截断缕丝，一时翻口难合，收功不易。至于男子龟头，妇女乳房，头面手指间生疮毒，勿得率尔奏刀，重待自溃，取脓敛口，幸勿妄用升降药品，戒之慎之！又凡摊膏手技：夏天摊膏宜薄，谓如铜锣边，菊花心者，有圈边，胶粘易贴；冬天宜厚好贴，不致有犯破伤风病，亦应留意者焉。此书拔毒门中有名十面埋伏散者，其中所用全蝎，宜将滚开水泡，捏多次，尝之味淡勿咸，方能用有效力。又有蝉蜕，微焙，研极细末，不嫌其劳。方中麝香切勿可嫌价贵，减用不生效力。有此二项经验，勿得勿表而出之，以竟全功也。

此稿兹由同门四明王香岩师兄之执经弟子沈君仲圭抄录，

邮致古越裘君吉生社中。今于《三三医书》一集中排印行世，公诸同好，不自秘藏，勿致湮没不彰，亦保存国粹之一端，先得我心同一阐扬先哲遗书，庶几知其内容之原旨缘起，屡经专科名医研究而成。此本得之者自能心领神会，不难明了。若将徐洄溪批陈实功《外科正宗》、窦汉卿《疮疡经验全书》及近刊华亭高文晋《外科图说》、伢斯《方外奇方》简练揣摩，循途而进，不啻习外科医学之导师也。

己酉诞生，两次重逢甲子年岁朝春，吴兴永言医岑凌咏识于上海寓居尚素轩内。

目录

外科方外奇方·卷一

清浙湖凌晓五先生遗著

杭州沈仲圭录存

后学绍兴裘吉生校刊

升降部

大红升

辰州大劈砂五钱　　雄黄五钱　　水银一两　　火硝四两　　白矾一两
皂矾六钱

先将二矾、火硝研，碎入大铜杓内。加火酒一杯炖化，一干即起，研细。另将汞、朱、雄研细，至不见星为度。再入硝、矾末研匀，先将阳城罐用纸筋泥搪指厚阴干，常轻轻扑之，不使生裂纹。搪泥、罐子泥亦可用。如有裂纹，以罐子泥补之，极干再晒，无裂纹方入前药。在内罐口以铁油盏盖定，加铁梁盏，上下用铁攀铁丝扎紧，用绵纸捻条护蜜周围，塞罐口缝间。外用熟石膏细末，醋调，封固盏上，加炭火二块，使盏热，罐口封固易于也。用大钉三根钉放地下，将罐下放钉上，罐底下置壑大炭火一块，外砌百眼，炉升三炷香。第一炷香惟用底火，如火大则汞先飞上；二炷香用大半罐火，以笔蘸火擦尽；三炷香火平罐口，用扇扇之，频用水擦尽，弗令干，干则汞先飞。上三炷香完，去火冷定开看，方气足，盏上约六七钱，刮下研细，磁罐盛用。再预以盐卤汁调罐子稀泥，用笔蘸泥水，扫罐口周遭，勿令泄气。盖恐有绿烟起，汞走也。绿烟一走，即无用矣。

此丹治一切疮疡溃后，披毒、去腐、生肌、长肉，疮口坚硬，肉黯紫黑。用丹少许上鸡翎埽上，立刻红活。疡医若无红白二丹，决难立刻取效。

大白升

水银　枯皂矾　焰硝　食盐各一两

共研，至水银不见星为度。入阳城罐内口上，一铁油盏盖之，铁丝扎紧，铁盏四围用白绵丝条箍紧，外用盐五两，光粉和泥，捣匀擦罐，入百眼炉内。初用文火一炷，香盏上常以微水润之。至三炷香，用武火完为度。俟冷定打开，取升在盏上色白者，刮下研细，盛用。此丹可服，可敷。如疮口有黄水用此，无水用红粉霜。一方加硼砂、黄丹、朱砂、胆矾、雄黄。

附：封罐口神胶方

破砂罐末、草鞋灰、黄泥、倾银药末、烧盐粽子各一两，共研细末。用盐卤调和胶丹，入乳钵擂细，用捆子挑封罐口。

小红升

真水银二两　净明矾二两　提净火硝二两

上三味捣和研匀，安铁耳锅内。盖以高深宫碗，居中平稳，用煨石膏研细，揪满碗罕用围平锅口封好，放于风炉上。以先文后武之火炼三炷香为度。过夜待冷，以刀刮去封口石膏，轻轻坍抹碗深，将碗揭起，用小刀刮下升丹。或绿，或黄，或红，各自贮开，磁瓶盛之听用。颜色虽殊，功效则一。陈一年者，出尽火气，愈陈愈佳。此药治一切疮疡、疔肿、疖，各毒初起出脓时，用此糁疮口，自能呼脓拔毒，外用膏药盖之。如脓腐去净者，另用生肌长肉粉霜，如男子肾囊、女子乳头及眼珠。

上下两角或生疮毒，切勿用此丹。恐受水银之气，受患莫测，慎之！

六仙升丹

水银三两　火硝三两　明矾五两　东丹四两　轻粉六钱　皂矾一两五钱

如红升法。

白降丹（即夏冰封配丹）

水银　净火硝　白矾　皂矾　炒白盐各九钱

上五味共研，至不见水银星为度。盛于新大倾银罐内，以微火熔化，火急则水银上升走炉，须用炉炭为妙。熬至罐上无白烟起，再以竹木枝拨之，无药屑拨起为度，则药吸于罐底，谓之结胎。胎成，用大木盆一个，盛水，水内置净铁火盆一个，以水盆内水及铁盆之半腰为度。然后将前结就之胎连罐，覆于铁盆内之居中，以盐卤和黄土封固罐口，勿令出气，出气即走炉。再用净灰铺于铁盆内，灰及罐腰，将灰按平，不可摇动药罐，恐伤封口，即要走炉。铺灰毕，取烧红栗炭攒图罐底，用扇微扇，炼一炷香，谓之文火。再略重扇，炼一炷香，谓之武火。炭随少随添，勿令间断，而见罐底再炼一炷香即退火。待次日，盆炭冷定，用帚扫去盆灰，并将封口上去净开管，铁盆内所有白霜，即谓之丹。将磁瓶收贮待用，愈陈愈佳，其罐内原胎研掺癣疮神效。若恐胎结不老，罐覆盆内，一过火炼，胎落铁盆，便无丹降，亦为走炉。法一用铁丝法，扎作三脚小架顶炉内，撑住丹胎，最为稳妥。此丹如遇痈疽，发背毒，一切恶毒，用一厘许，以津唾调，点毒顶上，以膏药盖之，次日毒根尽拔于毒顶上，顶上结成黑肉一块，三四日即脱落。再用升药敷此，即收功。此丹用蒸粉糕，以水少润，共和极匀，为细条，晒干，收竹筒内，各为锭子。凡毒成管，即约量管之深浅，插入锭子，上盖膏药。次日挤脓，如此一二次，其管即化为脓。管尽，再上升药数次，即收功。此丹比升丹功速十倍，但性最烈，点毒甚痛，法用生半夏对搀，再加冰片少许。一方加辰砂二钱，雄黄二钱，硼砂五钱，水银用一两，余四味各用一两五钱。

大白降

水银一两　青盐二两　皂矾二两　火硝二两五钱　硇砂三钱　雄黄三钱　辰砂三钱　白砒五分　明矾二两

上药共研匀，放阳城罐内。微火煨干后，如前法降三炷香，候冷取药，不可被生人鸡犬冲破此丹。凡肿毒未成名件者，用醋调，点患处头上，看毒大小，如桐子大，泡起，毒即消。若已成，不肯穿者，亦用此丸，将膏药贴头上，半日即穿。

小白降

水银　火硝　生矾各五分　食盐二分

上共研末，入倾银罐内，放炭火上，文火煎滚滚，至边上起焦黄色候，至满面俱焦黄米色为度。将罐离火，候冷。再用圆正擂盆一个，里面须拣光细者，将银罐连药轻轻倒合在擂盆内罐口与擂盆缝间。须用绵纸条墨水润湿，加盐泥封固，然后将擂盆坐于大水盆中，罐底先加文火，用扇扇之，先文后武，煅至五寸线香为度，退去炭火，候冷，先扫去罐口外盐泥，然后开罐取降于揩盆底内之药，药色以洁白如霜者为上，若青黄黑色，不可用。或以银簪脚与磨亮刀头略沾微唾，蘸药在上，即刻起肃者为佳。用时用新棉花蘸药，敲些许于膏药上，比升药更要少些，贴后两杯热茶时即发痛，半日即止。毒重者，每日一换膏，毒轻者，贴两三日亦不妨。若贴大肿毒上膏，先放些麝香、阿魏，然后上此药少许贴之。若要做咬头膏药代针丸，将面糊以竹片拌和，做成细条，切作芝麻粒大小，放膏心中，对肿头贴之。此药不可沾在指头上，沾则要疼痛、发泡、退皮。此药陈久者少痛、性和缓，却要多用些。如第一次降完，药色不白，可将罐内之药刮净，此药无所用处，只将降于揩盆底内之药刮出，另将水银、火硝、生矾各五分，食盐二分，并将揩盆内降不透之药与四味一并研和，众新再入银罐，照依前法降之。此药若一次降不如法，不妨两次、三次，连降、怒降至十数次，方能降好。计算已有水银五钱在内矣，每次只将银罐刷净，或另换新罐。每次只要用水银、火硝、生矾各五分，食盐二分，直降到好方止。初起煎时须要火候得法。若火候不及，则罐中结胎尚嫩，水银尚活，倒合转来，非连胎坠入揩盆底内，即活水银先流入揩盆底中；若火候太过，结胎太老，非水银先已飞去，即有降不下之病。总以结胎不嫩不老为度，用烀炭火最得法。凡疮毒已穿破，用水炼降药法新炼出白降丹，研细，用元色缎五寸，将降药节匀，缎上卷紧，以麻钱捆扎极紧，放瓦铫内，清水煮约一伏时内，换水三次，将缎先取起，挂风处阴干，然后打开，以鸡翎扫下，收贮磁瓶用之，并不痛楚。

一降

水银六钱　朱砂二钱　雄黄二钱　硼砂二钱　甘草水煮硝一两绿豆煮白砒一钱　青盐三钱　制明矾一两　食盐一两

共研末，用阳城罐装药在内。用火熔化结硬，再将新茶杯合在罐口上，四围泥固。用铜杓一个，边上书后天八卦图，内放水六七分，将茶杯放在水内，阳城罐底朝上，四面以瓦合好，上放梗炭，文武火炼，三炷香为度。去火候冷，开看茶杯内药有七八钱，重刮下，研末，同二降再炼。

二降

水银一钱　朱砂一钱　雄黄一钱五分　硼砂二钱五分　火硝一两二钱　明矾二两　皂矾二两　食盐一两二钱

同前炼过药共和为末，同前炼法，炼完再同后炼。

三降

硼砂二钱　青黛四钱　白砒一钱五分　水银六钱　明矾六钱

同前炼过丹药共研极细，同前丹炼三降。灵丹俱已炼成，其色雪白，勿见铁器，研细，加冰片五厘，蟾酥五厘，共研极细，磁罐收贮，勿令出气。凡遇痔漏、疬块，将成药线插在毒内。治一切肿毒及发背、痈疽、疬块、痔漏等毒，以去腐生新，立刻见效。

五色灵药

食盐五钱　黑铅六钱　枯皂矾　枯白矾　水银　火硝各二两

先将盐、铅二味镕化入水银，结成砂子，再入二矾、火硝同炒干，研细入铅、汞，再研，以不见星为度，入罐内，盐泥固济封口。打三炷香，不可太过。又及一宿，取出视之，其白如雪，约有二两，为火候得中之灵药。如要色紫者，加硫黄五钱；要黄者，加明雄黄五钱；要红者，用黑铅九钱、水银一两、枯白矾二两、火硝三两、辰砂四钱、明雄黄三钱，升炼火候俱如前法。矾升打灵药，硝要炒燥，矾要煅枯。一方用烧酒煮干，炒燥，方研入罐。一法，凡打出灵药，倍加石膏和匀，复入新罐内。打一炷香，用之不痛，此五色灵药。治痈疽诸疮已溃，余腐不尽，新肉不生，撒之最妙。

升打灵药固罐法

用阳城罐，将罐熇热，捣大蒜于罐外，遍擦之，再熇，再擦，如是三四次。再以姜醋入罐内，汤之，煮之，以干为度。次用黄土二分、煤炭二分，以马毛与盐水合之固罐一指厚，阴干，裂缝再固，必要完固听用。

升打灵药封口法

入药华，盖铁盏，用铁丝毕，用石膏、无名异等分，食盐减半，俱煅过，为极细末，醋调成膏，次加炭，炎二三块于盏内，外热以笔蘸药，周搽之，随干随围，搽以口平为率。一用石膏、生白矾、食盐，等分为末，水调搽之，如前。

金蟾化管丸

水银三钱　明雄黄一两

以二斤火酒渐煮，添酒尽为度。共乳细，用纸包好。取大虾蟆，将药包入于肚内，去肠，只留肝肺，以线缝好。再用银硝一两、白矾一两，研匀，入阳城罐内，加水半茶钟，放火上熬，令枯干底，取放地上，再纳虾蟆于内，铁盏盖好。将盐泥固济，升文火二炷香，中火一炷香，武火一炷香，冷定开看盏上灵药，刮下研细，用蟾酥乳化为丸，如芥子大，阴干。凡一切诸漏有管者，虽湾曲之处，用一丸放膏药上，对管口自入，到底方回，嫩管自化，老管自退，七日见效。如未全退，再用一丸，无不除根。

围药部

离宫锭

真蟾酥三钱　血竭三钱　胆矾三钱　朱砂三钱　陈金墨一两
麝香一钱五分

各研为细末，和匀，火酒化蟾酥糊成锭，如箸粗，寸长，晒干，清茶研敷，治一切无名肿毒。

坎宫锭

陈金墨三钱　熊胆三钱　胡连三钱　牛黄三钱　冰片一钱　麝香五分　或加木香少许　京墨一两　胡连二钱　牛黄五分　冰片七分麝香五分

共研细末，用猪胆汁加生姜、大黄水浸，取汁，酽醋水少许，和成锭，冷水磨搽。治阳毒、红肿、赤游丹。

蟾酥锭

蟾酥二钱，火酒化　金脚蜈蚣一条　胆矾一钱　乳香一钱　雄黄二钱　麝香一钱　没药一钱　铜青一钱　冰片五分　寒水石二钱血竭一钱　大蜗牛二十个

共制末。蜗牛捣作锭。每用米醋磨搽，或用辰砂、金箔为衣，更妙。治阴症疔疮。

紫金锭

当门子三钱，一方五钱四分　川五倍一两，一方六钱　块辰砂四钱，一方六钱　红芽大戟一两五钱，一方六两　千金子霜一两，一方五两山慈菇二两，一方六两　雄精三钱，一方一两

上药共为细末，糯米饮捣成锭，每重一钱，用冷水腐化，内服、外敷。能治阴阳诸症，无不见效。一方加草河车六两。

驱毒散

白及一两六钱　紫花地丁八钱　乌骨鸡骨一两，煅　朱砂一钱雄黄末一钱　轻粉一钱　五倍子二钱，炒黄　大黄二钱　牙皂八分

上药共为末，以醋调敷。凡毒生于骨节之间，能使移上移

下，无残症之患。

银箍散

草乌　生南星　乳香　生半夏　五倍子　没药　陈绿豆粉

共为末，酒调搽，能治阴症。

金箍散

赤小豆一两　番木鳖二两　白及五钱　芙蓉叶二两　白蔹五钱
生大黄五钱　黄柏五钱

共为末，葱蜜调涂，治阳症。

又方

凤仙花子　大黄　五倍子各十两　人中白一两五钱，如无，用皮
硝代　陈小粉十三两，炒黄

为末，醋调。

铁箍散

干芙蓉叶五钱　姜黄五钱　白及五钱　五倍子五钱　白蔹五钱
生大黄一两　蟹壳五斤　陈小粉一两炒黄

共为细末，米醋和成锭，临用醋磨搽。治一切毒未溃者。

白围药

天花粉三两　生南星四两　生半夏四两　一法又白蔹一两
白及一两　白芥子二两

为细末，用酸醋调涂。治一切痰毒，最效验。

抑阴散

川五倍_{五钱} 肉桂_{三钱} 麝香_{三分} 川郁金_{一钱五分} 生南星_{一钱五分}

共为末，姜葱捣汁调敷，治阳毒。

如意金黄散

天花粉_{十两} 川黄柏_{五两} 姜黄_{五两} 白芷_{五两} 广陈皮_{二两} 甘草_{二两} 苍术_{二两} 南星_{二两} 厚朴_{二两} 石菖蒲_{二两} 川郁金_{二两} 生半夏_{二两}

共为细末，或醋、或蜜、或水、或葱汁水调敷。治痈疽、发背诸般疔肿、跌打损伤、湿痰流注、大头时肿、漆疮、火丹、湿热天泡、肌肤赤肿、干湿脚气、妇女乳痈、小儿丹毒，外科一切顽恶肿毒，无不应验。

一笔消

雄黄_{二两} 麝香_{三两} 真藤黄_{一两} 人中白_{五钱} 辰砂_{二钱} 蟾酥_{一两} 白及_{二钱} 白蔹_{二钱}

共为细末。用广胶三钱熟化，和成锭。治痈疽、发背、五疗、毒疮、对口搭手、诸般恶疮及一切无名肿毒。初起者，用醋磨搽患处，立消如神。

阴症痈疡围药

红药子_{四两，如无，用黄药子代} 白及_{一两五钱} 黑狗下颏_{一个，煅存性} 白蔹_{一两五钱} 碗豆粉_{三钱} 冰片_{三钱} 乳香_{六钱，去油}

朱砂三钱　雄黄三钱

各为细末，和匀，醋蜜调敷四围，用极滚热醋蘸调，并可服。治外势平而不起，色黑黯，其痛在肉里者。

如意散

生南星　生大黄　生半夏　朴硝

共为末，姜汁调。治痰毒。

卤水围药

麝香一钱　没药　雄黄　血竭各三钱　蟾酥一钱　五倍子一两　麻黄五钱

上多用荞麦干灰淋浓汁七八碗，文武火煎至二三碗之数，以前药研极细末，候冷下之，复煎二三沸。磁罐藏之。若遇疮毒，用新笔蘸汁，周围涂之，则一切恶疮、肿痛自消。

一笔消

大黄二两　藤黄一两　明矾五钱　蟾酥五钱，酒炒　麝香二钱　乳香　没药各二钱

上用蜗牛捣成锭，醋磨圈图。

又方

用雄黄一两、胆矾一两、月石一两、铜青一两、皮硝一两、草乌一两，去大黄、明矾、乳香、没药。

蝌蚪拔毒散

寒水石、净皮硝、川大黄等分，研极细末，蝌蚪不拘多

少，装瓮内，埋入地中，三月自化成水。每蝌蚪水一大碗，入前药末各二两，阴干，再研匀，收磁罐内。用时水调敷，治一切无名大毒、火毒、瘟毒，神效。

一笔钩

天南星一两　生半夏一两　白及一两　生大黄四两　冰片一钱

共为末。用雄猪胆汁和成锭子。

北京盐水锭

马牙硝一斤，入铁锅内，烈火烧成水，次下皂矾末一两、次下黄丹一两、朱砂七钱、雄黄一钱、共搅极匀，倾光平石上，凝硬收用。

一切肿毒、疥癣、蛇、蝎、蜘蛛、蜈蚣咬伤，夏月毒蚊、虱咬伤，肿疡疼痛。用醋磨或水磨。

——口舌生疮、乳蛾、喉风、咽痛，用一粒，口内噙化。

——九种心痛，点眼角三次即愈。牙痛，含于患处。

——暴发风眼、火眼、及老年眼沿赤烂，以滚水化入杯内，洗之皆良。

——牛马有病，以点眼角。

大铁箍散

生大黄二钱　苍术一钱　芙蓉叶二钱　姜黄二钱　天花粉川柏各二钱　白芷二钱　川羌活二钱　毛慈菇二钱　川乌一钱　乳香一钱，去油　陈皮一钱　没药一钱，去油　南星一钱　雄黄一钱

厚朴一钱　冰片一分　麝香一分

共为极细末。凡遇皮无二色者，在是为阴毒，葱汁和蜜调敷；漫肿无头，用陈黄酒、米醋和敷；红赤肿痛，发热，用清茶调敷。

金不换仙方

枳壳三钱六分　白丑　黑丑各一两　甘遂三钱　麝香一钱　甘草五分

共为极细末，掺少许于膏药上，贴之。治百种无名肿毒。立刻止痛，未成即消，已成即溃。

立消散

雄黄一两五钱　炒甲片三两　生军五两　芙蓉叶五钱　炒五倍子五两

共为细末，醋调，涂患处。

立马消

川斑蝥去翅足，米粉炒　全蝎尾各十个，漂淡　蜈蚣三条　乳香没药各四分　蟾酥三分

火酒浸化，再研成膏。用冰片二分、麝香二分，为极细末，麻黄四钱，熬膏，为丸，如桐子大，辰砂为衣，晒干密贮。治发背、痈疽、肿毒。每用一丸，势大者，用二三丸研细，掺于膏药上，贴之。如疮未破，以热手摸百余下，次日即消。如疮已破，先以薄绵纸盖上，再将膏药贴之，神效。

家秘金箍散

当门子一两　大梅片一两　飞黄丹一两　红银朱一两

共研极细极匀，收贮玻璃瓶中，切勿泄气。临用，用净羊毛笔蘸洒膏上，贴之。治一切结肿，成饼、成核即消散。

内消部

梅花点舌丹

西黄一钱　月石一钱　熊胆三分　血竭一钱，去油　乳香一钱五分，去油　没药一钱五分　珍珠四分　蟾酥一钱　葶苈一钱　麝香三分　冰片五分　沉香五钱　雄黄一钱

上共为细末。以人乳将酥化开，和丸，再加辰砂一钱，金箔为衣，每重三分或三四厘，晒三日，收贮磁瓶听用。每临卧时，温酒送服一二丸，可消一切无名肿毒，疔疮初起。一方中加白花一钱二分。

飞龙夺命丹

真蟾酥一钱　去油乳香一钱　铜绿一钱　轻粉一钱　胆矾一钱　血竭一钱　辰砂一钱　明矾一钱　雄黄一钱　冰片三分　麝香三分

共研细末，同大蜗牛二十个，捣匀和丸，如绿豆大。每服七丸，或九丸，或十一丸。用葱白三五寸，病人自嚼，吐于手心，包药在内，用温酒和葱送下。如人行五里，汗出为度。无汗，再用葱，研烂，裹药服之。治一切疔肿、恶疮、痈疽初起

时，黑陷不痛，或麻木不仁，毒气内攻，呕吐昏愦之症。一方：蟾酥丸加蜈蚣两条；一方：前方加蜈蚣一钱，川山甲一钱，寒水石三钱，僵蚕一钱，全蝎一钱，角刺三分，红信二分。

一粒珠

金川山甲一只重二十四两，分四足。一足用米醋炙，一足用松花汤炙，一足用麻油炙，一足用真苏合油炙黄用　真西黄三钱　镜劈砂四钱　真廉珠三钱，水飞　麝香四钱　大梅片四钱　明雄黄四钱　杜蟾酥一钱二分，火酒化

上药择吉日，法制和，研极细末，以蟾酥化入，再加苏合油拌捣千遍至光亮为度，为丸，每重五分，晒干，用腊壳护端。治一切无名肿毒、痈疽、发背等症。每服一丸，将人乳化开，陈黄酒冲服，暖卧避风，兼治小儿惊风，每丸均分二次，用纯钩、橘红煎汤送下。

五香追毒丸

老君须　母丁香不见火　苦丁香即香瓜蒂　去油乳香　去油没药　巴豆霜　广木香　炒黑牛蒡子　上沉香　血竭　辰砂　蟾酥火酒另化

上各等分，共为细末。将所化蟾酥加陈蜜和丸，如芡实大，辰砂为衣，每服一丸或二丸，空心食前绍酒化服。泄二三次后，用冷粥补之，毒即消。治痈疽、一切无名肿毒初起，壮

实者宜之，兼疗疮毒，定痛如神。

寸金丹

麝香一分　乳香　乌金石即石炭　轻粉　雄黄　狗宝　没药各一钱　蟾酥二钱　粉霜　黄蜡各三钱　硼砂五钱　鲤鱼胆　狗胆各二个，阴干　金头蜈蚣七条，全用，焙用　头生男儿乳一合

上为细末。以黄蜡乳汁熬膏，和丸如绿豆大，小儿丸如芥子大，每服一丸，重加至三丸。以白丁香七粒研烂，新汲水调送，暖盖，得汗为度，三次即愈。治极重肿毒、痈疽、疔疮、四支壮热。沉重者即噤口不开，撬开化三丸，灌下神效。

皂矾丸

牙皂三钱，切碎，炒，研细末　白矾三钱，生研　真干蟾酥一两，切片，火酒化

和丸如绿豆大，麝香三分和入，每服一丸，以葱白裹药，黄酒送服。势重者，每日服二次。此药每次止可服一粒，如服二粒，恐致呕吐，慎之！慎之！治大毒，初起疔疮走黄、黑陷，昏愦，呕要之症。

青龙丸

番木鳖四两六，泔浸三日，刮去皮毛，切片，晒燥，麻油炒透　炒甲片一两二钱　白僵蚕一两二钱，炒断丝

共为细末，黄米饭捣和为丸，如桐子大。每服五分，量人虚实酌减。临卧时，按部位用引经药煎汤送下，盖暖，睡勿冒

风。如冒，觉周身麻木、抽掣发抖，不必惊慌，过片刻即安。治一切疔疮肿毒，并跌仆闪胸，伤筋挛痛，贴骨痈疽，男妇大小颈项瘰疬及乳串结核，痰凝气滞，硬块成毒，小儿痘后，痈疽初起者，一二服即消。已成脓者，服之自能出毒，不必咬头开刀，诚外科第一妙方也。

头面用羌活五分，川芎五分，煎汤送下；肩背用角刺尖五分；两臂用桂枝五分；胸腹用枳壳五分；两肋用柴胡五分；腰间用杜仲五分；两足膝用牛膝五分，木瓜五分；咽颈用桔梗五分，甘草五分；跌仆挛筋用红花五分，当归五分。黄酒煎汤送下。

紫霞丹

犀黄四分　雄黄二钱　大黄四钱　天竺黄四钱　藤黄二钱，九晒，去酸味　冰片四分　儿茶二钱　参三七四钱　血竭二钱　乳香四钱，去油　没药四钱，去油　麝香四分　阿魏一钱

用蜜化，夏布收，去渣，除乳香、没药、藤黄、阿魏外涂，皆忌火，秤准，各大末和匀，再研极细，以阿魏蒸好，和蜜捣极匀为丸，每服重四分。专治痈疽、发背、破伤风、疔疮、无名肿毒、跌打损伤、小儿惊风等症。用绍酒调服。忌生冷，孕妇戒投。

七厘散　大赤练蛇一条，烧灰存性，研极细末，勿犯铁器。米糊为丸，如芥子大。治一切无名肿毒，诸药不效者。每服七粒，重者加十四粒。若平陷不痛楚者，加姜黄、藤黄研

细，醋调，搽之即能奏效。孕妇忌投。

九龙丹

木香　乳香　没药　儿茶　血竭　去油巴豆

共为极细末，生蜜调成一块，磁盒收贮，用时旋丸如碗豆大。治痈毒鱼口，便毒，横痃。初起未成脓者，每服九丸，空心热酒送。泄四五次后，服薄粥一碗，其泄即止。如肿甚者，间日再送一服，其毒自消。

龟蜡丹　血龟板一大个，用下半爿，烘热，用白蜡渐渐掺上板，自炙枯，旋泥地上出火气，研细。黄酒调服至醉，暖盖取汗即愈。治一切无名肿毒、对口、发背、流注、痈疽、疔疮等症。

八圣散

天虫二钱　蜈蚣八钱　斑蝥去翅足　穿山甲炒　巴豆霜各四钱　乳香一钱五分　没药一钱五分

共为末。凡鱼口、便毒重者，每服一钱，轻者，每服六分。酒下二服自效。

五虎下四川

炙鳖甲一两　蜈蚣二十条，瓦上焙　全蝎一两　土炒天虫一两　生军二两

共为末。凡无名肿毒痰症，每服一钱。小儿每服，黄酒送下，无不应效。

内护部

护膜腊矾丸

白明矾四两，研细　黄蜡二两　辰砂六钱，水飞，或加花四两更炒

先将黄蜡熔化，待稍冷，入矾末、辰砂，不住手搅匀，加炼白蜜七八钱，和匀，众手化如梧子。如蜡凝不能丸，以滚水炖之。凡护膜，防毒内攻。如未破即消，已破即合。每服三四十丸，白汤送下，或酒送亦可。一日之中，服一百粒方有功。始终如一，服过半斤，必万全矣。病已愈，服之亦佳。

琥珀腊矾丸

黄蜡二两　明矾一两二钱　雄黄二钱二分　琥珀一钱　辰砂一钱

一方加白蜜。

先将葡萄肉十枚同蜡打如泥，加诸药末，捣和为丸，珀末、辰砂为衣。凡护膜化毒，每服一钱，食后白汤下。

护心散

生绿豆衣一两五钱　甘草节一两　琥珀同灯心研　乳香　辰砂
雄黄各一钱

共为末。凡预防毒气内陷，每服一钱，空心酒下。

《外科方外奇方》卷一终

外科方外奇方·卷二

清浙胡凌晓五先生遗著

杭州沈仲圭录存

后学绍兴裘吉生校刊

化毒部

无敌丹

桑柴灰汁　茄杆灰汁　矿灰汁各一斗

三汁熬调和匀，名三仙膏，亦可点痈疽之稍轻者。再用碱水熬膏一两，加入后开各药末，则成全方。每三仙丹五两，配蟾酥三钱五分，酒化。

明矾　火硝各一钱　牛黄　麝香各三钱　冰片　珍珠　硼砂　雄黄　轻粉　乳香各一钱　人乳浸铜绿　朱砂各一钱五分

各研极细末，和匀，再碾数千下，将前膏加入，搅得极匀，收磁罐内。罐须小口，以乌金纸塞口，封以黄蜡，勿令一毫泄气。遇毒，取少许搽其顶，干则以米醋和蜜少许润之，其血黑色，或毒水爆出，即时松解，切不可着好肉上，或用荞麦面调。若遇疔疮，加铁锈一分，研如飞尘，和入，多搽其正顶，过宿其根烂出，内服紫金锭。若是痈疽，再服蜡矾丸及托里解毒之剂。此药痈疽、封口、疔疮、发背，一切无名肿毒，有夺命之功，难以尽述。

恶疮锭子

白砒一钱　麝香五分　归尾五分　恶味五分　蟾酥一钱　草乌一钱　轻粉二钱　川乌一钱　月石五分　血竭一钱　全蝎二只　硼砂一钱　铜绿五分　银朱五分　雄黄五分

共为极细末。用人乳化蟾酥，拌成锭子，如大麦冬样。一分锭作两，假治二人，将疮用针刺破见血，纳入药粒，用纸贴上，内成脓去药，洗净为度。

万应针头丸

麝香二钱　血竭三钱　轻粉三钱　蟾酥三钱　硼砂三钱　大梅片一钱　金头赤足蜈蚣一条

共为末，炼蜜丸。凡一切痈疽生于胸背，毒大欲死，向其头上，用针撬破去血，以药一黍米大，放疮口内，用纸花吐津，周围湿之，贴疮罨定，顷刻可愈。

化腐紫霞膏

轻粉三钱　草麻仁三钱，研　血竭二钱　巴豆霜五钱　金顶砒五钱　螺蛳肉水二钱　潮脑一钱

共研匀，罐贮。凡发背已成，瘀肉不腐，及不作脓者。又诸疮，内有脓，外不穿者，俱用此膏。不腐烂者自腐，不溃者自溃。其功甚于乌金膏及碧霞锭子。临用以麻油调搽顽硬肉上，以绵纸盖之，或以膏药贴之亦可。

元珠膏

木鳖子肉十四个　斑蝥八十个　柳枝四十九寸　驴蹄甲片三钱　草乌一钱　麻油二两

上药浸油内七日，用文火炸枯，去渣，入巴豆仁三个，煎至黑，倾于钵内，研如泥，加麝香一分搅匀，入罐内。凡肿疡将溃，搽之，脓从毛孔吸出。已开刀者，用指护送孔内，脓腐立刻能化。

隔皮取脓法

驴蹄皮一两，炒为末　砂炒荞麦面一两　草乌四钱，刮去皮，研末　食盐五钱

共研细，水糊作饼丸，上炙微黄，再研细，以醋摊白纸上，贴患处，其脓水从毛孔而出。盖以粗纸掺湿再换，水尽纸燥，肿即消。或患毒深远，刀难直取，并患者惟开刀，候脓熟

时，用此法最宜。如不从毛窍出者，其擦药之处剩一洞，自为出脓。

点头部

代刀丸

白丁香一钱　蓖麻仁一钱　生白砒三分

共研，为丸如黍米大。凡一切肿毒、内肿已成，惧开刀者，用一粒放患顶外，以膏封之，次日即能破头。

又方

斑蝥二十个　巴豆四十粒

共为末，和丸如胡椒大。每用一丸，放患顶上，膏封。

万应代针膏

硼砂一钱五分　血竭一钱五分　轻粉一钱五分　蟾酥五分　连头蜈蚣一条，炙　麝香一分　冰片少许　雄黄一钱

共为末，用好蜜和成膏。凡一切恶疽，生于胸背，毒大欲死者，用小针将头拨破，以药搽上一粒，膏封，过夜，次早即破脓。

咬头膏

铜青　松香　乳香　没药　杏仁　生木鳖粉　蓖麻仁各等分　巴豆不去油，加倍

捣成膏，每两膏内加白砒一分，捣匀。临用取绿豆大一粒

放患顶，用膏药盖之，溃后即揭下洗净，换贴另药。凡胎前产后忌用。

替针丸

川乌　草乌　五灵脂各二钱　轻粉一分　粉霜一分　斑蝥二十个，去翅足　巴豆二十个，去皮

上先将二乌、灵脂为末，研匀，次入轻粉、粉霜。研匀后，入巴豆、斑蝥，以水调和为锭子。

拔毒部

十面埋伏散

麝香一钱　蜈蚣十条　炙甲片五钱　乳香　没药各六钱，去油　蝉衣六钱　银朱四钱　僵蚕八钱，炒断丝　全蝎五钱，漂淡　带子蜂房六钱，焙燥

一切痈毒用之，自能拔毒收功。

九龙丹

斑蝥五分，去头足，糯米炒黄　乳香　没药各三分去油　雄黄二分　血竭一分　麝香一分五厘　冰片七厘　元胡五厘　元参五厘

共为极细末，掺之，拔毒、生肌、化腐。

附：吊药

真蟾酥火酒化　雄黄　明矾　紫石英　硫黄

共为末，用好酒调一日，次日作条。

八仙丹

蜈蚣五条, 全用　全蝎五只, 全用, 漂淡　阿魏二钱　僵蚕二钱, 炒断丝　炙甲片二钱　血余炭二钱　乳香　没药各二钱, 去油　血竭二钱　轻粉二钱　大梅片三分　儿茶二钱　麝香三分

浮肉不去, 加巴豆霜一钱。如生肌拔毒则以原方用。

八将擒王散

蜈蚣去头、足　炒甲片　漂全蝎　蝉衣去头足, 各四钱　炒僵蚕　炒蛇脱各二钱　生五倍子一两, 另研极细末　麝香一钱　雄黄五钱, 水飞

共为细末。疔毒忌用。

太白九转还元丹

南星　白芷　半夏　花粉　川乌酒浸去皮　川贝母各三钱　草乌三钱去皮尖　麝香一钱　山慈菇五钱去毛　真磁石五钱

上俱生晒, 为末掺, 勿令出气。治一切痈毒, 未成即消, 已成即溃, 已溃即收功。

八将丹

川文蛤一两六钱, 去毛　乳香　没药各三钱, 去油　雄黄三钱　蜈蚣七条, 酒洗, 瓦上焙　全蝎七个, 漂勿焙　炙蝉衣七只　炙甲片七钱

共研末, 掺, 治一切痈疽。惟疔毒不宜用。

犀黄拔毒散

真正顶犀黄五分　明乳香一钱　净没药一钱　豆瓣斑蝥一钱
原麝五分

共制细末，掺。治痈疽、发背、腐肉难化。势垂危者，立
刻见效。此包氏之家藏方也。

去腐部

黑灵丹

大巴豆十六两　蓖麻子五钱

俱不可去壳，安石臼内捶匀，候天晴之日，将风炉放露天
上，用铁锅以�炭火，用长柄铲刀炒焦黑，无白油可末为度，
研极细末。凡一切顽恶毒，升丹所不能提出者，用此丹掺之，
神效。

黄灵丹

生白矾六钱　枯白矾三钱　腰黄一钱

共为极细末，罐贮，勿使有尘杂内。凡一切毒臭、腐死肉
不去，掺之，自能生新肉。若新肉上掺之，要片刻，一见脓水
湿气，其痛即止。如肉腐作痛，先将金花散掺好肉上，再用此
丹掺腐上，自不疼痛，或用粉作条子亦可。

止痛部

醉仙丹

川乌　草乌　乳香　没药去油　木鳖子仁法用豆腐一块，将鳖
入其中，瓦上煅至腐枯，取出，去皮毛　白酒药　鸦片各一钱　木香五分

共为细末，火酒法，丸如弹子大，每重七分。凡痈疽、疮
毒，值内托药化毒之时，痛不可当，酒送一丸即能止痛。

动刀针外敷麻药

川乌　草乌　细辛　南星　半夏　蟾酥各等分

共为细末，用好酒炖熟，调搽，待麻木不知痛痒时方可
下手。

内服大麻药

香白芷　川芎　制半夏　木鳖肉　紫金皮　大茴香　牙皂
台乌药　当归各二两　木香五分，不见火　生川乌　生草乌各一两

共为末。每服一钱，好酒调下，待麻不知疼痛，方可下
手。一若人昏沉，用盐水灌之。

生肌收口部

十宝散

白龙骨三钱　真象皮三钱　漂海螵蛸一钱五分　赤石脂五钱
乳香二钱五分，去油　没药二钱五分，去油　血竭三钱　儿茶一钱五分

麝香二分　冰片二分五厘

共研细末。用以收口生肌。

又方

赤石脂一两，煅　冰片三钱　煅龙骨三钱　血竭　儿茶各二钱
琥珀一钱，灯心同研　乳香　没药各一钱，去油　真象皮三钱　廉珠
一钱

白云丹

轻白炉甘石一两，黄连汁煅淬七次　大梅片三钱　水飞辰砂八钱

又方

木香三钱，不见火　水飞黄丹五钱　枯矾五钱　轻粉二钱

共为细末，用猪胆汁拌匀晒干，再研细掺之，神效。

生肌散

辰砂二钱　血竭二钱　海螵蛸三钱　川贝三钱　轻粉二钱　冰
片五分　龙骨三钱　寒水石五钱，煅

研细末，可代大异。

又方

煨嫩石膏二两　飞滑石二两　白龙骨二两　枯矾五钱　海螵
蛸二两　铅粉五钱　干胭脂五钱　密陀僧五钱

研细末用。如无脓水掺之，微作疼。

又方

赤石脂六两　轻白炉甘石三两

二味用防风、荆芥、黄芩、黄连、黄柏、连翘、银花、羌活、甘草等分煎浓汤，煅红，淬汁内九次。

嫩石膏_{三两，冬煨，夏生，为末} 甘草_{水飞，浸} 白龙骨_{二两，煅，用童便淬七次用} 冰片_{一钱} 粉口儿茶_{一两} 轻粉_{三两} 川连_{一钱五分}

共为细末。

又方

川文蛤_{二钱，炒} 乳香_{去油} 没药_{各一钱} 枯矾_{五分}

又方

黄灵药_{四钱} 乳香 没药 儿茶_{各二钱} 珍珠_{一钱，同腐制}

共为细末。

又方

煅龙骨 海螵蛸 乳香 没药 象皮_{锉末，或炙} 血竭 轻粉_{各一钱}赤石脂_{二钱} 冰片_{三分} 珍珠_{六分，同腐制，研至无声} 麝香_{少许}

共为细末用。

又方

儿茶 白龙骨_{各一钱} 轻粉 滑石_{各五分} 冰片_{五厘}

共为细末用，神效。

八宝丹

乳香 没药 血竭 轻粉_{各二钱} 儿茶 白龙骨 铅粉_{各一钱} 大梅片_{五分}

或加白占二钱，赤石脂三钱，儿脂骨一钱，用之更妙。

生肌五宝丹

制甘石一两　珍珠五钱　轻粉三钱　琥珀二钱　冰片二分

生肌七宝丹

没药　乳粉各五分　铅粉三钱　桃丹三钱　辰砂三分　六仙红升五分　川贝三钱，去心

用于乳疬最妙。

八宝丹

人参　犀黄各五钱　轻粉　白龙骨各一两　廉珠　真象皮各八钱，炙　上冰片二钱

又方

珍珠乳细　犀黄各五钱　象皮锉末　琥珀同灯心研　煅龙骨轻粉各一两五钱　轻白炉甘石三两，用童便、米醋、黄连汁煅淬各三次　冰片三钱

生肌定痛散

生石膏一两，为末　甘草水飞　辰砂三钱，飞　冰片二分　月石五钱

一方

去辰砂，入轻粉五钱，共研末。用以化腐生肌定痛。

神效生肌散

煨石膏四钱　赤石脂　乳香　没药　轻粉　煅龙骨各二钱

血竭一钱　儿茶一钱五分　冰片五分　红升丹五钱

神妙生肌散

乳香　没药各二钱，二味灯心同研　儿茶　血竭　海螵蛸　赤石脂各一钱　轻粉三分　龟板　鳖甲各一钱，炒　月石二钱　水银一钱　黑铅一钱

先将铅、水银同煎化，另将前药研末，入铅汞于其中，再研极细末。凡痈疽、发背诸般疮毒，溃烂疼痛者，掺之神效。初起者，加黄桐一钱；作痒者，加白芷一钱。

九一丹

红升丹一钱　煅石膏九钱

研匀掺之，能生肌收口，然须浮肉去净，方可用此。

珍珠散

又名奇效八宝丹。珍珠母即大蚌壳。须露天之左顾者半爿，刮去背后黑衣，火上煅，研细，入后药研。

炉甘石三两　黄连二钱，煎汁，煅淬七次用　血竭三钱　儿茶一两　煅石膏三两　赤石脂三两，煅　陈年丝吐渣一两，煅成性　大梅片

珍珠十宝散

炉甘石　黄连　当归煎浓汁，煅，净九次，用净末，八两　珍珠母一钱，煅净　琥珀净末，七分　龙骨煅，水飞净，四分　血竭二分　赤石脂煅，水飞净，四分　辰砂水飞净，五分　钟乳石甘草汤制一伏时，水飞净，六分　象皮焙乳为末，五分　冰片每药一钱，加入二分

研细，掺，生肌长肉。

生肌红玉丹

炒黄丹二钱　煅龙骨二钱　煨石膏三钱

共研细，掺。

鲫鱼散

一尾不落水，去肠用之　羖羊粪顷满鱼腹为度，将炭火烘焦，存性

凡背疽，大溃脏腑，仅隔一膜，候脓少欲收时，为细末，大有神效。兼治一切溃疡，生肌收功。

又方

川连二钱　陀僧五钱　胭脂二钱　绿豆粉二钱　雄黄　轻粉各一钱

十宝丹

去油乳香粉一钱五分　去油没药一钱五分　箬竭一钱五分　辰砂一钱五分　粉口儿茶一钱五分　制甘石二两　赤石脂二两　小梅片一分五厘　煨石膏二两

共研极细末掺之。能生肌长肉，收功神效。

去管部

上品锭子

红矾一两五钱　乳香　没药　辰砂飞各三钱　牛黄五分五厘　硼砂一钱四分，生熟各半　白信一两，煅净，黑烟为度

治漏管大症。

中品锭子

白矾一两八钱五分　没药　乳香各五钱五分　辰砂五钱　牛黄四分五厘　硼砂一钱，生熟对品　金信一两五钱，煅净，黑烟为度

治翻花瘰瘤等症。

下品锭子　治疔疮发背等症。

红矾三两二钱　乳香六钱　没药五钱　辰砂三钱，飞　牛黄四分五厘　硼砂一钱，生熟各半　白信三两，煅净，黑烟，半月取起可用

上各依法制。用面糊和匀，捻成锭子。看痔漏大小、深浅，插入锭。如肉内黑色，勿上生肌散，只待黑肉落尽方可上。若疮无头，太乙膏一个加用，后各药粘一粒，贴之。

白矾二两　乳香三钱二分　没药三钱七分　辰砂四分　牛黄五分　姜黄二钱五分，须酌用　白丁香一钱五分　巴豆三钱二分，去净油

共为末，或吐沫调疮，一日三次。疮破，插上前锭子。

三品一条枪

明矾二两　白信一两五钱

共研极细，入小罐内。炭火煅红，青烟已净，旋起白烟，片时待上下红彻，住火取罐，倾地上宿一夜，取出约其末一两，配入雄黄二钱四分，乳香一钱二分。

共研极细，厚糊调稠，搓成线香式，阴干。凡以上三品之症，遇有孔者，插入孔内。无孔者，先用针放孔窍，早晚插药二条。插至三日后孔大，每插十余条，插至七日，患孔药条满

足，住后所患四边，自尽裂开大缝。候至十四日前后，疔核、瘰疬、痔漏诸管，自然落下，随用汤洗，膏贴用药。

拔管方

紫硇砂四分　蜈蝣五分　红升丹四分　冰片四分

共研细末吹入。

消漏管方

大蜈蝣一个，阴干　冰片三厘

共研细，以纸捻蘸末入孔内，渐渐生肌肉，药自退出即愈。并治多骨疽，多骨退出即愈。

去疮疽中多骨法　乌骨鸡脚胫骨一对，白砒研细，实骨内，盐泥固济，火煅通红，去泥，研末掺之。或以饭丸如栗米大纳入。

蜈龙丸

韭菜地上　地龙一斤，以酒洗去，泥瓦上炙干为末　蜈蝣虫八个，炙干为末　刺猬皮连刺，五钱，炙为末　真象牙屑一两，另为细末　川山甲一两，麻油炒黄，细末用

上共和匀，再研，炼蜜为丸，如桐子大。凡一切远年疮毒成管，脓水时流，不收口者，大人每服八分，小儿每服五分，开水送下。服药未完，其管自能逐节推出，以剪去败管。药毕管自退尽，即可收功。忌口百日。

八将擒王丸

带子蜂房三钱　象牙屑五钱　僵蚕三钱　蝉蜕三钱　全蝎一对
木香三钱　乳香三钱　没药二钱

上共为细末。以黄占八两滚化熬过，入药末搅匀，倾水中，取出为丸，如枣仁大。凡一切痈疽、发背、疮痔成漏，每服一丸，空心滚酒送下，连服三日。待其药从满口透出，隔一日再服一丸，至第五日，再服一丸，神效。

漏管内消丸

刺猬皮炙　真象皮各五钱　甘草节鳖血拌，炒燥，一两　小赤豆晒，二两　赤芍炒，一两　松花焙，一两　炙甲片二钱　象牙屑晒，二两　黄明胶蛤粉炒，二两　金银花炒，七钱

共为细末，以米仁磨粉，水煎浆糊丸，如桐子大，每钱半，滚水送下。

退管神方

陈年废琉璃底库内者三钱，面炒透研细末　辰砂一钱，水飞，另研　人指甲一钱，面炒，研　蝉衣一钱五分，炒研　去油乳香八分　去油没药八分　象牙末一钱，另研　枯矾八分，研末

共和匀，用黄占三钱滚化，入药搅匀，乘热为丸，如绿豆大。无论远近成管，初服十粒，逐日渐加一粒，加至十六粒为止，以无灰酒送下。如患上身者，加川芎六分，下身者，加入牛膝六分。远年者一料必愈，近年者半服收功。忌葱百日。

拔管丸

炒生地四两　炒槐米二两　炙猬皮二张　象牙屑四两　酒归身二两　炒黄芪二两　广胶二两,土炒成胶　川山甲一两二钱,土炒

共为末。砂糖烊为丸如梧子大,每服三钱,晨起灯心汤下。此方验过年久生数管者,服两料必愈。服药时须善节养,愈后捡制,好饮、火酒尤宜戒之。

化管万应条子

砂虱三分　大升吊七分

共研极细末,米糕捣匀搓条,如线香式。

收胬黑龙丹

大熟地切片,烘干,炒枯,研细,一两　乌梅肉三钱,炒炭为末

凡恶疮疽毒生于筋窠之间,挤脓太重,胬肉突出,久不收缩,此乃伤气脉使然。不可用降蚀腐化,用此药不过三五收功。

拔管神方

白信一两　鹅管石一两　生明白矾一两　飞净明雄黄一两薄荷水三钱

法先将雄黄一半铺底,次将四味放中,再用雄黄盖顶,炼如升丹法。炼成后约六七钱,再加冰片三分,薄荷六分,没药三钱,去油,和匀。临用以猪棕粘白茄果成线晒干,入纳患处。每日一次,三四次后自能拔出,再用,收功神效。

膏药部

三妙膏

紫荆皮_{二两} 独活_{二两} 白芷_{二两} 赤芍_{二两} 石菖蒲_{二两} 红花 羌活 乌梅 川黄柏 大黄 麻黄 真贝母 肉桂 细辛 黄芪 片芩 当归 防风 半夏 连翘 桃仁 续随子 荆芥 牙皂 柴胡 苦参 全蝎 牛膝 汉防己 真川连 天虫 猬皮 大戟 天花粉 良姜 鳖甲 草乌 牛蒡子_{各五钱} 血余 甲片 白附子 海风藤_{各五钱} 蛇蜕_{一条} 蜈蚣_{三条}

共药四十四味，咀切片，用香麻油二百两，入大锅内浸七日夜，再入桃、柳、槐叶枝各二两，每段一寸，慢火熬至药黑枯，滤去渣，将锅拭净，以密绢仍滤入锅，务要清洁为美。再用文火熬油至滴水成珠，拱起不散。大约净油一斤，配上好漂黄丹八两，炒，以一手持柳木棍搅不住手，一手下丹，待匀，自然成膏，入预制研细末药。

乳香 没药_{各去油，八钱} 血竭 雄黄_{各五钱}

四味另研，先入搅匀，再入香珍十味。

木香 沉香 降香 枫香 藿香 麝香 母丁香 珍珠冰片_{各一钱}

共研极细末，徐徐添入搅匀，再入潮脑五钱，成膏收用，凡毒贴之。未成节消，已成即溃，已溃即敛，故名。

万应清凉膏

木鳖　蓖麻子　当归　生地　苦参　苍耳子各二两　生大黄　黄芩　黄柏　赤芍　元参　天花粉　桃仁　白芷　角刺各一两　川山甲　直僵蚕　全蝎　黄蜂房各五钱　甘草八钱　槐枝二两虾蟆十四只

用麻油七斤入前药浸，春五、夏三、秋七、冬十日，入锅熬药，枯之，去渣滤净，复入锅内。武火熬至滴水成珠为度。秤净油一斤入，炒黄铅粉八两，研细，徐徐搅入，俟白烟起，倾井水内七日，出火气，摊贴。治外科一切大小疽毒，能提毒，生肌长肉，其效如神。

治一切无名肿毒膏药

川柏三两　白芷二两四钱　当归二两四钱　蓖麻子一两二钱　去油乳香三两　去油没药三两　生地二两四钱　全蝎九十只　马钱子切片，四十二个　蝉衣一两八钱　蛇蜕六条　男子发一大团

用赤芍四斤，另研细，收膏不老不嫩，浸水内出火气，摊贴。无论红肿已成未成，俱效。此方自京都得来。

神效千捻膏

土木鳖子五个，去壳　白嫩松香四两，拣净　铜绿一钱，研细明乳香二钱　没药二钱　蓖麻子肉七钱　巴豆肉五粒　白杏仁二钱

安石臼内，捣三十余下即收膏，浸凉水中。临时随大小，用手捻成薄片，贴上疮，用绢盖之。治疮疡疔毒，初起即消，

并治瘰疬连根拔出，大人臁疮，小儿善贡头，俱妙。

会通灵应膏

元参一两　马钱子二两　蓖麻子五钱，去壳　五倍子五钱　杏仁二两　蛇脱三钱　带子蜂房五钱　男子发一团　麻油一斤四两

如法熬膏。

千捶绿云膏

麻油三两，以草麻子仁四十九粒，安麻油内，炸枯，拣去渣，用麻油葱制松香八两　大猪胆汁三个　铜绿二两，研末

先将松脂放铜勺内，炉火上滚化，乃下麻油、铜绿、猪胆汁，熬匀，捣千余下，再烘烊，倾入水，用手扯拔百余，愈拔其色愈绿，贮瓦罐内，盖好听用。以油纸摊贴疮，能呼脓拔毒，消肿定痛。如遇善贡头，用细布摊贴一次，其脓自能拔净，不必再换。

生肌玉红膏

当归二两　白芷五钱　紫草二钱　甘草一两二钱　白占二两研细轻粉四钱，研细

用麻油一斤，将前药浸七日，煎至药枯，沥去渣，将药再熬至滴水成珠，下白占，搅匀，次下血竭，待冷，再下轻粉，待成膏，盖好。凡一切痈疽、发背、对口大毒，腐去孔深见膈膜者，此膏填塞疮口，自能生肌，长肉，收口，为外科圣药。

拔疔红膏

上血标水飞，一钱　蓖麻子仁二钱　松香五钱　黄丹一钱　轻粉五分

共捣成膏。凡一切无名肿毒，将疔头用银针挑破，用膏一小团安膏药上，居中贴之，疔即拔出。或畏疼，不挑破亦可。

拔疔黑膏

松香二两，先用桑柴灰汁入锅内，同煮烂，取出，纳冷水中，少时再同灰汤煮，煮后再纳水中，至松香色如玉为度　白占一两，研末　乳香三钱，去油，研末　黄占一两，研末　没药三钱，去油，研　铜绿五钱，研　真百草霜五钱，研细，须要野山人家将锅底刮后，专烧茅草，柴取烂煤灰　麻油六钱

择吉净室修合。忌妇人、鸡犬及孝服人见。用桑柴火煎，先将麻油入锅滚，次下松香末，候稍滚三下，白占末，候稍滚四下黄占末，候稍滚五下，乳香末，候稍滚六下，没药末，候稍滚七下，铜绿末，候稍滚八下，百草霜末。滚过数次，于锅冷透，搓成条子磁器内，蜡封口。临用时以龙眼核大一粒呵软，贴患处。如疔毒一贴即咬住不放，若非疔毒则屡贴屡落。此能立刻止疔毒痛，次日即愈。贴后忌腥辣、沸汤、热食、豆腐、生冷、煎炒、茄子、黄瓜、酒面、发物、葱、蒜、饮酒、行房，又忌冷水洗及大麻花。已走黄者，一服必愈，真妙方也。

又方

松香六两，以白布一方，包浸童便中，每五六日一换，浸至一月取出，用葱汤于石罐内，将松香煮之极透而软，放冷水，如粉状，细细握捏，仍令其硬，再还原汤中，煮软。煮后再捏如前，当令其色白如粉者用 草麻子肉二两，去油 千金霜二两，去油净 乳香 没药各去油，七钱 桃仁一两五钱，去皮尖 铜青 灵磁石各一两五钱，火煅通红，醋淬七次

以上各拣道地，多辨分两，如法制好。秤准分两，先将蓖麻子肉、桃仁捣烂如泥，次将五味入捣成膏，后入松香等捣成团，盛磁器内，上口封好，放在地。每用不可见火，以津液润软，摊蓝布上贴。先将银针挑破疔头，患痛不挑亦可，以一丸可治二三人。

发背膏

去油乳香 去油没药 血竭 儿茶 铅粉 黄丹九炒九淘红银朱漂，各四两 铜绿三钱

共研至无声为度。用时随症大小，取夹油连史纸一块，以针多刺小孔。每张准秤药末五钱，真麻油调，摊纸上，再用油纸一块，盖之周围，用线缝好，贴患处，用软绢扎紧。过三日好，膏揭开，浓煎葱汤，净软绢拭干，将膏翻过，再用针如前刺小孔贴之，至重者用两张。

鲫鱼膏

大虾蟆七个 活乌背鲫鱼十二两 麻油二斤

文武火熬枯，去药渣，再熬至滴成珠，离火再入轻粉四两，铅粉十二两。

搅成膏收藏，临用摊贴。

白膏药

净巴豆油十三两　净蓖麻肉十二两　香油三斤　虾蟆五只，口内各衔男子发一团　活鲫鱼十尾

先将巴豆、蓖麻肉浸油内三日，再入虾蟆浸一宿，临熬入鲫鱼，共炸枯，沥去渣，再熬。至滴水成珠，离火，倾净锅内，加铅粉二斤半，炒黄，研细，乳香五钱，研末，搅成膏。凡诸疮肿毒，溃破流脓，摊贴。

京都硇砂膏

鲜桃柳槐枝各五尺　红山栀八十个　头发一两二钱　炙甲片六钱　象皮六钱

以麻油四斤炸枯，去渣再熬，至滴水成珠，加入飞黄丹一斤半，搅成膏，再入真硇砂三钱，血竭一钱，儿茶二钱。

三味另研末，共搅极匀，出火气。凡除疔疮外一切恶疮、痈疽、发背，摊贴，能去腐消坚。并诸般疮疖、痰核硬块，其势成者，亦能大化为小。

九香膏

白及一两　丁香五钱　白芷一两　乳香　没药各一两，去油　辰砂三钱　麝香五分　冰片一钱

为极细末，用前清凉膏油一斤四两，滚化和匀。凡一切痈疽、发背疮毒，量毒大小，以包柿漆银粉纸摊贴，未成即消，已成即溃，即拔毒收功。

巴鲫膏

巴豆肉五钱　闹羊花二两　番木鳖五钱，切碎　川乌五钱，切片　草乌五钱，切片　蓖麻肉三两　川山甲二两　商陆一两，切　漏芦一两　苍耳子四两　全当归二两　元参二两　白及五钱　白蔹二两　大黄三两　黄牛爪一两　两头尖三两　猪甲爪一两　虾蟆干　大羊角三只二两，挂死者　大鲫鱼一对

用麻油五斤，浸，春五、夏三、秋七、冬十日，候日数毕，入锅内，桑柴火熬至药枯，用绢滤净渣，将油再入锅内，慢火熬沸，渐入飞净血丹廿四两，以槐柳条不住手搅。待滴水成珠，将锅撒下，取水盆相稳，搅至烟净，再入上安桂四钱，乳香末四钱，没药末四钱，轻粉末，好芸香末各四钱，各渐入搅匀，倾入水内，以柳棍搂成块，再换冷水，将膏作数十团，用坛水浸埋地下，退火毒。凡小疖、大痈，用细纸摊贴。

大土膏

大黄二两　香附七钱　生地一两　蓖麻子二两　木鳖子一两　五倍子七钱　大戟八钱　甘遂七钱　芫花七钱　肉桂八钱　川连五钱　麻黄八钱　三棱一两　杏仁七钱　蓬莪术八钱　槟榔　全蝎　川山甲　草乌　独活　细辛　防风　厚朴　元参　天花粉　桃

仁 皂角 川乌 巴豆 羌活 白芷_{各八钱} 当归_{一两五钱} 川柏_{八钱} 枳实_{八钱} 蛇蜕_{五钱} 蜈蚣_{五钱}

用真香油六斤，浸五日，熬去渣，至滴水成珠，加密陀僧四两，飞黄丹二斤四两，熬至不老不嫩收贮，埋地下三日，出火毒。凡一切外症，并肝胃气，随时摊贴。治法另有引单熬膏时须要虔诚，切忌污秽及妇人、鸡犬之类。

白膏药

炉甘石_{一两，先用黄芩、黄连、黄柏以童便滤汁，将甘石倾银罐内，煅通红，淬九次} 水龙骨_{一两} 去油乳香 去油没药_{各五钱} 川连_{五钱} 煅龙骨_{五钱} 宫粉_{一两} 麝香_{五分} 冰片_{一钱} 真轻粉_{三钱} 黄占_{三两} 白占_{一两}

共为细末，用公猪油四两，先熬去渣，入二占滚化，略冷，然后入药末，搅成膏。若硬，加香油些些。凡一切夏月疮毒不收口，并伤筋，手疮，臁疮，摊贴神效。

阳和解凝膏

香油十斤，生用，入鲜大力子、根、叶、梗全用三斤，活白凤仙梗四两，同煎枯，去渣。次日入当归、肉桂、附子、桂枝、大黄、官桂、川乌、地龙、僵蚕、赤芍、白芷、白蔹、白及各二两，川芎四钱，防风、荆芥、木香、陈皮、香橼、川断、五灵脂各一两。候煎枯，滤去渣，隔一宿油冷后，见过斤两，每油一斤，入炒透淘丹七两，搅匀，以文武火熬至滴水成珠，不粘指为度。离火取乳香末二两，去油，没药末二两，去油，苏合油四两，麝香一两，研细，入膏内，搅匀，半月后即可摊贴。凡一切腐烂，阴疽，陈疮，贴一夜全消，溃者三张全愈。如疟疾，贴背亦妙。

乌龙膏

当归　白及　连翘　蝉衣　大红各二两　羌活　独活　川乌　草乌各一两　细生地　血余　大黄　净银花　番木鳖各四两　麻黄一两五钱　泽兰五钱　全蝎二两　炒甲片二两　虾蟆五十只　瞎地鳖蛇两条　大蜈蚣百条，三毒俱要活　麻油五斤　桐油八两　桃、柳、桑枝各三十段，每长三寸　姜八两　葱八两

法先将枝熬枯，取出，令丐者将瞎地鳖蛇活放入锅，急将锅盖掣住，至蛇不动时，再入虾蟆。后将前药川山甲、蜈蚣、全蝎等熬至药枯黑，滤去渣将锅抹净。再以密绢滤油入锅，用文武火熬至滴水成珠，离火。再入上好洋丹三斤，一手下丹，一手扬硬木棍不住手，搅匀成膏。再入乳香、没药各三钱，去油，麝香、冰片各五钱，四味预另研，和匀，徐徐掺入，搅极匀成膏收贮，出火毒。

凡痈疽、发背、对口、搭手，一切无名肿毒，恶疮贴之，未成即消，已成即溃，可以不假升丹之力而能去腐，止痛，拔毒收功。

不二膏

金石斛十六两，去根　乳香四两八钱，去油　川贝十六两，去心　没药四两八钱，去油　明天麻六两八钱　粉草六两四钱　巴豆肉五两四钱，去油

用大麻油十二斤，浸数日，煎时下以活雄鲫鱼两尾，煎枯，去渣存油。另用铅粉炒黄，研细，二斤，节下收膏。

凡痰症、疬串、乳疬，一切无名肿毒，贴之神效。如乳疬未溃者，少加潮脑于膏上。

仙授神效药纸　端午，蕲艾四五斤，煎浓汁，去渣，入粒子红花四两，煎一炷香。再入去油乳香，去油没药各八两，研细末，煎一炷香。再入真象皮末四两，煎一炷香加入牛皮胶二斤，煎至胶化汁粘为度。用羊毫排笔蘸药汁，搽刷大红纸上，阴干。凡狗咬、虫蟊、蛇伤，并跌打、破皮，及一切烂膀檐，用津唾润软贴之，速能奏效，真神方也。

巴豆油膏　巴豆三两，用麻油煎片时，勿令枯，再用绵料纸滚尽外面油，以擂盆打自然油，用夏布绞出，加入轻粉三分，拌匀，磁瓶收贮，勿令出气。凡发背、痈疽、疔疮等症，看患大小，以油照样涂抹膏药上，贴之，日换三次。

加味太乙膏

肉桂　白芷　当归　元参　赤芍　大黄各二两　土木鳖子二两　血余一两　真阿魏二钱，切片，滚化　去油乳香末　没药末各五

钱 槐枝 柳枝各百段 东丹四两 真麻油十斤

如法熬炼后，加轻粉四钱，研细，收膏。

凡痈疽、发背、一切恶疮、湿痰流注、筋骨疼痛、跌仆损伤、遗精、白带等症，贴之神效。

简易玉红膏

真香油廿两，火上熬滚，下净头发五钱，渣令净，鸡子十个，打破黄白，搅匀，徐入油内，熬枯去渣，下黄占五两，化开，离火，再入飞丹五两，搅匀之。用能生肌收功、止痛拔毒。

烂夹纸膏

梅片四分 煅甘石一两二钱 轻粉五钱 白占三两五钱 菜油一斤

夏天用，先将菜油煎滚，再入白占化开，再将药三味同煎。

《外科方外奇方》卷二终

外科方外奇方·卷三

清浙湖凌晓五先生遗著
杭州沈仲圭录存
后学绍兴裘吉生校刊

疔疮部

立马回疔丹

金脚信_{五分} 蟾酥 血竭 辰砂 没药_{各五分} 轻粉 冰片 麝香_{各二分半}

共为极细末，用草乌头煎汁和匀，作细条。能治一切疔疮、疔毒、走黄、险症。

又方 去血竭、没药、冰片加硼砂、白丁香、蜈蚣、乳香末、雄黄末。

拔疔毒方

硇砂　白矾　朱砂　食盐各三钱

择丁日午时，先将矾、盐二味放铁锈刀头上，煅干，共研极细，罐贮听用。

散疔丸

蟾酥　明矾各三钱　僵蚕　辰砂各一钱半　牛黄　冰片各一钱麝香七分

共为极细末用，炼白、黄占滚化，稍冷定，入前药末，和丸如麻子大，每服七分，葱头、白酒送下，取微汗为度。

拔疔丹

蜣螂一个，去头、翅　硇砂五分　白信五分

共捣为丸，如椒子大。先以三棱针刺疮，约深几许，将此丹纳入，以顶针捺下，须臾大痛，皆变黄水而出。然后以野菊花（不拘根叶）捣汁一盏，和酒取之，连进三服，尽醉为度。再以人中黄为丸，日日服用，好酒送下，全愈。

疔疮走黄丸

雄黄　生军　巴豆肉去心皮，各等分

共如捣泥，以飞面、陈醋煮糊为丸，如凤仙子大。重者每服二十三丸，轻者每服二十一丸，放舌上，热水服送下。服后打噎为愈，如泻更妙，三五次后，米汤水下止之。如不省人事，以二十三丸水化灌之。此方去雄黄、川郁金少许，治缠喉急痹并湿痰流注、杨梅初起。

疔毒秘丸

人指甲_{不拘多少，炒黄，研细}　麝香_{一分}　便壶底_{一匙}

共研匀，和丸如米大。

又方　加耳垢、齿垢、脚爪更妙。

保生锭子

巴豆肉_{四十九粒，连壳，文武火炒，研}　硼砂_{二钱}　轻粉_{半大匣}
金顶砒_{二钱}　雄黄_{二钱}　麝香_{一钱}

共为极细末，用黄占五钱熔开，将药和成锭子，冷水浸，少时取出，旋丸捏作饼子，如钱眼大。将疮头拨开，安一饼于顶上膏。盖能治疔疮、背疽、瘰疬、一切恶疮。

回疔散

土蜂巢带子_{一两}　蛇蜕_{一条}

泥固，火煅存性，研极细末，能治走黄危症。白汤送服二钱，或酒送亦可。少刻大痛，痛则许救，毒化黄水，痛止令活。

五香散

丁香_{四分}　木香　乳香　沉香_{各四分}　麝香_{五厘}　腰黄_{六分}

共研，好醋调，须于端午日午时合之，或天德吉日，亦可用针挑破疮头，将醋一点，用药少许，安膏药上贴之，能治疔疮赤黄危急，二三日即愈。

人龙散

蛔虫_{煨，一钱，如无，用五谷虫代}　白矾_{三分}　蟾酥_{三分，火酒化}

共调匀，搽之。治翻唇、疔毒，少刻疔破，流毒水，即愈。

拔疔散

硇砂　白丁香　轻粉　蜈蚣_{各一钱}　全蝎　麝香_{各二钱}　金顶砒_{六分}

共为极细末，取蟾酥一钱，火酒化，同捣和丸如芥子大，带长，以便插入疔孔。

又方

麝香　血竭　乳香　没药　灵磁石　冰片　苍耳子_{虫瓦上炙净油}

各等分，研细末贴。

急治疔疮神效方

乳香　没药_{各六分}　赤芍_{二钱}　元参_{一钱}　冰片　麝香_{各六分}龙虎门_{五钱，即青小蛇与壁虎门死者，如无，以斑蝥六钱}

糯米同炒黄，去米研，全蝎六个，去头足，立马回疔丹代之，共研极细末，收贮，勿泄气。临用，掺膏药上贴之，自能穿破，候挤出血根即愈，真神方也。

喉症部

金余散　此方凌府备用，照分不可增减。

人指甲五分，煅　鹅管石三分，煅　真腰黄二分　硼砂三分，漂

大梅片一分　僵蚕二分，炒断丝

共研至无声为度，吹之，能治烂喉痧及紧喉风。

冰硼散

龙脑薄荷一钱，烘燥为末　硼砂一钱，漂　人中白八分　川连生

末，八分　青黛五分　元明粉五分　九制陈胆星五分　山豆根八分

大梅片二分

共研极细末，吹之，能治一切咽喉各症。

冰硼散密钥匙方

火硝一钱五分　白月石五分　冰片三厘

研细吹之，能治咽喉诸症、双单乳蛾。

又方

冰片五分　月石五钱　元明粉五钱　辰砂六分

七宝散

西牛黄五分　真廉珠三钱　大梅片二分　真象牙屑三钱焙黄净

真青黛六钱　人指甲五分，男用女，女用男　壁喜窠四五个，多多益善，

板上不用

共研无声为度，吹之，能治喉痧、一切喉风急症。

珠黄散

珍珠　犀牛黄各一分　青鱼胆一钱，真者，阴干　大冰片　麝香各一分

共研无声，不可泄气，吹之，能治咽喉十八症。

吹喉散

青黛　龙脑薄荷各八分　飞净雄黄三分　粉口儿茶五分　大梅片一分　月石三分　珍珠三分　犀黄一分五厘

研极细末，罐贮，勿泄气，吹之，能治咽喉十八症。

吹喉散

珍珠末二钱　青黛三钱　犀黄一钱　月石三钱　麝香二分五厘　儿茶二钱　梅片三钱　血竭三钱　熊胆三钱　山豆根八钱　去油乳香三钱　没药三钱

共为细末吹。

小清凉散

犀黄四分　粉口儿茶一钱　龙脑薄荷尖四分　青黛五钱　月石二钱　元明粉一钱　人中白三钱，煅　生珠一钱，乳细　大梅片一钱

共为极细末，吹之，能治咽喉十八症。

清凉散

宋半夏末一钱　龙脑薄荷尖末一钱　桔梗末一钱　生大黄末一钱　漂芒硝一钱　漂月石一钱　珠母粉二钱　青黛一钱　冰片三

分　雄精　炒天虫末　射干末各一钱　山豆根末一钱　元参末一钱　粉草末一钱　枯矾一钱　青果核十个，煅，存性　威灵仙末一钱　九制胆星一钱

共研匀，吹之，能治咽喉十八症。

宝珠丹

白硼砂二钱　川连一钱二分　番木鳖去壳，麻油炸松　黄柏　青黛水飞薄荷尖　水飞雄黄　人中白煅　儿茶　胆矾　血竭　冰片各五分　灯心灰三分

共为细末，收贮，勿泄气，吹之，能治咽喉及口疳。

人中白散　此方凌府备用，应验如神。

真青黛　月石各一钱　龙脑薄荷末五分　人中白一钱　梅片二分　粉口儿茶一钱　元明粉五分　马屁勃五分

研吹，能治咽喉口舌诸症，或加犀黄三分，珍珠五分，其效更速。

咽喉急症异功散

斑蝥去翅足，同米炒黄，去米取净末，四钱　血竭六分　没药六分　全蝎　元参各六分　麝香三分　冰片三分

共为细末，收贮，勿令出气。不论烂喉痧、喉风、喉痹、双单乳蛾，用膏药一张，取药如黄豆大，贴项间，左贴左，右贴右，中贴中，至三四时即起疱，用针挑破即愈。险症起疱更速也。

玉钥匙

月片五钱　牙硝一两五钱　炒天虫一钱　冰片三分

共为末，吹之，能治风热喉痹及缠喉风症。

紫袍散

真石青　青黛　辰砂　月石各一两　胆矾煅　人中白　元明粉各五钱　山豆根二钱

共为末，能治咽喉十八症。

冰梅丸

南星生用，二十五个，切片子　鲜大半夏十五个，切片　皂角去弦，四两　白矾　食盐　防风　朴硝各四两　桔梗二两　大半熟青梅百个

先将硝盐水浸一周时，然后将各药研碎，入水拌。再将梅子置水中，其水过梅子为度，浸七日，取出晒干。再入水中浸透，再晒干。如是以水干为度，收贮磁器中，起霜为妙。每含口中，咽其汁而痰自出。能治咽喉十八症，一梅可治三人，不可轻弃。

霹雳锭

牙皂一百四十个，火煨　延胡索二两，生晒，研　飞青黛六分　麝香一钱

共为细末，水和成锭，每重二三分，日干收贮，勿令泄气。不论喉风、喉痹风、双单乳蛾、斑痧、小儿惊风诸险症，

立即奏效。如遇牙关紧闭，即从鼻孔灌入，药下即开。每服一锭，重者加服小锭，磨汁冲服，真神方也。

仙露梅

大青梅子三斤　青盐四两　食盐二两　活蜗牛四十个，杵烂

共拌匀，隔一夜以后，日晒夜收，盐尽为度，磁器收贮。每取肉少许含咽，能治咽喉大症，垂危者立愈。

喉风吊痰方

紫菀、牙硝等分为末，含之。

又方

用七叶一枝梅阴干，研细，吹。如新鲜，捣干，用根磨汁涂，能消无名肿毒。

喉癣吹药方

哺胎鸡蛋壳一钱，连衣烧灰存性　儿茶五分　橄榄核五分　犀牛黄五分　廉珠五分　人乳粉五分　银瓢制　明雄黄五分　真梅片三分　樟冰片不可误用，切嘱

共研极细末，吹患处。

诸疮部

一抹光

上白猪板油一斤，去膜　麻黄四两，去根节　木鳖肉四个　全斑蝥四只　明矾三钱　大风子肉四十个

先将猪油放瓦罐内，文武火熔化。宜先入水半杯于罐中，恐罐烧破。以夏布作袋，将麻黄袋于其中，以线扎口放油内。先要芦根数条，放罐底，煎半枝香为度，取出。再将斑蝥、木鳖袋入原袋中，扎口，仍煎半枝香，取出沥干，将大风子敲碎，同明矾入油内，略煎，掇放地上一夜，取油搽擦。

又方

麻黄三两，去根　小麻油二两，同入铜锅内，熬黑，捞去渣，将油沥清后入锅内熬热，投入白蜡二两，研末　黄蜡二两，切碎

搅匀离火，再入研细：

硫黄一两二钱　炒花椒六钱　生明矾六钱　枯白矾八钱　炒甘草四钱

调成膏，隔宿取出，搽擦。

又方

热猪油一碗　麻油一两　川椒二钱

同熬去渣再投研细之：

硫黄五钱　樟脑三钱　血竭三钱　轻粉一钱　明矾二钱

搅成膏擦。

脓窠痒疮方

枯矾一两　川椒三钱　硫黄三钱　猪毛灰二钱

共研细末，猪油调搽。一方加丁香一钱。

又方

大风肉五钱　油核桃肉五钱　信五分　水银一钱　柏油烛三文一枝

先将风、桃二肉捣如泥，次入水银烛，研至不见星。再入信末和匀，分作六丸，每日卧时用一丸。将绢包裹在心窝，擂烊为度，手不可摸秽物，擂至五日，停一日，至第七日再擂药一次。次早胸前必发细瘰，以手摩之微痛，当日即愈。甚者用一料，七日全愈，永不再发。

又方

烟胶　蛇床子　血竭　黄丹　轻粉　大风子　硫黄　樟脑　水银如脓寒疮不用　蜈蚣

一切疮疥方

樟脑一钱　蜈蚣两条　冰片五分　大风肉二钱　猪板油一两　白矾二钱　雄黄二钱　白砒二钱

共捣匀，搽。

陆定圃先生方

厨房倒挂灰尘三钱，煅，伏地气　松香　茴香　花椒　枯矾煅　硫黄　癞虾蟆　苍术　白芷　朱砂各一钱

共研细末。用鸡子一个，中挖小孔，灌药其中，纸封口，置幽火中炖熟，轻去其壳，存衣，再用生猪油和药捣烂，葛布包，时擦痒处，其效如神。

疥疮剪草散

蛇床子三钱　寒水石二钱　芜荑二钱　剪草一钱　吴茱萸
枯矾　黄柏各一钱　苍术五分　厚朴五分　明雄黄五分　轻粉一钱

共为末，香油调敷，·专治癣疥等症。

一扫光

轻粉五钱　樟脑五钱　大风肉一钱三分　雄黄一钱三分　蛇床
子二钱五分　苦参二钱五分　芜荑二钱五分　硫黄一钱三分　枯矾三钱
川椒一钱三分

共为细末，猪油调搽。

又方

胡椒一钱　雄黄二钱　枯矾二钱　生矾一钱　硫黄二钱　樟脑
一钱

共为末，用大风子油或猪板油调搽，能治痛痒、脓窠、
肥疮。

又方

苦参一两六钱　雄黄末一两六钱　烟胶三两　枯矾　木鳖子
川椒　大风子　蛇床子　樟脑　硫黄　明矾　水银　轻粉各二
两　白信五钱

热猪油调搽，能治一切多痒，少疼，干湿诸疮。

又方

水银　轻粉　潮脑各一钱　大风子肉十个　杏仁一粒，去皮尖

蛇床子一钱

共研末，用柏烛油调匀，搽擦，干疥肿痒神效。

又方

白胡椒壳、枯矾、猪油同捣擦。

又方

大风油、水银、明矾、烛油共捣匀，搽，名杀痒散。

又方

用白茅藤汁擦之。

又方

钟苋菜煎汤浴之。

又方

山芥菜煎汤浴之。

又方

用千里马更妙。

又方

杂子黄七个　　人发一团

熬油，调赤石脂末搽之。

三仙丹

雄黄一钱　　胡椒八分　　硫黄一钱

共研细末，香油调，过一夜，取油调擦，能治脓窠疮疥。

又方　加升底，名四仙丹，治同。

疥疮搽药方

白薇三钱　白芷二钱　炒花椒二钱　细茶叶二钱　寒水石二钱　大黄五钱　明矾五钱　蛇床子一钱　雄黄一钱　百部二钱　潮脑一钱

共为细末，用生腊猪油和匀，捣烂，擦。

仙拈散

寒水石三两　飞滑石三两，二味同研　蛇床子四两　炙鳖甲五两　地肤子四两　东白薇四两　香白芷三两　大黄五两　白鲜皮三钱　百部三两　樟脑二两

研极细末，麻油调搽，能治男女远年风湿、皮疮、寒湿浸淫、流水发痒，搔之疼痛，两腿肌肤黑肿，似溃非溃，时或烘热、麻木等症。

脓窠疮方

黄柏片二钱　硫黄一钱五分　雄黄　煨石膏　海螵蛸各二钱　轻粉五分

共为细末，麻油调搽。

脓窠疮疥

蜈蚣　全蝎　雄黄　明矾　绿柳树根　真潮脑　白砒　花椒　猪油

共捣匀，以火纸卷成筒，烧取油，搽之神效。

痒疮初起方

五倍子_{大者，一斤，逐个钻一小孔}　绿矾_{不拘多少，装倍子满为度}

二味用粗纸包好，火灰中煨存性，研细，每药二两，配入大风子肉一两，小升底一两，共研极细，以猪板油捣擦，或用麻油亦可。

疮疥方

大风子肉_{三钱}　蛇床子_{一钱}　花椒_{一钱}　雄黄_{三钱}　樟脑_{一文}
硫黄_{五钱}　明矾_{一钱}　水银_{四钱}　腌猪油_{七钱}

研和搽之。

卷疮散

松香_{一钱}　水银_{二钱}　硫黄_{二钱}　枯矾_{二钱}　樟脑_{一钱}

松香、水银先研，再同余三味，用麻油和成丸，每取此丸在脉上揉揩。凡一切痛痒，诸疮，自能全愈。

又方

用大风子油_{二两}　蛇床子_{二两}　淡底川椒　雄黄　枯矾　樟脑_{各一两}

狗油捣成丸。

一切疮疥脓窠、痛痒诸疮方

大赤练蛇头_{一个，瓦上煅存性}　蜈蚣_{三条}　枯矾_{一钱五分}　砒_{一钱}　大风子_{十个}　川椒_{一钱五分}　雄黄_{一钱五分}　白蜡_{一钱，以上先研细和匀}　腌猪油_{三两}

肚上全网油二张，烛油不拘多少，法用银封纸一张，将药末同腌猪油、烛油共捣匀在内。再将猪网油包在外，如作筒式，铁箝夹好，火上烧着，下置磁瓶承其油，待凝，取擦。

又方

蜈蚣二十条　全蝎十个　大风子七个　蛇床子五个　轻粉一钱水银一钱　斑蝥五个　麻黄二钱　雄黄三钱　明矾二钱　花椒一钱茶叶一撮

共研极细末，生猪油调擦。

痒疮神墨

土硫黄一斤　东丹　水银　白信　白矾各一两

共为末，锅内同熔，化匀，倾净青石上，结成罐片，香油磨搽。扬州妙积寺僧做成锭如鼠屎，计重一钱，每价纹银五分，即此方也。

一上散

蛇床子一两炒　贯众一两　白胶香一两　寒水石一两　枯矾五钱　川黄连五钱　雄黄三钱五分　硫黄三钱　吴茱萸三钱　斑蝥十四个，去足、翅

共为末，蜡猪油或香油调。先以苍耳煎汤，洗去痂，掌中擦药令热，鼻中嗅二三次，擦之，能治疥癣、痛痒疮。

赛金黄

硫黄四两五钱　白砒一两　火硝二两　明矾五钱　雄黄一钱五分

樟脑一钱五分

共研为细末，入铜杓内，慢火熔化，搅匀，以醋喷地，然后倾药于地，如浇汤状，结成一片，收贮。脓窠、痒痛疮，用香油或猪油磨搽。癣疮，先以土大黄打烂、擦破，用火酒搽擦能效。

水银膏

大风子肉一两　杏仁一两，去尖、皮　轻粉二钱　水银二钱　枯矾五钱

共为末，用柏油三两调搽。凡疥癣烂风等疮，三日即愈。如加雄黄更妙。

一擦无踪

上血竭一钱　硫黄五分　腰黄五分　明矾五分

共为细末，用青布卷药作筒，浸真菜油内，令透，箬火上烧着，磁盆盛油，待凝取擦。能治疥癣、肥疮。

合掌散

硫黄一两　铁锈一钱　红砒六分

共研极细如面，取葱汁调和之，搽入大碗内，勿使厚薄，以碗覆瓦上为度。取艾置碗下，熏药至干，敲碗内，与碗同声为度。取药研细，能治癫疥、阴囊痒。药一钱，敷数次全愈。

椒矾散

白占一钱　柏油烛一对　明矾一钱　川椒一钱　水银一钱

共研，搽擦，能治诸疮。

扫尽曹家百万兵

大风子肉二两　枯矾四两　樟脑三钱　蛇褪五分，烧存性　蜂房五个，烧存性

共为末，入柏油四两，水银五钱，同捣成膏。能治脓窠、黄水、痒痛、疥癣诸疮。

疥灵丹

硫黄　水银各一钱　油核桃肉一两　生猪板油一两

共捣如泥，闻臭及擦患处，能治疥疮。

二妙丹

吴茱萸焙　硫黄等分

研末，凡脓疥间杂者，人手心合掌摩擦，每日二次，三四日全愈。

五虎下西川

大风肉末　蛇床子末各五钱　枯矾末一钱　水银二钱　白锅一钱

先将锅化开，次入水银，再入三味，柏油或柏油捣极匀，搽疮，宜干些，蜡猪油捣亦可，能治血风、癣虫、生板、疥癞诸疮。

不传妙方

绿柳树根皮　川椒二味等分，炒燥，取净末，四两　枯矾一两

全蝎五只，焙

共为细末，猪板油调搽。

松黄散 专治腿上混疮。

雄黄六钱　川柏一两五钱　炒蛇床子一两　炒川椒　轻粉
水银各二钱，共末　密陀僧四两　硫黄三钱　明矾一钱二分　烟胶九
钱　松香一两三钱，研末。法用葱三两，捣汁，拌，熬烊，入阴水内取起，再
拌，入水取起，三次为度

共研极细，专治腿上混疮、红紫、流水、奇痒、久不得
愈，并治一切疥癣诸疮。混疮，用桐油调敷。诸疮，用木鳖子
煎菜油调搽。如脓窠疮，方中去水银。

又方

黄丹一两，水飞，炒紫　铅粉一两　白龙骨一两，煅　松香一两
二钱

如前法制，共为细末，麻油调敷，专治肥疮生发中，黄不
疮生周身，坐板疮生臀上等症。

二妙散

茅山苍术一斤　川黄柏一斤

共炒存性，研末，麻油调，治混风烂疮。

清凉散

轻粉　杭粉　蛤粉各一钱　青黛五分　煨石膏三钱　六一散
三钱

共研细末，天泡疮，用丝瓜汁调搽，或叶亦可。发火丹，

用火丹草捣汁调搽。余混火疮等，俱用麻油调搽。

附：慢惊吊心窝法

胡椒七粒　生栀子七个　葱白头七个　白散面一撮

上各研，和匀，用鸡蛋白半个调摊青布上，贴小孩心窝，日夜取去，有青布黑色即愈。如不愈，再照前法贴之。

《外科方外奇方》卷三终

外科方外奇方·卷四

清浙湖凌晓五先生遗著
杭州沈仲圭录存
后学绍兴裘吉生校刊

臁疮部

夹纸膏

冰片一分 麝香二分 铜绿五分 轻粉五分 水银二分

共研至不见水银星为度。再用黄占五钱，雄黄猪板油一两，共熬匀，入前药，捣成膏，隔纸摊贴好，多刺针孔，贴之。

又方

龙骨四钱 铜青八钱 制甘石六钱，黄连汁淬 黄柏六钱 制茅术六钱 左牡蛎二两，煅 铅粉八钱 黄丹八钱 冰片二分生猪板油捣成膏。

又方

龙骨五钱　没药二钱，去油　明矾一钱　象皮河泥炒，如无，可不用　冰片一钱　石膏五钱，男人不用　制甘石三钱

共为细末，用猪油熬热，捣成膏，隔纸摊贴，用布邦紧。

又方

去油乳香三钱　铜青八钱　冰片一分　黄占三钱　白占三钱

各为细末。先将菜油四两，鸡蛋四枚，同熬枯，去渣，将二占熔入，次入乳、青二味，后入冰片，倾候冷，搅成膏，罐贮，勿令泄气，隔纸摊贴。膏药之外须绵花、裹脚布包好，亦不可泄气，两周时一换。如不收口，用生肌散掺之。凡一切远年、近时烂腿，十日之内包好，永不再发。

又方

鸡子黄二十个，同男子发熬，取油约半杯　麻油一杯，同发熬　白占黄占各一两五钱　血余炭一钱，为末　轻粉一钱，为末

先将麻油熬清，投入黄、白二占，离火，搅不住手，加入鸡子油再搅，待稍冷，下余三味，和成膏。

又方

桐油二两　白占四两　儿茶　轻粉　松香各二钱　铜青一钱　冰片三分

先将桐油、白占略熬，不可太老，再下余药，调成膏。旧伞纸做夹纸膏贴，多刺针孔，三日一换，须先用当归、苍术煎汤，洗净患处，然后贴所贴过之膏，不可弃露天。

又方

海螵蛸　头发灰　水龙骨即旧船底　石灰　轻粉等分

桐油调，做夹纸膏贴之。

又方

儿茶　黄丹　胡粉　水龙骨　粉霜　龙骨　白蜡　黄柏

猪胆汁炙

共为末，猪油捣成膏。

隔纸膏

明矾　胡椒　川椒　皮硝　淮盐砖用火煅透　白占等分

共为细末，用青油烛调油纸上，贴之，须令忍疼。

又方

先将麻油三两，炼川山甲一钱煅末，再下白占五钱五分，化匀，又煅陀僧末五分，飞黄丹一钱。

和匀取起。临用以油纸摊上夹纸一层，多刺针孔。先用楝树根煎汤，洗净患处，然后贴上，外用绢薄一层，扎紧，十日即愈。加烂脚亦可，将前法洗净，贴之，数日即愈。

又方

龟板炙，研　醋煅炉甘石各三钱　轻粉二钱　冰片三分共研细末，用麻油半酒杯，铜杓内熬滚，再入黄占二钱，熔化，离火待凝，入前药末，搅匀。先以葱椒甘草汤洗净患处，油纸做夹纸，摊贴。

白玉膏

白龙骨　煨石膏　制甘石　铅粉等分

猪油成膏。

又方

人中白一钱五分　寒水石一钱　冰片五厘　枯矾八分　赤石脂一钱，白者更妙，另煅　海螵蛸一钱　白占三分　麻油五钱

先将麻油熬清，次下占，熔化，后下余药，搅成膏。

又方

炉甘石一两，火煅，猪胆汁淬七日　海螵蛸一钱　白占五钱　枯矾一钱或五六分，多则作痛

用猪板油捣成膏。

又方

乳香　没药各去油　象皮各五钱，为末　白占五钱　铅粉研细　黄占　密陀僧各二两，为末　轻粉四钱　上上真桐油一斤

入铜锅内，熬至无沫、澄清。先入陀僧末搅匀，取起，入二占浓化、搅匀。侯油温，放入五种药末，搅匀，以大绵纸摊上，阴干，随疮大小剪贴，远年定效。

金华散

煨石膏_{八两}　生石膏_{八两}　飞血丹_{一两}

共为细末，干者香油调敷，淫者干掺。专治男女新久毁腿、臁疮及一切痈檐疮毒，用之且能去腐生肌。

臁疮拔毒方

沥青_{四两}　矾红_{二两}

共为细末，香油调搽，须忍痛则疮内出，其毒可拔，毒水尽，再用收口药，并治坐板流脓疮。

臁疮收口方

冰片_{三分}　石决明_{二钱，煅}　川连_{一钱}　血竭_{五分}　琥柏末_{一钱}　寒水石_{三钱，煅}　乳香_{一钱，去油}　黄柏末_{五钱}

共为细末。如痒甚者，加飞矾五分。凡毒尽后，疮不起边，肉有红色，先将温苦茶洗一次，敷药一次，不数日收口，并治诸毒疮不敛。

臁疮阡张膏

香油_{四饭碗}　乱头发_{四两}　杉木皮_{三两，烧灰研末}　白占_{二两}　麝香_{五分，研细}

先将香油熬将熟，入发熬化，次下杉木灰、白占，熔化后将余药投入，滚化、搅匀，以阡张纸入油内，收尽为度，贴三日，翻一面，七日全愈。无论远近，烂见骨者，半月收功。

臁疮收口方

象皮七钱　血竭二钱　龙骨五钱　冰片一钱　乳香二钱　没药二钱　海螵蛸一钱

共为细末掺。

烂腿臁疮方

象皮　八宝丹　冰片　炉甘石各等分

共研细，先以葱汤洗净患处，然后掺药。

誓不传方

荆芥一两　防风一两　川柏一两　陀僧五钱　铜绿五钱

共为细末，先用水银三钱，蓖麻子十粒，同研至不见星为度，用桐油煎数沸，入前药。用油纸看疮大小摊膏折好，刺孔千下，用米泔洗净患处，贴之，一日换一转，收膏擦净，不拘远近，烂腿，数次即效。

独圣散　水龙骨炒干为末，麻油调敷，治臁疮，并治妇人裙边疮恙。

癣疮部

秘制癣疮药灵丹

鲜白槿皮一两二钱　土槿皮六钱　白及四两　冬术六钱　斑虫一钱　槟榔四钱　大风子油四钱　川椒三钱　番木鳖四钱

共为粗末，好滴花烧酒，浸一月，取酒搽擦。专治风湿内郁阳分，变生癣癫、汗斑。并治脚缝温痒，一切风温，远年生板痒疮等症，其效如神。

又方

生大黄　皮硝　荔枝核

等为末，米醋调搽。牛皮顽癣加旧牛皮灰，铜钱癣加古钱灰，荷叶癣加荷叶灰。

又方

土槿皮二钱　雄黄　槟榔各一钱　斑蝥四只　轻粉一分五厘樟冰一分

各研细，火酒浸，搽。

偏身顽癣

川槿皮一两　牙皂五钱　大风子肉三钱　米醋一碗

共煎至半碗，去渣澄清，入明矾五钱，研细，皮硝五钱研细。又煎至一小杯，和入土大黄根，自然汁一小杯，先以川山甲刮，微破，将笔蘸搽，数日即愈。

癣药酒

海风藤　土大黄根　白果肉各五钱　白芷　白及各三钱　槟榔五钱　斑蝥七只　鲜金钱松根皮一两　雄黄三钱　滴花烧酒半斤

浸药七日后，凡远年牛皮、蛇皮，一切顽阴癣，以酒搽患处，五七遍自愈。

又方

槿树皮一钱　生南星五钱　槟榔一钱　樟脑五分　番木鳖五分
蟾酥三分　斑蝥三只

用火酒浸擦。

治癣神效方

硫黄五两　红矾四两　火酒四两

先将硫黄入铜杓内化开，用酒煮干，与红矾同研细末，米
醋调搽，或先用川山甲刮微破。

——杨梅癣，前药加粉霜四分，如前法擦。

——狗疥癣，前药加入木鳖三分。

——牛皮癣，前药加白砒四分。

——顽癣，前药加轻粉二钱。

——乳癣，前药加松香二钱。

——荷叶癣，前药加枯矾二钱。

——鸡皮癣，前药加轻粉二钱，同大黄捣烂，以麻布包
之，蘸前药擦之。

——白风癣，前药加药皮硝二钱。

又方

白及　白蔹　槟榔　土槿皮各二钱　轻粉一钱

火酒浸擦。

又方

松树根皮四两　海桐皮　白鲜皮　白槟榔　雷丸各三两　斑蝥四十九，下身加倍

共为末，醋水对调，隔一夜，用笔蘸搽，一日三次，七日全愈。

又方

土大黄根三钱　蚯蚓粪三钱　雷公藤五分　大风子肉一钱五分　防风一钱五分　山槿皮三钱

共为末，陈醋调搽。

痔疮部

外痔搽药

顶大五倍子十个，钻孔去子　金头蜈蚣三条，碎　儿茶研，一两五钱

将二味装入倍子内，用银封纸固瓦上，煅以青烟尽，取起研末，配熊胆一钱，冰片五分，再研极细，先用皮硝泡汤洗痔，后以猪汁调搽。

追管丸

姜汁炒胡黄连一两　炙刺猬皮一两　当门子二分

共为末，饭和丸如麻子大，每服一钱，食前酒下。专治痔漏，不拘远近，服后管内脓水反多，是药力到也，脓水追尽，

服后消管丸，自能奏效，不必疑忌。

消管丸

胡黄连二两，炒　炒甲片一两　石决明一两，煅　炒槐米一两

各取净末，秤准和匀，炼蜜丸如麻子大，每服一钱，早晚二次，米汤下，至重者四十日全愈。再服完善丸，如四边疮口有硬肉突出，可加蚕茧二十个，炒，研，和入药内。

闭管丸（即完善丸）

夏枯草十两　连翘壳五两　甘草节五钱　金银花四两，共炒为末
净银花一斤

煎浓汁和丸如绿豆大，每服三钱，空心淡盐汤下。若起漏三五年，两服全愈。一二年者，一料即愈。

外痔搽药

寒水石四两，研极细末　大蜒蚰百个

同捣极烂，阴干，再捣千余下，如香灰样，收贮。临用，每末二钱，配冰片一分，和匀，以蚌水调搽。或猪胆汁串入真麻油亦可。初起者半月愈，年久者一月断根。若痔内出血，配入蒲黄三四分，外洗用瓦花枳壳煎汤。

治痔神枣散

顶大南枣一枚，去核　真铜绿须铜上刮下者，不拘多少　鳖头一个，煮取净骨，打碎

将铜绿、鳖骨填满枣内，将枣合紧线，煅存性，为末。先

将秋海棠根叶煎汤洗疮，后用清水调敷。

洗痔极效方

葱白十个　瓦花一两　马牙苋五钱　破硝五钱　五倍子五钱　槐花五钱　茄根五个　花椒五钱

煎汤频洗。

又方

烂石榴三只　五倍子五钱　乌梅七个　槐米五钱　地骨皮五钱，煎汤

痔漏插药

百草霜　黄连各二钱五分　冰片五分　射香五分　旱莲草头炒蛴螂虫各五钱　蚂蟥五条，瓦上炒焦

研细为末，丸如粟米大，纳入管内，三日后管即化出。用轻粉、乳香、麝香、韶粉、东丹、血竭末掺之，收功。

痔疮化管方

田鸡皮炙灰　血余炭　黄明胶牡蛎拌炒

研末，每朝三钱，冲服。

痔漏插药

小茴香一两　白芷三两　白矾一两

研细，铜杓内熔成饼，再入炭火上煅，令烟尽，取出，出火毒，为细末，用麸糊成条，插入漏内，直透至痛处为止。每日三次，七日为止，十余日结痂而愈。如结只一孔，十日

全愈。

洗痔疮方

遍地香　过冬青　凤尾草各一种，俱要鲜

煎汤薰洗二三次即好，如无鲜者，干者亦可。

痔漏心精方

乌梅肉半斤　韭菜地蚯蚓七条，瓦上焙燥　陈仓老米八合

研细饮和丸，夜露早收。每晨开水下，每服三钱，不论久远，一料除根。

枯痔散

明矾一两　白砒三钱

共研细，入阳城罐内，外转炭火，炼至烟起，烟即砒毒，人不可闻。俟烟尽矾枯，去炭，次日取研，至无声为度。四围搽之，不可使药流入中孔，致令大痛。

神散元珍丹

明矾煅熟存性，不碎，如绿豆大，以桂圆肉包之，日服一粒，难重症服之，百日断根。治痔，以手搓之。

又方

透明白矾一斤，捣如豆大

入罐内，如前法，炼至矾笑罐外而枯其顶，如痔形者，即灵药成，出火毒，研极细。或顶大雪梅片一二厘，取津吐调于手心，搽痔上，不可多搽。再取竹白衣作膏药式，糊痔上，数

次即愈。其灵药底，可合一切药。

又方

红砒不拘多少，瓦上煅，至白烟尽为度　飞白矾各一钱　乌梅肉二钱，烧存性

共研极细，用时以津吐淫手指，蘸药于痔头、痔身，搓捻，一日二次。初敷不肿，五六日出臭。如出尽，其痔干枯，此药不用。一方加白灵丹五分。

灵秘丹药

片脑一分　朴硝五分　熊胆二分　蜗牛一两　螺肉一两　橄榄炭五钱

捣烂水，浸一夜，取水并药，敷痔上。

胎元七味丸

头胎男子脐带三个瓦上焙存性　陈棕炭七钱　京牛黄三分　槐米二钱　刺猬皮三钱　象皮四钱　地榆三钱

共研，酥油糯米糊丸，如蚕豆大，每服七丸，空心白滚汤下。专治痔漏，三日化管，七日平满，血清脓上，十日除根。

眼痔　用五倍子烧灰麻油调搽。

口牙部

牙疳方

川柏三钱　寒水石三钱　黄丹一钱　千层蚌壳一钱　人中白三

钱　梅水片一分

共研细末。

牙疳回疳散

真人中白五分，煅　陈蚕茧二钱五分，煅存性　五倍子一钱，打碎，去盅　制明矾法用整五倍子一钱，内装明矾一钱，煅枯，研细末用　川连末五分　芦荟末五分　犀牛黄三分　青黛五分　冰片四分　蟋子窠十七个，煅，存性

共为细末，先用河蚌煎汤漱口，用少许吹之。

砒枣散

红枣三枚，法每个去核，入红砒黄豆大一粒，扎好，炭火上煅尽白烟为度，出火气。共为细末，再入之以　人中白煅，五分　冰片五厘　芦荟三分

共为细末擦之，专治走牙疳。

人龙散

戍腹粮即狗屎中骨头，瓦上煅存性，为末

每一钱加冰片少许，敷之，能治牙疳之疾。

又方

人龙瓦上焙

为研极细末，加青黛冰片少许，和搽治同。

龙虎止疳散

屋上白猫屎　煨石膏等分

研末，加入蛔虫一条，炙灰冰片少许，共研极细，吹之。专治痘后牙疳极凶危者及走马牙疳，吹之神效。再服清火解毒之剂。

又方

绿矾一钱，炒红　煨石膏三钱　儿茶一钱　月石一钱　人中白一钱　冰片二分　人中黄一钱

研细吹之，立效。

牙痛方

薄荷尖五分　荜拨五分　月石三分　黄丹五分　梅片三分　樟脑五分　青盐五分　骨碎补去毛皮晒干，五分　麝香一分

共为细末，擦。

又方

生石膏一钱　细辛一钱　儿茶五分　川连一钱　冰片二分

共为极细末，擦之，无论实火、虚火、虫蛀疼痛，俱可以治。如虚疼，加人参末三分，虫蛆，加樟脑五分。

牙痛方

蟾酥一钱，陈酒化透　五灵脂一钱　麝香一钱

研和为丸，均丸二百粒，新零绸包，丝线扎固，装磁缸内，每遇风火、虫疼、牙痛，取一丸咬于患处，丸化自愈。

牙痛方

荜拨一钱　川椒五分　石膏五分　青盐四分

共为细末，点于痛处立止。

一笑散

初平方去火硝，加荜拨等分，青盐、火硝、硼砂、樟脑各等分。研细擦之，立止牙痛。

牙痛一笑散

火硝一钱　元明粉　生石膏　黄柏各五分　全蝎茶洗，炙，研青盐月石　雄黄各三分　真蟾酥五分　冰片二分，共研细末，搽擦

玉带膏

煅白龙骨五钱，用生栀子仁三钱、生川柏五钱、生黄芩五钱，铜锅内熬汁，煮干龙骨为度，取出为末。再用铅粉五钱，麝香三分，并煮好龙骨同研细，入碗内，加黄占一两。

坐滚汤中熟化，拌匀，用重连史纸铺火炉盖上，将药刷在纸上，剪成碎条，卧时贴在患处，次早起时取出，有黑色可验，专治牙痛。

哭来笑去方

潮脑　川椒去目，各五钱

用粗碗一只，椒铺碗底，樟脑盖面，上覆一碗，盐泥固济，火上升二炷香，取出为末，每用一二厘擦之。专治牙痛，至重者二次即效。

去牙痛方

雄活鲫鱼一尾，约四五两重

破开去肠，不落水，用白信六钱为末，填入鱼腹，待其肉烂，去砒，不用肉，用净鱼骨晒干为末，每用些些，安于患牙龈上，膏盖一时许自落。

柳华散

川柏末　真青黛　人中白　薄黄_{等分}

为细末掺之。此方能治口舌烂久不愈。如去人中白、蒲黄，名华云散，加枯矾、五倍子炒等分，治牙痛。

赴筵散

北细辛　黄芩　黄柏　黄连　干姜　山栀子_{等分}

共研细末，或加冰片少许擦之，专治口疮。

牙痛方

濂珠_{一分}　朱砂_{一分}　蜇猫_{二钱，去羽、头、尾}

上三味研细末，用少许放膏上，贴痛牙外面，切勿贴口内。

鼻耳部

鼻渊方（即脑漏）

蟾酥　龙骨　石首鱼脑_煅

共为细末吹之，或加辛夷、冰片各少许。

又方

上血珀　真广藿香叶_{等分}

研细吹之。

又方

白石脂一味，研细，吹之

内服补中益气汤或六味丸。

又方

搅朱漆绵兜一两　白鸽子翎去硬管，卷入绵内，一两

同煅存性，每灰一钱　加片脑七厘，共研末吹之。

鼻衄方

真石青　藜芦　胆矾等分

共研细末少许，吹之。

赤鼻方

硫黄入布袋内，用豆腐泔制三次，净重一两　轻粉　陀僧　白芷各

一钱　白矾五分

共研末，唾搽，晚则搽，日则洗，自能奏功。

聤耳方

橘皮烧存性　血余炭　龙骨　江鱼牙等分

加冰片少许，研细吹之。

红绵散

煅龙骨　枯矾各三钱　海螵蛸　胭脂各一钱，烧灰　飞丹二钱

冰片三分

共为细末，先以绵纸搅去脓，后吹之，专治聤耳出脓。

砍伤脑衣方

用南枣核仁焙燥，研末吹之。

脑漏臭涕方

用五股虫焙，赤石脂等分，研细臭之。

附：混元一气丹方

荆芥穗一钱　鬼箭羽一钱　香白芷一钱　公丁香一钱　川郁金三钱　北细辛一钱五分　苏合香一钱　寒食面二钱　西香薷一钱五分　广藿香三钱　降真香三钱　红灵丹三分

上各研细，将寒食面煎汤，泛丸如粟米大，将红灵丹三分为衣，每服五分。

治牙虫风、牙疼痛方　此方屡试神效。

大梅片五分　飞辰砂五分　马牙硝二钱　月石二钱

共研细末，擦痛甚效。

脚　　部

青螺散

真铜青　六一散等分

共为细末，掺，专治脚痔、脚疰。

阴湿脚疮久烂方

铜青　胆矾各五分　飞黄丹二钱　密陀僧　轻粉　煅石膏各一钱

共为末，临卧掺上，痛一夕即结痂，或有痒处，毒水不干，又掺上，痒极掺之。

烂脚了方

月石　滑石各三钱　龙骨　川柏各二钱　百部二钱　陈茶叶六钱

共为末，临用加冰片一分，敷之。

又方

用陈茶叶、陈黄泥砖共末，掺之。

烂腿方

轻粉一钱，漂净　铜绿一钱，漂净　海螵蛸四钱　赤石脂一两　滑石四钱　东丹一钱，漂

上药研细，过筛，麻油敷患处。

补　遗

小儿肺风痰喘方

雪里青即过冬青草，捣去汁，调　天竹黄一二钱服之。

又方

用白茄子磨水服之。

小儿胎疮方

苦参一两，研细用母发一团鸡子黄十个，熬出油，调入，候凝抹之。

小儿头上诸疮方（名一抹全）

藜芦　蛇床　飞黄丹各一钱六分　硫黄　白矾　赤石脂　五倍子　川柏各一钱五分　轻粉五分

共研末，猪油调敷，或清油亦可。

小儿胎癞方

明矾五钱　松香五钱　葱头七枝

饭锅上同炖热，待冷研细，加入东丹三钱，冰片三分，用麻油敷调。

小儿白颏方

用炮长药油调，先以米泔、腐泔洗，后敷一二次即愈。

又方

用鲫鱼煅、研敷。

又方

用猪脚爪壳煅、研，油调搽。

柏叶散

石柏末一钱五分　轻粉一钱　雄黄一钱　青黛二钱　滑石一钱寒水石二钱，煅　银朱一钱五分　辰砂五分　铅粉二钱　侧柏叶末一钱共为细末，丝瓜叶汁调搽，治天泡疮。

天泡疮方

明雄黄五分　川柏三分，研末　陀僧六分　女人扑面粉五分　石膏八分

共为末，丝瓜汁，麻油调搽，二三次即愈。

炒灵丹

白芷四两，炒黑，研末　圆眼核四两，炒黑存性，研末

和匀，干者，香油调搽，湿者，干掺，专治混烂蛇疮。

一擦无踪

臭硫黄三钱　鸡子两个

用真香油一酒钟，入锅内，将鸡子放锅内同熬，取油，以鸡子两面焦黄色为度。取出食之，将硫黄末放锅内，令熬数滚，随手搅匀，候冷取起，调搽疮上，甚效。已经试过，三五日即全愈，永无再发之理。

不二散

密陀僧三钱　硫黄一两　草乌三钱　红矾一钱

共为细末，米醋调搽，专治汗斑。

又方

硫黄　明矾　雄黄　白附子　海金沙　密陀僧

共研末，姜汁调搽，或用醋亦可。一年者，去皮一次，十年者，去皮十交，擦后勿当风，勿行房、扇扇。

汤火疮方

生大黄　川柏　当归等分

好酒炒炭，研末，麻油调搽，或加之以地榆炭。

又方

赤石脂　寒水石　大黄　川柏各一两　蒲黄二两　红丹五钱

为末，麻油调敷。

又方

猪毛炭　轻粉少许　硼砂少许

研匀，麻油调敷，且无疤痕。

又方

地榆炭研末，麻油调敷。

又方

无毛胎鼠，菜油浸之，愈久愈佳，取油搽之。

螵蛸散

海螵蛸五钱　五倍子炒焦　枯矾　儿茶　黄丹　赤石脂　密陀僧　铅粉各二钱

共为末，湿者干掺，干者柏油调搽，专治黄水流脓疮。陆定圃先生方，脓窠类屡久不痊，此方甚效。

又方

麝香一厘半　硫黄二厘半　白敛五分　白及五分　密陀僧一钱　腰黄二分半　白芷五分　生附子一钱五分

各生为末，和匀，以生白附、生姜汁捣成饼，擦之，专治白点风、汗斑等症。

紫苏散

六一散四钱　紫苏叶一钱五分　儿茶一钱　赤石脂二钱

共为细末，先以紫苏、紫背浮萍煎汤重洗，然后敷之。专治阴囊烂，名绣球风。

又方

用铅粉研细，生桐油调搽。

珠母散

陈蚌壳煅　儿茶　轻粉　飞滑石　人中白各二钱，煅　煅龙骨　枯矾各一钱　冰片三分

共研末，专治妇人阴痒，甚者令人发热如劳。先以鸡肚或猪肝，切作长条，蒸熟，插入阴户，过一夜，次早取出。如此二三次，痒减虫净，然后用麻油调搽。

坐板疮

飞滑石　生大黄　人中白　密陀僧等分

分研细，掺患处。

肺风疮

蜈蚣一条，焙　雄黄一钱　硫黄一钱

共为细末，夏月用白茄子捣汁调搽，冬月用柏油杵膏搽之，临卧搽上，次早洗去，半月全愈。

缠腰火丹方

挑瞎蛇头上限，用坑缸上旧篾炙炭为末，麻油调搽。

又方

蛇蜕烧存性，坑厕上浮泥同研，用童便调敷。

金甲散

川山甲一只，全者　生漆一斤

每日将山甲漆数次，漆完用瓦器将山甲炙灰。如病人要头身先好，即服川山甲头身一钱起，足先好即服川山甲足四只起，对陈酒服完即愈。如山甲有一不全，病人亦缺一不全，为专治大麻风仙方。

地耳散

地踏菜，晒干，为末，猪油调敷，治汤泡伤。

又方

泡过烂茶叶藏鬓内，取抹，并治火伤。

又方

秋葵花，手未捏过，浸麻油，如遇汤火伤者，取油搽之。

黄水秃疮方

嫩松黄葱制过，二两　黄丹一两　无名异一钱　炒铅粉一钱
轻粉三分

共研末，先以米泔洗净患处，用香油调敷。

善瘠头方

用化铜旧罐研细末，加轻粉，冰片少许，香油调搽，神效。

手足鸡眼方

用大蜈蚣，干，一对，炙，研细，掺膏药上，贴之，一周时即化黄水。

又方

蜈蚣一钱　硇砂一钱　白矾少许

用麻油浸，埋地下一日，取出点之。

冻疮方

白及研末，用萝卜一个，挖空，入柏油于内，蒸透，取油调搽。

又方

旧泥盒浇灰，研细，油调搽。

冻疮、汤火疮方

用煅瓦楞子研极细末，加冰片少许，麻油调敷。

天蛇头方

用猪胆一枚，入全蜈蚣一条，研末，雄黄少许，套上即瘥。

羊须疮方

旋覆花一钱，焙　旧绵絮胎一两，烧存性

共研末，麻油调搽。

损伤方

当归二钱　丁香五分　枳壳二钱　川芎二钱　辰砂五分　沉香一钱　乳香二钱　木香二钱　苏木二钱　川乌五分　桂枝二钱　牛膝二钱　血竭一钱五分　肉桂一钱　杜仲二钱　麝香三分　参三七一钱　草乌五分

共研细末，和匀，用好酒冲服。

悬梁死急救法

吊死者，切不可剪断绳带。先用软泥将人粪门封好，若女子，对好阴户、粪门两处，将人慢慢放下。落地用细辛一分，牙皂一分，共研极细末，用葱管吹入鼻中，候其喉中有声，此药吹完。再用九死还魂草三钱，飞净真辰砂一钱，将水煎浓，吹耳鼻，候其面红，再用生姜汁一杯饮下，盖被出汗。再服米泔水一杯即愈。

九龙神咒丹　专治跌打疯气立效，神方累试累愈。

川乌三钱　草乌三钱　朱砂二钱　硼砂六分　梅片二分　原香二分　丁香二分　硫黄六分

以上八味，各研极细末，用黄表纸，朱笔书九龙字符九张，用铜锅一只，洗净，用新布三块，干。又备新竹板一片，炒药用的。先将炉炭加好，听用，将锅先焚龙字符一张，再烧龙字符一张，亦焚在锅内，将川乌放下，再烧龙字符一张，将草乌放下，炒，余皆效此次第。龙字符，药味均炒，至硫黄入锅熔化，即倒干磁盆内，薄薄摊开，均分作三四盆，候冷冰成片块，磁瓶收贮，切勿泄气。如遇患病，用筷一只频点，点至痛处，用老姜一片，姜上置药一块，如黄豆大，用明火烧药，燃着忍痛，候药性烧尽为度。再点仍烧，以不痛为止，即愈。试念无算，用朱笔书龙字样，一口气书一张，不可二口气，为要，为要。

附：符式例下

龙

龙龙龙龙

龙龙龙龙

照此符式写九龙字，及制药之日，务要斋戒沐浴，虔心静室。

至要！至要！

桃花散（即刀伤药）

千年石灰二两　生大黄六钱

共炒黄，同研极细末，敷患处即效。

疯气药酒方

钻地风　宣木瓜　汉防己　秦艽　野桑梗　川羌活　粒红花　千年健当归

以上九味，各四钱，加南枣廿枚，冰糖二两，陈酒四斤，外用大瓦一瓶一只，将药连酒浸，入瓶内，封口，夹水煮滚，点一炷香，候香缓缓再滚，香尽药好。每日清晨随量饮之，再滚二次。如不见效，再服一剂即愈。

下疳方

橄榄灰四钱　大梅片二分　红小升四钱

如自生，用菜油调，数砍丧，用麻油调，无论干湿，先须干撒一次，再调涂如法。

武定候府方　治杨梅结毒疮。

轻粉一钱　杏仁三十粒，去皮　雄黄一钱半　冰片少许

共为末，先以甘草汤洗净，用雄猪胆汁调药，搽上二三日即愈，百发百中。

赤白泻痢神方

干桑椹三两　雄精一两五钱　赤白砂糖各三两　砂仁三两

上药研细，用囵囵荸荠三斤，原烧酒三斤，浸入大砂锅内，盖好，不泄气。用菜油灯心，文火煎滚，收贮，卧服荸荠一枚即愈。即此药渣、药酒服之亦无不愈，其效如神。

广疮方

轻粉三钱　大黑枣二十枚

法将大枣去核，轻粉研细，同河泥少许，嵌入枣内，用厚面糊裹，勿可泄气，炭火炙成炭，每服两枚，分三日用，黄酒化送。

神验化毒五虎丹

炙牛角　炙羊角　炙甲片_{各二钱}　角刺_{三钱}　生大黄_{十二两}

法以牛羊甲片三味混纸，湿纸包，煨焦，取净末同角刺、大黄净末研匀，每服五钱，弱者三钱，绍酒送下，候泻，宜于空地上利完，将土掩之，恐恶气害人间。二日再一服，甚者不过三服，神效。后服珠黄十宝丹，以愈为度，结毒亦效。

珠黄十宝丹

滴乳石　人乳　煅真琥珀　乳香_{去油}　没药_{去油}　辰砂_{水飞}山慈菇_{各三钱}　败龟板_炙　雄黄_{各四钱}　犀角　珍珠_{各一钱}　真正人中黄_{五钱}　当门子_{五分}

各取净末秤准，共为极细末，山药打糊为丸，如桐子大，辰砂为衣。专治一切广疮、杨梅结毒、下疳溃烂、小儿胎毒，分一月服完即愈。甚者再服一料必愈，功胜五宝丹。以上三方即治杨梅疮方。

玉枢丹方

毛慈菇_{二两，晒}　红芽大戟_{一两五钱，炒}　千金子霜_{一两}　冰片_{三钱}　文蛤_{二两，去垢，晒}　雄黄_{三钱}　飞辰砂_{三钱}　麝香_{三钱}草河车_{一两五钱，晒}　山豆根_{一两，炒}　丁香_{三两，晒}　灯草炭_{一钱}

以上药各研末和匀，糯米饭打成锭，晒干收贮，重出。

绝痫丹　治颠仆眼直，口吐痰沫，或作羊鸣，不省人事，此因惊恐得之。

硝煅礞石五钱　天竹黄六钱　当门子二分煨　明天麻三钱　辰州朱砂三钱　蛇含石五钱，醋煅　陈胆星四钱　法半夏八钱

等分为末，以姜汁五钱，竹沥二两，和于蜜中，炼熟，杵丸如龙眼大，童便磨服半丸立止，服三一丸，全愈。

蛇蜕四分，煅净　绿矾二分　犀黄四分　石膏三钱，煨　紫草二钱　川连一钱　蜂窠一钱，煅净　紫荆皮一钱五分

上味同研细末，用马兰汁调药，涂于患处。

《外科方外奇方》卷四终

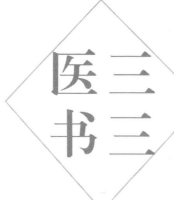

三三医书

发背对口治诀论

清·谢应材 撰

提要

　　本书一卷，清·谢邃乔先生所著，并谢氏世传《外科秘法》一卷，附以扬州存济堂药局膏方，为其孙翼为先生在道光年间辑印，以分送友人。惟板毁，书鲜流传，本社裘吉生君爰将所藏手钞本刊行。因其间完全属经验之方，近来中医外科退步，凡遇发背对口之大症，往往束手；西医之有学问而收觅古方者，又日见其多，裘君不自秘，以供中西医者之求，微特为谢氏传书也。

谢氏《发背对口治诀》序

《发背对口治诀》，先大父邃乔公所著也。先大父性颖悟，好读书，常以济世为念，敦学不怠，屡困棘闱。及先伯父香伯公举于乡，始无意进取，惟读书以自娱，暇则讲求岐黄。曰：士不能得志，是亦济世之一道也。通内、外科，多所阐发。每视病必矜重，四方延请，虽远必至，却馈遗贫困者，以药助之。尝为人治发背、对口诸证，以古人之法投之多不效，沉思其故曰：是非古人之欺我也？特未通其变耳。夫一证之成，其受病必有偏重之处，审其所偏重而切治，则效可立见也。自是，凡治此证，必辨其位之左右、上下，色之赤白、深浅，脉之浮沉、迟速，以审其经络、腑脏、窍穴之所系，与夫阴阳虚实、淫郁、燥湿之所归，而复参之天时，相其地宜，以制五行生克之用。取古人之法，损益变化以通之，于是所治罔不效。

既而先伯父迎养琴江署舍，多暇，乃取历年医案，裁定发背、对口治诀几卷，附录经验几卷，及归而授之。先君曰：此书未经人道，勿轻视之！艺虽小，亦足以济世矣。先君东环公，暨先叔父东揆公，亦皆以儒术通素理，先君久战北闱未遑，展施先叔父以是道行。世善用先大父遗法，故所治多奇而中。今先君、先叔父相继逝世矣！为与诸弟皆材劣，不能通一艺，先人之书具在，徒使置而勿用，是先人济世之志至为等而中绝也。

　　杨君子逸夙闻是书，勉余欹梓，余欣然从之。庶几先人遗术传播四方，高明之士鉴而采择焉，未必不有补于世，虽未能述先世之事，犹不失先世之志也夫！

　　　　　　　　　　道光二十年仲春七日孙翼为谨序

发背对口治诀论

毗陵邃乔谢应材著

孙翼为且鲁校

裘庆元吉生刊

对口、发背，不拘偏正，只谓形色。色忌晦滞，贵淡红明润；形忌歪邪平塌，要尖圆高突。所以高为阳，下为阴；红为阳，白为阴。有肌肤受寒毒，虽高耸而亦白者，须用柴葛解肌。或时当寒甚，用净苏叶温解，使之重汗，俾邪从汗解。若痛在筋骨，外不现形，肉色如故，两脉或弦硬、细紧、沉伏、细滑，则为流注，须用苍、陈、朴、草、苏叶；不效，再用麻黄、姜、桂、附子以解之。麻黄不拘分量，数分起至二钱为止。有干鹤膝，小腿不但不肿胀，并其上大肉尽去，膝转看得极大，麻黄一服即用三钱。

对口不拘左右，以升阳火为主：右初起，柴胡、川芎可稍缓，即用升麻；左初起，升麻可稍缓，且先用柴葛解肌汤；若自左肿之右、自右肿之初，一服升、柴、川芎，并用桔梗，不拘左右，用钱外至钱半为止，使之载诸药而上浮。凡耳后、脑骨中间，软堂正中，必用独活，以提肾毒。对口在头，头为诸阳之首，虽不高耸，亦不以阴论，止重用发散。间有时值严寒，无汗不解，用麻黄三五分，炒黑；而桂、附等药不用，发背亦然。发背并不宜重用发散，倘至大溃之后，亦清补者多。对乳以上用桔梗，对乳以下不用。对口，右升麻、左柴胡，乃其君也！若火势炎甚、身热如炙、痛楚非常，川芎不用。经云：川芎佐清阳而升。头角火炎者，宜戒火热。大痛极红而老，倘升阳散火无效，一面重加升麻，一面加大黄一二钱，谓之将军定痛散。发背若大痛楚，亦用定痛散。

毒有游红、嫩红、散脚红，红而带紫，如猪肝色，重则用青皮、柴胡以疏肝气，轻则用柴胡、白蒺藜、丹皮以平之。游红系绛红色，亦带紫，是血分稍亏，阴火上发。轻则用玄参二三钱，如夜加痛楚、发热则用生地二三钱以滋阴，非此不可擅用，恐导邪入肾。当归去瘀生新，新会皮和中补胃，二味人称外科胜药，病未退，切不可擅用，能导邪入胃。乳香、没药能和气血，亦能损胃，胃弱者亦戒。至麻黄、姜、桂，说之已详。大寒如知、柏、芩、连，用亦甚少。非身热不退，不用黄芩；非干恶、神情烦躁、身热如炉，不用黄连；非口中大苦、舌苔焦黄而作渴，不用知母；小便短赤、眼睛泪热，方用黄柏，盐水炒。

脾善唇滋润，肝善身轻便，肺善声音响，心善精神爽，肾善水稀长，是谓五善。更有七恶：一恶神昏愦，二恶腰身强，三恶形消瘦，四恶皮肤槁，五恶成消渴，六恶身浮肿，七恶疮倒陷。《外科正宗》善恶论：患处梗实，如同负重，形色晦暗，歪邪平塌，隐然有黑色在肌肉间，是毒藏于胃，不治何则？胃主肌肉、肺主皮毛，且肺属金，胃属土，土为金母。烦躁而指头不红，肝病；神昏，心病；口中无味，干吊恶而饮食不贪，脾病；肌肤不润，毛发干枯而多痰，肺病；小水短赤，骨节疼痛，夜不成眠，饮食不消，大便不实，肾病。毒色如猪肝，无脓者，死。溃而不烂，最忌起葡桃之肉肿毒亦肿者，佳；肉肿毒不肿者，死。去腐生新，形如石榴子者，佳；腐肉已脱，而有红丝丝于其上者，死；新肉如板片，不进食者，死。又有毒已溃烂，根脚尚不清楚，脓势亦不涌出，饮食不贪，欲攻而毒已溃烂，身躯已弱；欲补而根脚不清，脓不涌，食不贪，肺胃邪不退，攻补两难。经云：攻则死，补亦亡，谓和六腑最为良。更有新肉已满，外口亦闭，按之不实，如皮袋状，不治。

凡至根脚清、痛减，脓虽未涌，不妨少用生芪以佐脓。根脚清、毒软、痛止，急用炙黄芪、山药合八珍汤，扶正却邪。

有受寒、板痛，毒清消时、不消脓时，停（似有误字），用柴、葛、白芷以解之。有重用苏叶合真人活命饮解之。有受暑而然者，用六一散、香薷合真人活命饮。有房欲反复，未溃、未脓，用独活合柴葛汤与活命饮；既溃、既脓，用川断、制首乌，轻用活命饮。有受气而然者，已溃、未溃，俱用柴胡、青皮、郁金、香附，未溃合活命饮，已溃轻用。受风而反复名为破伤风，不治者颇有；已溃用楝冬二三钱、八珍兼活命饮；未溃用黄芩、柴、葛与活命饮。

妇人产后不可脱去生化汤，胎前、带下，黄芩、白术、苎麻根，不可擅用甲片。有白淋者用石膏腐炒黑为引，赤淋用盐卤腐炒黑、或用龟板、或用乌羔，溃后用川断、台术、大熟地。男妇兼血证，引加童便一大杯。或男人遗精加莲须、芡实，溃后用连皮、建莲为引。

有伤鱼积，青果一枚为引；肉积，腊肉、骨灰加山杏一；饭积，用麦芽、神曲元；米积，用白酒元；酒积，用白葛花、鸡巨子；面积，用白酒元、厚朴；芋头积，用陈酒；瓜果积，用草果、麝香。又有溃烂时受臭香感触，用羌活合活命饮；有食冷复发，用半夏、陈皮；沐浴受触，用柴、葛。竟有至痰喘气急者，加真杜苏子三钱（炒，研）、枳壳三钱（炒）。

毒有高耸而不红不痛，是为阳中阴，宜温解；有平塌而极红、极痛、腐烂者，是谓阴中阳，宜清解。凡毒至，根脚清正，四面不痛不硬，患处亦软，阳宜清补，阴宜温补。一切未溃以实论，既溃以虚论。又有根脚松散、红色甚娇、红脚甚嫩、如嫩肉状，且不疼痛，患处虽未溃而亦软，舌上清皎无苔，是大虚之证。发背虽在未溃，一服即用炙黄芪一两。夫补宜循序而进，迟补伤元，误补则加痛，与其误补，毋宁迟补。如人本质不厚，因迟补而脓不速者，是大约将脓未脓，可用生芪三钱，渐加炙芪钱许，脓出再加炙芪，后不用生芪。大溃、大证，芪用至七八钱，甚有至一两者。大溃未有不气血两亏，补气用参、芪，补血用熟地，补血之阳用当归、丹参。毒至溃后，补气而外，未有不急补肾水。何则肾为水，水生木，木生火，火生土，土生金，是水为万物之母。肾，右为命门，左为水，为水火既济。溃后，阳证清补，川断为清补圣药。若当温补而用川断，小水必蔽结。清补至邪尽、饮食将复旧，必用大熟地；温补至饮食复旧，亦可用熟地（必用陈酒煮烂，每两加砂仁五六分。清补亦用此法制）。又发背有阴阳、虚实夹杂：如肉肿疮不肿者，即是虚实夹杂；至形状歪邪，根脚模糊，突起色白，药不见效，是阴阳夹杂。初起亦用温散，以观动静，然后用人参一二分（炖汁）、炒花粉、肉桂一二分（炖汁）、炒瓜蒌仁，余则如常。若患处微似青色而人易生怒气，亦用桂、制瓜蒌仁；如溃后烦怒，用桂一二分（炖汁）拌炒白芍，妙。凡毒，软为虚，硬为实。更有肿胀不软而亦不痛，是邪在血分，重用荆芥以疏血分之邪；红色过赤而老，是血分之火，用荆芥穗一二钱（盐水炒黑）。溃后，精神弱，不成寐，用远志肉（开水泡）、白茯神、酸枣仁；不效，再引用龙眼肉。气血弱，溃不收，用芪肉钱外或二钱，加炭白术、白芍（土炒）。大便不实，弱而不实，色呆白，腹不痛，人懒倦，用升麻数分、白扁豆二三钱（炒焦）、厚朴、杜仲（盐水炒）二三钱。实而不食，心口痛，气饱，用药随所食之物以消之。若痢疾、胸气不宽，用炒枳壳；重则佛手、青皮加广木香、厚朴。痢退，亦用升麻以提其阳，使之清升浊降；用白扁豆以补其脾，再后用杜仲以佐其火。小便闭，用车前二三株或蔗浆以利之，忌食发物及生冷、洗浴、劳动、伤悲、气愤。遇寡妇，最宜解郁。毒楚难禁，用炒整甲片，将石膏腐包好煮滚，以平其燥烈之气。治病必从其本。食冷反复，轻则用砂仁以醒胃，重则用半夏以燥胃。病虽有万殊，救药及反复总归一本。

附：谢氏外科秘法

辨证

色红而高肿、按之而即痛者，为阳；色白而平板、按之而不痛者，为阴。色浮淡而根脚模糊为虚；色沉著而根盘清正为实。色淡白青而板者，为寒；色深红紫而痛者，为热。审而治之，斯为得矣。

治诀

补则死，攻则亡，调和六腑最为良。

治法

凡初起，但用攻发，消去即了，不必补、托。若将作脓，方可内托。

见证

伏阴证（外软内硬，按之而后痛者）、伏阳证（外硬内软，按之即痛者）、半阴半阳证（或外软内硬，而按之即痛，或内软外硬，按之而反不痛，或形属阳而色属阴，或色属阳而形反属阴，是皆阴阳错乱，治无适从），法宜调和脏腑，燮理阴阳，皆用制甘草为君。秘传君，相通神（审证之轻重，投剂之大小。慎勿误投，自取背戾）。

大剂：大甘草一两，瓜蒌仁八钱，甲片四钱；中剂：大甘草八钱，瓜蒌仁六钱，甲片三钱；小剂：大甘草六钱，瓜蒌仁四钱，甲片二钱。更重者加金银子（左三十五粒，右四十粒），日轻夜重者加炒黑荆芥二钱，极痛而不大便者加炒黑大黄二钱，肉内陷者，花粉用人参制，色青紫者，瓜蒌仁用肉桂制，恶心者加开口椒四十九粒。

凡初起方

大贝二钱，白芷一钱，花粉三钱，大甘草六钱，瓜蒌仁四钱，炒、研，甲片二钱，炒、研，葛根一钱，丹参一钱，僵蚕一钱，炒、研，苏叶一钱五分（左加柴胡一钱，右加桔梗七分），加酒一大杯，葱头三个，角针三分。

伏阴证、纯阴证（内外板硬，白而不大肿，按而不大痛，觉同负重如磨）是皆重证。

苏叶一钱，大贝二钱，研，白芷一钱五分，花粉三钱，葛根二钱丹参一钱，纯阴证可不用，要用荆芥二钱（左加柴胡一钱，右加桔梗七分），大甘草一两，制瓜蒌仁八钱，炒、研，甲片六钱，炒、研，僵蚕一钱，炒、研，泽兰四钱，纯阴证可不用，伏阴证必用，角针三分，荆芥一钱，加引同前。

伏阴证

大甘草八钱　瓜蒌仁六钱　甲片四钱　泽兰六钱

余与前同。

半阴半阳证（宜调和六腑）

大甘草一两　制瓜蒌仁八钱　甲片六钱　泽兰八钱　丹参三钱

余药同前。若势减收功，手按之而软者，加芎、归、芍、地、苓、芪、人参；若硬者，仍带攻发，宜加金银子。引同前。

托脓（左，柴胡一钱，右，桔梗七分）

防风一钱，生黄芪一钱，毒甚者不可用，大贝二钱，花粉三钱，白芷一钱，葛根二钱，大甘草四钱，瓜蒌仁二钱，炒，甲片一钱，炒僵蚕一钱，炒（有脓即去），丹参一钱，泽兰三钱，加引同前。如有风寒，加苏叶一钱。

腐肉脱后（脓后未脱腐肉，少用参、芪，勿要攻发）

防风一钱，花粉三钱，大贝二钱，丹参三钱（有人参可不用），大甘草六钱，甲片一钱，炒（全软不用。左，柴胡一钱，右，桔梗七分），瓜蒌仁四钱，黄芪生熟各二钱，泽兰五钱，白茯苓二钱，川芎八分当归一钱，酒炒，白芍一钱，酒炒，大生地二钱，酒炒，腐肉未去不可用。

此药服之若痛，即用发散药；按之而根脚硬者，去人参、芎、归、芍、地；若不硬，熟地、黄芪逐日可加，甘草、瓜蒌仁、甲片逐日可减。全要性灵心活，切勿呆板。引同。

收功

防风一钱　黄芪四钱，蜜炙　大贝二钱　花粉二钱　大熟地三钱，炙　川芎八分　当归一钱，酒炒　大甘草二钱，炙　白茯苓三钱，有人参不可用　白芍一钱，酒炒　泽兰五钱

外用陈玉红膏和陈香油调匀搽引（姜一片、枣三枚；否则桂圆肉五枚）。若不思饮食，熟地少用，甘草用生，加砂仁、炒谷芽。引用煨姜。

忌口

除食虾、蟹、鳗、牛、韭、笋、生冷及洗浴行房，余概勿忌。

收金银子法

秋分前后三日俱好。

制甘草法

拣极大者，春分日，大河内，潮水浸一昼夜，取出阴干用。

制瓜蒌法

用好肉桂，切细，和水入粗磁器内，煎滚，即入瓜蒌子煎十数沸，取出，去肉桂渣，研用。

制花粉法

将人参煎水，再入花粉同煎十数沸，取用。

附：对口方

在左者：

柴胡一钱五分　葛根二钱　荆芥二钱　升麻八分　川芎一钱二分　桔梗一钱二分　花粉三钱　甲片二钱，炒　瓜蒌仁三钱，炒　独活一钱　大甘草四钱　苏叶一钱　青皮一钱

加酒一杯，葱头三个（去须）。

若在右者，去柴胡、川芎、青皮，加枳壳或陈皮亦可。

引经药

官桂（流注用，是寒证皆宜，发背勿用）。

僵蚕（炒，消肿用，脓后不可用）。

羌活（两太阳用）。

独活（托腮、后发际、右腰下、两颊皆用）。

薄荷（发际下用）。

白蒺藜（左腰下用）。

白芷（额角用，去寒湿，消毒，止痛，辟邪，发背、流注用，初起皆用）。

苍术（流注及诸般湿证皆用，发背勿用）。

乳香（对口初起用，又消一切无名肿毒并止痛）。

没药（功同乳香）。

秦艽（舒筋，散厥阴之风）。

藁本（头项痛）。

干姜（流注用）。

破故纸（脐右用，热证忌）。

制附子（流注用）。

益智仁（脐左用）。

白芥子（流注用。温脾、肺）。

知母（右颧用，寒肺、胃）。

角针（能引诸药直达疮所，有脓即止）。

川芎（左肩、项俱用）。

大甘草（生用，调和六腑，并去大肠火毒；收功用炙熟）。

升麻（两肩用五分，多至七分，两项用七分多至九分，头上用一钱）。

甘草梢（龟头用）。

防风（四肢用，右肩、腿皆用。发背脓后外托尤宜）。

陈皮（对口，左边可用，发背大忌）。

人参（脓后用，必须兼防风，腐肉尽脱去，可大用）。

牛膝（性善下，且舒筋，左足用）。

郁金（解郁）。

黄芩（凡大毒惨痛者用，发背用。其寒凉，伤胃也）。

木瓜（舒筋，走右足）。

苏叶（发汗用，受寒者必用。能温肺，用在初起）。

苡仁米（走右足）。

花粉（发背必用。若虚而内陷者，要人参水制，能消火、消毒）。

甲片（炙研。攻利必用之圣药）。

槐头（食指）。

桑头（大指）。

杨头（无名指、中指、小指）。

杨须（足指）。

大贝（拔毒必用之圣药）。

泽兰叶（调和气血。脓前少用，脓后收功大用，可至八钱)。

地松根（两足）。

黄芪（毒前不能轻用，托脓时用生，溃时半生半蜜炙，腐尽收功，全蜜炙）。

大黄（炒黑。发背，红紫色，痛不止而不大便者，用二钱）。

瓜蒌仁（必用之药。若发背、对口，青紫者，用肉桂水制）。

荆芥（肩、项用。炒焦用。发背、对口日轻夜重，并治血气下陷。温散生用，要药）。

葛根（发背伏阴伏阳皆用）。

开口椒（闭口者有毒，不可用。治恶心用四十九粒）。

麻黄（流注用，发汗必须）。

枳壳（对口，右边用。心隔不宽、饮食不消，俱可用）。

桔梗（上升下降，在右者尤宜。腰上七分，腰下四分，乳膀上一钱，项以上一钱二分。凡毒在乳膀以上者，不论左右俱可用）。

柴胡（在左者俱可用。青紫色者是肝病，不论左右皆用。腰下，五分。腰上至肩，一钱。左颧，一钱五分）。

三七（活血治伤）。

土方八（善走骨节，治一切无名肿毒，引经药所不能到者。左颧用。去肺火。发背、对口，红紫色者，用一钱）。

金毛狗脊（尻骨用。尻即尾桩骨）。

萆薢（左腰下用）。

丹参（调经脉）。

汉防己（右腰下用）。

桂枝（两手用。性温散，寒证宜，热证不可）。

金银藤（四肢用。性清凉，热证不可）。

金银花（清凉拔毒，兼走四肢）。

海桐皮（腿用）。

生地（凉血补阴）。

当归（活血）。

归尾（破血）。

鲜生地（凉血）。

大熟地（大补阴分，虚者收功可用）。

鲜首乌（排脓止痛）。

皂荚（炒，去筋研敷。流注、痰毒、一切无名肿毒之圣药）。

青皮（对口有边用，发背大忌）。

以上诸药，皆秘授引经要品。宜熟读本草，究其功用，详审证之虚实寒热而斟酌以治之，自当以运化无穷，动辄取效也。

熏方

三角枫一两　白桑皮五钱

上二味，为末，纸卷药，烧烟熏之。俟毒水恶脓尽出，其毒自消。

敷药方

独脚龙须草炙、研为末，每两加陈小粉五钱，和匀，米醋调敷。干则以醋润之，换时用猪肉汤洗去。

凡毒初起用此方。如久不收口，以前方熏洗，熏过将肉汤洗净、拭干，以龙须草散干糁之，外以太乙膏盖之。

第一方

甘草一两　花粉五钱　大贝二钱五分　角针三钱五分　甲片七片，蛤粉炒　川椒左右轻重用　瓜蒌一个　白芷一钱二分

加乳香、没药各一钱二分、乌金子五钱，三味共研细末，待药热时冲服。水、酒各半，煎服一帖。在上者加防风、桂枝、桔梗各一钱，中间者加川芎二钱五分，在下者加牛膝、木瓜各一钱二分、葱头三个。

第二方

甲片六分，蛤粉炒　甘草节六分　归尾一钱　白芷六分　角针八分　金银花三钱　赤芍六分　花粉八分　川椒三十六粒　乌金子五钱　防风六分　陈皮三钱　乳香六分　没药六分　大枣七个

水、酒煎服二帖，重则三帖。

第三方 （兑金丸）

大龟板一斤，洗净　陈酒一斤　米醋一杯　川蜜一杯

上药以炭火炙碎，三汁完取，研末，以粳米为丸，如豆大。服三钱。如欲速愈，加至五钱。每日早晚两服，服至十二两全愈。

第四方 （黄金碧玉膏。长肉生肌、止痛）

白占一两　黄占五钱　头发五钱　归身五钱

如痛加乳香、没药各一钱五分，肉桂三钱（研），大附子三钱（研。此二味，阳毒不用，若阴毒，久不收口、塌陷者，加入如神）。

上药：用麻油陆两，以头发先熬枯，去渣。再下归身熬枯，去渣后，下黄、白占，待化开。再下乳香、没药二味，化开，和匀。凡毒不久收、不长肉，以此膏敷之，外以好膏药盖之，或油纸亦可，一至昼夜，以猪蹄汤洗去，三换三次而愈。

第五方 （去腐万金丹）

巴豆不拘多少，先洗去白膜，再以好酒煮一枝香，取出去油，炙干，为细末。凡毒有坏肉处，以此药将药箩筛筛上，再贴前膏。一昼夜，其腐肉尽去矣。

收口末药方

象皮五分，炙，研　芙蓉叶一钱，炙　肉桂二分　金银子五分，

炙　乳香四分　黄、白占各二分　没药四分　冰片二分

共研细末掺之。

《发背对口治诀论》终

附：杨州存济堂药局膏药方

钱塘吴师机尚先定

云台膏（一名夔膏，言一已足也。此膏寒热攻补并用，初起能消，已成能溃，已溃能提，毒尽自敛，不必服解表托里之药，亦不假刀针、升降丹、药捻等物，始终此只一膏，极为简便神速。重证外加糁药，敷药助之。已验过数万人，无不愈者。且能定痛，可以服食，故元气不伤、虚人无补，亦能收功）

通治发背、搭手、对口、发疽、颈核、乳痈、肚痈、腰痈、一切无名肿毒、附骨流注与恶毒顽疮、蛇犬伤等证。凡属阳者并治，即半阴半阳之证亦治。疔毒加拔疔药贴。阴疽勿用，孕妇酌用。

生大黄五两，木鳖仁三两，元参、生地、忍冬藤、生甘草节、南薄荷、土贝母、朴硝各二两，生黄芪、当归各一两六钱，茅苍术、羌活、独活、防风、连翘、香附、乌药、陈皮、青皮、天花粉、川芎、白芷、山栀、赤芍、苦杏仁、桃仁、生草乌、生川乌、生南星、生半夏、生黄柏、黄连、细辛、五倍子、僵蚕生山甲、蜈蚣、全蝎、露蜂房（有子者佳）、黄芩、蝉蜕、蛇蜕、干地龙、蟾皮、生牡蛎、皂角、红花、蓖麻仁各一两（蓖麻仁或用三两），发团二两四钱

拟增甘遂、大戟、延胡、灵脂、远志、郁金、荆芥、蒲黄各一两，原有蜘蛛七个，生姜、葱白、大蒜头、各四两，槐枝、柳枝、桑枝各八两，苍耳子（全株）、凤仙草（全株）、新增野紫苏（背青面红者是）、紫地丁、益母草鲜者，每株约一斤，干者用二两，石菖蒲二两，川椒一两。

共用小磨麻油三十斤（凡干药一斤，用油三斤；鲜药一斤，用油一斤零），分两起熬枯，去渣，再并熬。俟油成（油宜老），仍分两起下丹（免火旺走丹。每净油一斤，用炒丹七两），收，再下铅粉（炒）一斤、净松香八两、金陀僧、陈石灰（炒）、黄蜡各四两，漂铜绿、枯矾、生矾、银朱、扫盆粉、明雄、制乳香、制没药、官桂、丁香、樟脑、苏合油各一两，拟增白芥子五钱、广木香一两、牛胶四两（酒蒸化）。俟丹收后，搅至温（温：以一滴试之，不爆），方下，再搅千余，适令匀，愈多愈妙。勿炒。待砂珠无力且不粘也。麝香酌加。

诸膏皆照此熬法。如油少，酌加二三斤亦可。凡熬膏，总以不老不嫩、合用为贵。

附：**乌龙锭子敷药**（初起敷之自散，已溃敷之不走，且在于拔脓、收口，始终可用，并敷痰饮、流注、跌打损伤）

大黄八两　五倍子　花粉　香附子　木鳖仁　芙蓉叶　蓖麻仁　益母草　霜桑叶　苍耳草　灰皮硝　雄黄　陈石灰　白及各四两　苍术　黄柏川乌　草乌　羌活　独活　生南星　生半夏　川芎　细辛　赤芍　白芷　甘遂　大戟　山慈菇各二两

共晒、研末。用醋二十斤，用皂角净肉一斤，明矾四两，先熬去渣，下炒黑陈小粉八斤，再熬，俟干湿合用，倾在净桌上，即以前三十味药末及榆面一斤和入，擦匀为锭，临用醋磨敷（热加猪胆汁，寒加葱、姜汁）。拟增延胡、乌药、当归、姜黄、郁金、石菖蒲、苦荬荳、黄连、防风、炮甲各二两，乳香、没药、木香、白胶香各四两。

附：**龙虎散糁药**（治肿毒。用少许糁云台膏贴，能消、能溃、能提、能敛，亦始终皆可用）

明雄黄五钱　土贝母　蓖麻仁去油　木鳖仁各四钱　大蜈蚣十条　蟾酥三钱　大全蝎七个　大川山甲七片　僵蚕七条　露蜂房有子者佳，三钱　大蜘蛛二个，腿脚要全　凤仙子二十四粒　朱砂　轻粉　制乳香　制没药　炒铅粉　炒黄丹　寒水石　磁石　硼砂　漂铜录　牙皂　母丁香　樟脑　黄蜡　白腊　延胡　白芷决明

各二钱　枯矾五分，研

拟增：

草乌　南星各二钱　蝉蜕　蛇蜕各一钱

共为末糁贴。证重多加犀、黄、麝、冰和糁，已长新肉加桃花散、黄丹、石膏，共研末和糁，免痛。

附：拔疔黄丸子（古用草乌、南星、草霜、巴霜、雄、朱、郁金、轻粉、蟾酥、蝉蜕、全蝎、皂、麝之类）

松香提净白者，二两　蓖麻仁四两

石上同捶，捻烂，入银朱、明雄、轻粉各三钱，漂黄丹五钱，蜈蚣三条，全蝎三个，蟾酥二钱，共研末，扯拔千遍，再加蜗牛或蟾肝捣烂，同扯，令匀，加冰片、麝香各五分，捏成小丸子如绿豆大，粘膏上。贴疮头，外圈乌龙锭，过二三日揭看，有长条硬脓出，即疔根也。如红丝疔，将磁锋于丝走处寸寸割断，再贴。指头疔，以雄猪胆入药套之。唇疔，用糯米饮捣药贴（并刺委中穴），疔出后，用龙虎散收功，或加细辛（能通疔窍）一钱、蜘蛛一个、山甲三片，共为丸，白及磨黄连水，调化，敷之。

上方得自维扬，按方配合，百试百验。乐善君子，量力捐资，熬膏合药，广为施送，亦利济之一术也。因念乡居僻壤，每多外证，猝然患之，方药不便。就医于城，或缺盘费，或惜工夫，迁延时日，致不可救，良可慨也！其来城者，又复冒暑热，触风寒，轻证变为重证，往往有之，何如各乡镇市集资配送，最为方便。但须精选药材，如法泡制，方能奏效。所治各证，以云台膏为主，附列三方以佐之。如乡间制办，一时难得熟手，或请医局代合，或至扬州存济堂药局购办成膏，自行摊送，均无不可。好善乐施，君子谅有同心焉！

师古斋主人识

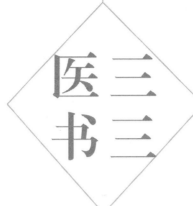

三三医书

痧科全书

清·梁希曾 撰

提要

　　《痧科全书》一卷，系专治瘰疬之书。所列方法，有多年腐烂之症，一经点涂，计日奏效者。书为前清广东嘉应梁柘轩著，同社上虞俞鉴泉君邮寄。夫瘰疬为难治之症，古今中外皆无专科。至于专治瘰疬之书，尤为绝无。仅有梁氏专精是科，特具验，惟其法素所自秘，为慈善家怂恿，得将秘传经验之方法见传于广东。然他处仍未之见也。亟刊之，以广流传，并答惠寄者厚意。

序

医之为任重矣，天下之业医者多矣。善医者固药到回春，如响斯应，有回生起死之功。不善医者，往往操庸劣手段以尝试，而卒以杀人。间有一二医者，得一最灵验之奇方，则秘而不肯示人。藉口以方传不效，其实持金钱主义，藉是方以博取人财。惟吾乡柘轩梁先生，人本儒素，术妙岐黄，《金匮玉函》悉心研究，凡遇内外奇难诸症，靡不应手奏效。而于瘰疬一科，尤为独具手眼，具征心得。夫疬分三十六症，虽内伤、外感原因不一，类皆由于质体痿弱，血液干枯，阴亏火铄，气滞痰凝。其毒久伏于脏腑，而一旦发于肢体，必深蒂固，牢不可拔。中医多用吊丹，西医多用剖割，徒欲以霸术取速效卒之。愈吊而毒终不散，愈割而疬总丛生。骎骎然脏腑内蚀，肢体外溃。遂致十疬而终不得一生，是非死于症，实死于医耳。先生于是症则神乎其技。外治则频以药点之化朽腐为神奇，具见手法之高；内治则审其寒热虚实以施治，取其潜消默化于无形，尤征心法之妙。今复将其治疬全科书编成，先论症，后列方，源源本本，朗若列眉。俾天下后世之业医者，知所则效，而天下后世之患疬者，亦得所生全。

盖先生久以医术名中外，初则驻上海、驻香港，继则游历南洋十余岛，今则寄迹鮀江。微特霜晨雨夜，暑日炎天，有请则辄应，从不过取人钱物，且每日必限数点钟，以尽赠医义务。论者谓先生造福于人者大，而天之赐福于先生者亦宏。春寿寓种布福田，先生哲嗣锐元以十二龄之童子，果见赏于名公，现入京师高等学堂肄业，试辄高列前茅，他日学成为国家用，将大有造于天下。是则父为良医，子为良相，利济同功，食报正未有艾也。

噫！先生绞脑汁，费心血，而成是书。先生济世之心苦矣。适遇敝族兰汀，由暹回国，慨然担任付梓以传世，先生济世之心慰矣，先生济世之功亦不朽矣。用是不揣谫陋，聊弁数言，以为世之业医赠医，兼有秘方者，劝是为序。

　　　　　　　宣统二年春月古梅侯家骥序于品梅小筑

序

凡病必有治病之方，而知其方者往往秘而不传。动曰：传则方不灵验。果如所言，则古人传世之方书，其皆不灵验矣乎？呜呼！存射利之心，忍令天下后世之人抱病而枉死者，弗可胜计，良堪悲痛。吾州梁柘轩先生，夙有不为良相，必为良医之志。凡内外各科医道，莫不悉心研究，而治疠尤为所长。夫疠，危症也，有二十四症、三十六症之名。而大抵阴虚火盛挟风痰而成此毒核。其病源久伏于脏腑，根深蒂固，非内外兼治不为功。时医不得其治之方，爰有十疠九死之说。先生考求有素，于外治得其独一无二之点药法，内治则以辨寒热虚实握其大纲。药到回春，百试百验，固已中外扬名矣。人本寒儒而心存济世，到处行医，每日必有数点钟为赠医之时，其胞与为怀，于此可见。今复将其治疠之法和盘托出，付诸手民，为天下后世之患疠症者广开生路，此其种福恩田，酿功德水，实大而远懿哉！此举犹足风世矣！

吾闻之积善必有庆余。今先生之哲嗣，童年饱学，名动公卿，招入京师，学堂肄业，试辄领其前锋，他日学贯中西，蔚为国器，意中事耳。论者谓此为先生仁心寿世之报，其信然也！然则利人即以利己，其利益莫大乎！是合并志之以为业医者劝。倘天下业医之人，概如先生，以利济为心，凡有秘方，悉为传世，俾天下后世同登仁寿，无复有抱病而枉死者，夫非生民之幸乎哉！夫非生民之幸福哉！

宣统元年夏月嘉应张衡皋

序于鮀江八属会馆

自序

千古文人之笔，最惧雷同。独医学则最患不能雷同耳。未有患是症，不用是方，而能疗是疾者。历观诸名家医书，多是各立一说，殊少定见。其于花柳颈疬，尤茫无善法，即西医亦然，总不出强硬手段。中材以上之人，阅是书尚可活人。中材以下之人，阅是书非第不能活人，甚且误人多多不少矣！噫！医之道最微，微则不能不深究；医之方最广，广则不能不小心。差之毫厘，失于千里。孟子云：术之不可不慎。此之谓也。故凡业医者，不特难以议目前，实则最难辨善后。

今人于外科一门，多行霸道，不顾人命，取求近功，离医之道益云远矣。仆之医则不然。专以王道为事。如颈疬也，人多用剖割或用丹出核。仆则专用潜消奏效。虽久，不特形质无损，更可永保无虞。如花柳也，人多用吊丹，或大攻大泻。仆则专用内解，成功又速，不特元气无伤，且无下漏、瘫痪、牙际涌血之虑。至于内科等症，精微奥蕴，言不胜言，要皆以善后为本务也。所以仆于花柳、颈疬两门，尤为细心研究。十余年来，尽得其中奥旨。历治多人，发无不中。久欲刊行于世，利济后人，无奈力恒不逮，辄为中止。嗟乎！千古成事之难，类多如是。惟念仆自业医数十年，皆以方便为事，凡人之相延者，从无贫富之歧视，虽风雨必往，星夜必往。即严寒地冻，酷暑炎天，亦无不往，且旦日虽无粒米之炊，亦从未尝苛取病家分文。此则仆之所可深自信也。以为持是心而行仆之医，过久而必扬。所以在外洋，历经数十岛屿，凡遇此症，莫不应效如神，愈人何止千数，从无或误一人。

越至丁未，在星嘉坡旅次果得。钦宪杨侍郎士琦及左总领事秉隆，先后品题，奖给匾额，时（长男锐元十有三龄）在星洲养正学堂并得蒙。杨侍郎嘉其童稚，笃志好学，加恩特色栽培，亲提北上，送往顺天高等学堂读书。今年仆在汕头，复蒙冯警长骏委派汕头检察验病所之职，并兼得同济、延寿两医院之聘，其于赠医施药之念，益遂初心。嗟乎！为善之愿，岂可忘哉！

乃者侯君兰汀过汕，适仆之所编《痧科全书》告成，见而大悦，慨然出资，为仆刊板。更得侯孝廉家骥、张孝廉衡皋合为更正，即将是编先行布告同人，其中丝毫无隐。愿以后普天之下，五洲万国，书史同文，得是方而全是症者，皆暹罗钜商。侯君之所赐，亦侯孝廉、张孝廉与仆之所大愿也！谨志数言，以为天下之有秘方者劝，亦为天下之富有一方者劝焉。

时宣统元年仲秋之月古梅梁希曾
柘轩氏自序于鮀江之检查验病所

目录

痧科全书

清广东嘉应梁希曾柘轩著

上虞俞鉴泉录藏

绍兴裘吉生校刊

点痧药品

新出窑石灰八钱（是出窑，未泡水，愈新愈佳）。

干饼药四钱（又名枧砂，洁白如雪者佳）。

朱砂五厘。

计三味。其法取石灰，先临风，自化。筛去粗粒，将各药秤足，贮瓦瓶听用。或豫先制备多数，将三味加增，和匀封好，切勿近潮湿，随带出门，极为方便。至朱砂一味，原取其色红，易见痕迹，以便复点，非必需之药也。方中三味，共重一两二钱零五厘，即加减些亦可，大约每料必如此之多。方见有味。临时酌用，不必拘泥。以下所列内服各药品，其轻重亦可随时加减，神而明之，存乎其人。

点疬法

——点时将各药秤足，用有盖幼瓷器盛好，然后取高粱烧酒开化，极力搅匀，至恰好处。何谓恰好？以药停脚后，其上面约二分清酒浮出，是为恰好。然后取小笔竿一枝，蘸起其浮出清酒，在疬之核外，离三分处，周围点之，每一点约亦均离三分，切勿一片涂去。如有酒流下，当用纸卷拭净。周围点完，顷刻点干。照其原点痕处，再点，连点至六七次，以痛为度。初点二三次，即微作痒，至五六次，即微作痛，如蚁咬焉，并无大痛。

——不可并渣点上，如并渣点上，必致破皮。倘破皮，亦无甚妨害，二三日即自平满。

——不可错乱点去。须次第照原点之，痕处点之，其药味方能直达，而制服其核处之根株，使他潜消，永久不能再发。

——首次点后，计首尾足五日，须再依前法点之。使其前次所点之药力与后次之药力可以相接，方能奏功。如未消尽，越五日再点，点至全消为止。

——点时无分点数，量核之大小而准数焉。核之大者，其点数即多；核之小者，其点数即少，总以周围点之为妙。长者照长式点之，圆者照圆式点之，核之奇正不齐，即随其奇正之式点之。倘其核过大，则并核内亦不妨点之。且不妨周围双行点之，药味猛而有力，点至全消为度。如其核收小，则点药亦宜渐次移入步位，勿拘其旧日所点之处也。

——遇有昔时之破痕破口，亦不妨随其破痕破口外周围点之，使他垢积不再成脓，易以收口。倘其旧痕肿胀不堪，即痕内亦不妨加点之。其垢积随结痂处而干，亦易收口。倘其痕如有欲破之势，则将药渣点上，立即破口，并点以拔毒生肌膏。

——其核之大小、长短、方圆、联珠，无论如何式样，皆可散去。惟有旧痕之死核，则不可散去，点者须知。

——倘无石灰之处，即用煅蜃灰代之亦可。亦取其咸能软坚之意。其药力虽无石灰之猛，然加之干饼药少许，久点亦必自消。

——倘或乡曲之处，一时未便有高粱酒，即用酸醋代之亦可。盖酒味则取其透彻经络，醋味则取其能收敛胫节也。

——点至五六次，犹不痒不痛者，必其药味泄而无力故也。须换过药粉，仍开酒或醋点之。大约此药味调酒后，未经点者仍可久藏，干后再将酒调开。如已经点者，仅可藏至十五六天，至久一月，即要更换。大约搅至药粉成团，酒不能清即无味矣。

——随其核之大小点之，其核收小，其点亦随而减少收入，总以离核三分为妙。不可过远，过远则其药力不能透其根蒂。

辨痞治痞法

痞有一症，初起仅一二核，形同伏杯，任指揉之，不摇不动，此名血痞。日久失治，虽未见增加粒数，亦必渐次加大，再为失治，必日加增矣。当用调血化核丸，或用溪黄（五钱）和猪瘦肉（四两），水三大碗，煲二点钟，煲至半碗停冻。食时再煲热，去溪黄，将肉并汤饭后温食。或三日，或五日，然后再煲食，不妨多食。外治照上所列点痞法治之。

调血化核丸

当归二两，阿胶一两五钱，真正冬葵子二两（如春葵子不可入药），正杭菊花一两，杭白芍一两五钱，柴胡四钱，茯苓一两五钱，白芥子八钱，海藻一两，昆布一两，老熟地二两，煅牡蛎一两，煅龙骨一两，山慈菇一两（去皮毛）

上药拣上品，研细末，炼蜜为丸，如绿豆大，切勿用火焙。早晚饭后，淡盐汤送下三钱，临时加减，水剂亦可。

痞有一症，初起仅二三核，形同槟榔，以指揉之，环转如丸，愈起愈多，此名气痞。当用疏气消核丸，外治同上。如其人兼有实热，亦不妨酌加芩、连等味。然必须脉症相对，方为投之无害。

疏气消核丸

夏枯草二两　桔梗一两　柴胡五钱　广陈皮五钱　半夏八钱
元参四两　生甘草五钱　茯苓一两五钱　山慈菇一两，去皮毛　煅牡
蛎一两五钱　煅龙骨一两五钱　白芥子一两　花粉一两五钱

上药拣上品，研细末，炼蜜为丸，如绿豆大，切勿火焙。
服法如前。加减作汤剂亦可。

痧有一症，颈际夹起，大如卵形，坚硬异常，或一边或两
边，或带小核数粒。此乃寒痰凝结而成，名阴火痧，必其人体
质羸弱，或后天亏损所致。当以温补肝肾，固脾为主。如加减
六味地黄丸之类。再审其或唇舌常白，面色痿黄，并其脉沉迟
无力，必兼用附、桂，乃克奏功。外治概如前法。

加减六味地黄丸

茯苓一两五钱　熟地四两　泽泻八钱　炙甘草五钱　枸杞一两五
钱，盐水炒　萸肉一两五钱　青皮五钱，盐水炒　半夏八钱　粉丹皮八
钱　煅龙骨一两　煅牡蛎一两　杜仲一两，炒黑　白芥子一两

上药拣上品，研细末，炼蜜为丸，如绿豆大，切勿火焙。
服法如前。加减作汤剂亦可。

痧有一症，骤然红肿，非色欲所致，即餐膳不谨。此无定
名，随症皆可致此。急用消肿汤，外治同上。如其人素本虚
寒，仍当于虚寒症中参酌，消息用之，不可拘泥。如肿退后，
仍照原症治法治之。

消肿汤

夏枯草三钱　山慈菇二钱,去皮毛　煅牡蛎二钱　海藻二钱昆布二钱　生甘草一钱　桔梗二钱　元参三钱　花粉三钱　白芥子二钱

痎有一症，层叠无穷，一名瘰疬，又名老鼠病。无论已溃未溃，俱随起随治，均照上点法，随核点之。未收口者，并贴以拔毒膏，随其人虚实寒热而治之。如热之挟咳嗽者，即于贝母瓜蒌散，或紫菀散内酌加元参、煅牡蛎等消息用之。如挟虚寒咳嗽者，则于二陈汤内，随其症之或阴或阳，酌加四君、四物，加减消息用之，各汤剂为丸亦可。

贝母瓜蒌散

川贝母二钱,冲服　胆星一钱五分　黑山栀一钱五分　黄芩一钱五分　橘红一钱五分

紫菀散

沙参三钱　紫菀二钱　知母一钱　川贝母二钱,冲服　桔梗二钱　茯苓三钱　阿胶三钱　五味子二十粒　炙甘草一钱

四君子汤

党参二钱五分　白术二钱　茯苓二钱　炙甘草一钱

四物汤

全当归三钱　川芎一钱五分　白芍三钱　老熟地四钱

二陈汤

广陈皮_{一钱五分}　半夏_{二钱}　茯苓_{二钱}　炙甘草_{一钱}

病有一症，自褓褓而至成童，旋起旋消，或凝结久而不化，或时大时小。此多由先天虚损所致，或在其母腹内，饮食不谨而来，此名童子疬，又名乳疬。其在三岁以内，不能施以点核之功。如审其果系热痰，惟用藠头捣盐点之，或黄花墨菜、白花墨菜，或灯笼草，或野菊花，或甜菜子，取根叶和赤糖少许捣贴。或用苍术三黄散，用白酒开涂。内则服黄花墨菜、白花墨菜，和赤糖少许，时时煎咽之。或百合，或花粉，时煲猪瘦肉，食之均宜。临症消息用之。如审其果系寒痰，外则用消肿散，或五将军散，调白烧酒敷之。其在三岁以上者，则于各条内，参酌用之可也。

消肿散

生南星_{五钱}　生半夏_{五钱}　生草乌_{五钱}　凋竹_{五钱}　生甘草_{三钱}　细辛_{五钱}　重楼_{一两，共研末，烧酒调敷}

此方可治一切红肿，并可治天蛇头等症。

苍术三黄散

苍术_{五钱}　黄芩_{五钱}　黄柏_{五钱}　大黄_{五钱}　生南星_{五钱}　猪脂粉_{少许，用猪前蹄骨，火煅存性，研粉用}

共研末，烧酒调敷。

此方能治一切湿毒。已破口者，用净油调。

五将军散

生半夏一撮，连根叶，共生捣烂　　生蚌三四只，如无蚌肉，或蚬肉、螺肉之属均可　　丁香少许　　粗盐少许　　饭粒少许

同捣敷。此方能治一切痰核恶毒等症。

病有一症，无论因何而起，误被医师用丹吊核，或误被西医以刀剖核，以致缠绵不休，时而收口，时而破口，环颈皆是，此名催命病。目见世人被这两种医生误死者，恒不乏人。此症最为危险，分内外法治之。内治必审其人，果属热者，则投以清热化痰之品；若兼咳嗽者，并理咳嗽；兼血症者，并理血症；兼花柳者，则并解毒；若其人近阳虚者，则于化痰消核之内，重用四君；若近阴虚者，则于化痰消核之内重用四物；虚寒甚者，则并用附、桂。要皆于前后各症门中消息用之，不可拘执，各汤剂为丸亦可。

外治则与上同，用药粉开酒，周围点之。其旧痂之大者，并其核之大者，无论痂内、核内，俱并点之。即点至其旧痂至烂亦不妨。使他恶核潜消，即浊秽之水，亦可随旧痂之口随点随烂，随烂随干，自易收口。倘有秽浊坠下，势欲肿胀，可将其点核之药渣点上，立即破口。随肿随破，以抽干秽浊之水为止。此等积浊，核不成核，脓不成脓，水不成水，不能潜消，不能拔毒，不能解化，只得用此随肿随破之法，抽干其水，力能奏效，否则无济。

病有一症，或挟吐血而来者，或因患痨而至吐血者，俱名绝命痨，最为难治。又兼吐血，则经络脏腑内外俱伤，焉得不死。其因寒症吐血而患痨者，多是五脏虚损，须大补气血，静养二三年，或有生理。内治则服补元消核丸，切禁黄芪，盖黄芪提气故也。其因热症吐血而患痨者，多是饮食不谨，或暴怒所致。内治则加减四生丸，或加减生地黄汤，或加减犀角地黄汤，或加减地黄丸。凡汤剂为丸，亦可随症选用。外治同上。如吐血不止，可用生莲藕捣汁服之，或正安南桂亦可。

补元消核丸

当归二两　枸杞二两　白术二两　炒枣仁二两　山药一两　茯神一两　熟地一两　煅龙骨一两　鹿角膏二两　半夏一两　杜仲一两，炒黑

蜜丸，服法同上。

加减四生丸

鲜生地五钱　生荷叶三钱　生艾叶三钱　生侧柏叶三钱　真郁金一钱五分

加减生地黄汤

生地五钱　川牛膝二钱　粉丹皮一钱五分　麦冬三钱　煅牡蛎一钱　煅龙骨一钱　黑山栀一钱五分　丹参三钱　元参三钱　白芍三钱　真郁金一钱五分　三七一钱五分　荷叶二钱

加减犀角地黄汤

正犀角二钱，磨水冲服　粉丹皮一钱五分　麦冬二钱，去心　生地四钱　白芍五钱　花粉二钱　百合三钱　煅牡蛎二钱　煅龙骨二钱

加减六味地黄丸（见上阴火瘰内）

瘰有一症，初起或在两耳之下，或环颈皆是，或单在左耳之下，或单在右耳之下。无论核之多少，色带红光，即有欲破之势，或作痛，或不作痛，或寒热交作。此多由外感而来，名风火瘰，失治则溃烂异常，须内外分治。

外则用灯龙草，或黄花墨菜、白花墨菜和赤糖少许，取叶捣烂，频敷，随将其根连枝和赤糖煎服。未溃者，或用苍术三黄散，白烧酒开涂。已溃者，用地棉根叶和赤糖，生捣，敷上，拔去脓矜，贴收口膏，三五日即愈。

内则服活络疏肝散。如阳虚潮热则服加减五味异功散，阴虚潮热则服加减蒿皮四物汤。

活络疏肝散

柴胡一钱五分　牛蒡一钱五分　怀牛膝一钱五分　青皮一钱五分　花粉三钱　山慈菇二钱，去皮毛　生甘草一钱　土茯苓三钱　防风一钱五分　葛根二钱　夏枯草二钱

审其人果有实热，酌加芩、连等味。

五味异功散

党参三钱　白术二钱　茯苓二钱　炙甘草一钱　广陈皮一钱
五分

有潮热者，酌加丹皮、地骨皮等味。

蒿皮四物汤

生地三钱　北沙参二钱　炙鳖甲二钱　当归一钱五分　白芍
三钱

苍术三黄散（见上童子瘰条内）

瘰有一症，环颈破烂，臭秽不堪，久不收口，愈发愈众。
此乃根本虚极，气血两亏之症，名真元虚损瘰。外治则如上点
法，并贴拔毒生肌膏，或用羊屎丸，并搽羊屎散。内服补天大
造丸，或加减十全大补丸。

羊屎丸

用山羊屎一斤（焙，研蜜丸，服法如前，绵羊屎则不可
用）。

羊屎散

用山羊屎四两（焙，研净，菜油调搽）。

加减补天大造丸

党参一两五钱　白术一两五钱　炒枣仁八钱　当归二两　山药一
两五钱　茯苓一两五钱　枸杞一两五钱　熟地二两　鹿角膏一钱　龟
膏一钱　煅龙骨一两　煅牡蛎一两　安南桂二钱　川焙附五钱　炙

甘草三钱

蜜丸，切勿火焙，服法一如前。

加减十全大补丸

熟地二两　　酒白芍二两　　川芎八钱　　煅龙骨一两　　白术二两
茯苓一两五钱　　当归二两　　川焙附五钱　　安南桂二钱　　炙甘草三钱
西党参二两　　煅牡蛎一两

蜜丸，切勿火焙，服法一如前。

加减十全大补丸

熟地二两　　酒白芍二两　　川芎八钱　　煅龙骨一两　　白术二两
茯苓一两五钱　　当归二两　　川焙附五钱　　安南桂二钱　　炙甘草三钱
西党参二两　　煅牡蛎一两

蜜丸，切勿火焙，服法一如前。

瘰有一症，其在妇人，或因姑媳不和，或因夫妇不睦，或因子女不遂，或寡而无偶，忧郁内伤。初则或经水不调，久而或致闭而不通，阴火上炎，皆能生瘰，凝结不消，此名伤肝瘰。百病丛生，极为难治。外治同上，内服加减逍遥散，兼服加减八珍丸，或加减调经饮，或加减归脾汤，随其人消息用之。

加减逍遥散

柴胡一钱五分　　炙甘草一钱　　茯苓三钱　　白术二钱　　当归二钱
白芍三钱　　丹皮一钱五分　　黑山栀一钱五分　　煅牡蛎一钱五分　　薄荷

三分　广陈皮一钱五分　半夏二钱　白芥子二钱

加减八珍丸

熟地二两　党参二两　白术二两　当归一两五钱　白芍二两茯苓一两　炙甘草五钱　煅牡蛎一两　广陈皮五钱　半夏八钱　山药一两五钱　川芎八钱

虚寒者，酌加附、桂。

加减调经饮

当归三钱　川牛膝二钱　山楂二钱　香附三钱　青皮一钱五分茯苓二钱　白芥子二钱　白果二十粒　半夏二钱

加减归脾汤

党参二钱　白术二钱　当归三钱　白芍三钱　炒枣仁二钱　远志一钱五分　茯神二钱　龙眼肉二钱　广陈皮一钱五分　炙甘草一钱半夏二钱　煅龙骨二钱　煅牡蛎二钱

倘经闭气塞，用丹参一味，约五钱，常服奇效，或王不留行均妙。或用：

少腹逐瘀汤

小茴香七分,炒　干姜一钱,炒　元胡一钱　没药二钱,研　当归三钱　川芎一钱　官桂一钱　赤芍二钱　蒲黄三钱　灵脂二钱,炒

痧有一症，挟头风而来者，名头风痧。多因肝气郁结而成。此症男子少患，女子居多。无论发在何处，外治同上。内服解郁化痰汤，兼服逍遥散。

解郁化痰丸

白芷二钱　羌活二钱　秦艽二钱　天麻一钱五分　茯苓二钱　半夏二钱　葛根二钱　夏枯草三钱　煅牡蛎二钱　杭白菊二钱　白芍三钱

为丸亦可。

加减逍遥散（见上伤肝痨条内）

病有一症，因咳嗽日久而来者，名伤肺痨。其症有二：一由外感，一由内伤。由外感而成者，或加减黄芩知母汤，或加减甘桔汤，随症轻重，斟酌选用。由内伤而成者，或加减八珍汤，或加减左归饮、右归饮，随其症之属阴、属阳选用。此症多挟气膈损伤，随症酌用治伤各味，外治同上。

加减黄芩知母汤

黄芩二钱　知母二钱　桑白皮三钱　天花粉三钱　杏仁二钱，去皮　山栀二钱　正川贝二钱，另包，冲服　桔梗二钱　生甘草一钱　煅牡蛎二钱　元参三钱　郁金一钱五分

如挟初感风寒酌加荆芥、防风。

加减甘桔汤

生甘草一钱　桔梗二钱　正川贝二钱，另包，冲服　旋覆花二钱　百部二钱　白前一钱五分　茯苓二钱　元参三钱　郁金一钱五分　煅牡蛎二钱

如挟初感风寒，酌加荆芥、防风。

加减左归饮

熟地三钱　山药二钱　枸杞三钱　茯苓三钱　广陈皮三钱　半夏二钱　萸肉三钱　郁金一钱五分　三七一钱　炙甘草一钱

加减右归饮

熟地三钱　山药三钱　枸杞三钱　川焙附八分　杜仲三钱　萸肉二钱　安桂三分，另包冲服　炙甘草一钱　郁金一钱五分　三七一钱　广陈皮一钱五分　半夏二钱　白及二钱

病有一症，无论在颈之左，在颈之右，初起只单一核，圆若弹丸，不痒不痛，虽经十年八年，仍不肿不痛，亦无加增，此名顽核疬。皆因或气或血为机，触动凝结而成，不必施治。惟谨戒食燥火生痰之物，并少食鸡肉及一切，勿动肝火则得之矣。

病有一症，审其果自花柳而来，无论如何发起，均名花柳疬。内治皆以解毒为先，当用枯草慈菇化毒丸，间服土茯苓膏。如花柳各症尚未全愈，须兼服另编花柳丸，并多服解毒汤。如有别症，随其症之属阴、属阳分别酌治，外治同上。如破口，则贴拔毒生肌膏。破口之外，仍用上外治之法点之。如有欲破又未破者，则用所点之药粉连渣点之，点上少许，其口即破。

枯草慈菇化毒丸

夏枯草五两　正川贝二两，去心　山慈菇二两，去皮毛　蒲公英

二两　广陈皮二两　生甘草一两　全蝎二两　枳壳二两　桔梗二两
山栀子二两　白芷二两　沉香一两　半夏二两　柴胡二两　胆星一
两　银花二两

共为末，米糊为丸，如绿豆大，服法晒法一如前。

辨疬养疬法

——疬之成症，虚实寒热，须辨分明。何谓热症、实症？
望其舌胎黄，唇色红，颜面有火气，切其脉，浮、中、沉三部
俱坚实有力，且其人雄伟异常，全无虚寒体态，则知其症之是
由热痰而起者。何谓虚症、寒症？望其舌胎白，唇色淡，颜面
无血色，切其脉浮、中、沉三部俱沉迟无力，且其懒弱无比，
语言坐卧俱无精神，则知其症是由寒痰而起者。

——疬之成症，古人原分有二十二经络，或二十四节，或
三十六症等治。此皆医家各命名义，实不必拘泥其名。要之千
种，疬症总不外乎热痰、寒痰、实症、虚症而已，其部位原无
定体，随其气之所阻、血之所凝而成。能辨其寒痰、热痰、实
症、虚症则无讹矣。

——疬之成症，其结核最坚、最实，因其积染郁结至深、
至远而成故也。所以治之者，动辄累月经年，乃能奏效。大凡
内外各症，其发之易者，治亦易；发之难者，治亦难。愿患疬
症者，毋以其医治之时日久远即轻信人言，或任庸医用丹吊

核，或任西医用刀剖割。不知愈吊愈多，愈割愈众，竟至缠绵层叠，环颈破烂，腥秽不堪，命在须臾，皆是自误。

——瘰之成症，其核之生如竹根焉，如草根焉，非他症结核者之所可比。故其发也，忽左忽右，忽东忽西，忽上忽下，忽前忽后，全无定体，甚至或发连腋下，或发连胸前，或两手臂等处，种种怪象，实难尽言。时医不识，则多用吊丹，西医不明，则专用剖割，以为其核为我取去，岂有不善之理？不知此才取出，彼核又生，缠绵不休，多致环颈皆是，坐而待毙而已，惨何言哉！希曾之医治瘰症，则以潜消为主，随起随去，随点随干，务绝其根蒂，使他不得再延蔓而生。论其药，亦最淡无味，论其价，亦最贱不贵，无论贫富，皆易施治。诚千古五大部洲，无过之至宝也。

——瘰之成症，总不外热痰、寒痰两者。患热痰者居其六，患寒痰者居其二。其余如花柳风火并挟他症而生者，亦有二焉，全在审症分明，其治自易。

——瘰之成症，原与痨瘵相表里者也，同一阴火也，痰也。其痰其火，行之脏腑，初则咳嗽、吐血，随成痨瘵。行之经络，则为瘰疬。有由先天而来者，有由后天而来者。先天之损由胎，故其发多在童年幼稚。后天之损由人，故其发虽年至五十、六十，犹不免焉。是故善治者，只理其肝、脾、肾三家之阴火而已。

——疬之成症，多由肝气郁结，或暴怒而成。故其发，生在两耳之下，颈之左右。凡患疬症者，最宜戒恼怒，并戒燥火生痰之味。藏养肝气，勿使其动，动则其病虽功在垂成之际，必致反剧，骤然肿胀异常，不得怨望医师之药力无功。患是症者，切宜戒之，即房劳亦所当戒，否则治亦无济。

——疬之成症，最忌夜不早眠，不早眠则必致阴火暴发，其他劳神各事之忌，无须言矣。

——疬之成症，除风火疬一症之外，无论初发、久发，多不痒不痛。所以人多为其所误，以为不甚关切。每致忽治，及至叠出无穷，或致溃烂，始恍然悔悟，已祸不堪矣。愿患是症者，早为调治，贻免后患。

——疬之成症，查古人所立方书，尚茫无善法，多致毙命。其他剖割、吊丹等法，则益不堪言矣。故谚云：十疬九死。其信然矣！希曾自传受此外治之方，再为参考内治之法，细心研究，百试不差。经希曾亲自医治者，可十疬十生，纵有不治者，皆彼之自误耳。噫！希曾今年四十有八矣，恐一旦弃世，此法失传，千载下犹有憾焉。兹敬属所传秘术，全盘托出，更将希曾数十年来自己亲临各症，测准治法，并如何用药，一一笔之于书，使后人照此医治，断无失误矣。

——疬之成症，实变化无穷。有可十天八天告愈者，有可二三十天告愈者，有三五阅月而告愈者，有久至期年而告愈者，总在其人之善为调养。深信希曾此法医治，断无不瘳之理。不然，纵医治至三十年，亦无济也。

——疬之成症，内外两科相较，此最难治。希曾所列宜食品内有粉藤根、长藤胡练根两味，和猪瘦肉服食者，此乃治气血两种疬症之圣药。虽然彼不深信者，断不可轻易给疬家食之，何也？盖服此两种药根后，必多服按症各丸药，以固其元气，庶不致伤损脏腑。若不多服丸药，将来恐有吐血之病，反为不美，患病者须知之，治病者须慎之。希曾恐后人不慎，专用此药根，误人性命，故特摘出，医之为术，可不慎欤！

附：长藤胡练根说

长藤胡练其叶一与练树无异，惟彼则藤生的，有红、白二种。其功用皆同。有花开，有子结，其花与灯笼草相似。凡人患恶核，骤然红肿者，取此藤连叶，捣赤糖少许，贴之奇效。并可贴对口疮。

疬家之忌食当戒者

鸡肉（鸡性主动，动则燥火，疬之症，多生自肝，肝最忌燥，故鸡肉一味，为疬家最忌食。虽已全愈，仍当切戒焉）。

鹅肉（有毒，燥火，忌食）。

飞禽（类多燥火，忌食）。

煎炒（燥火，忌食）。

鱼虾（生痰燥火，忌食）。

陈腐（生痰，忌食）。

酸辣（伤胫，忌食。非特姜与胡椒，辣者等等味，凡一切辛散之味，皆当戒焉）。

羊肉（燥火，忌食）。

牛肉（燥火，忌食）。

猪肝（燥火，忌。凡一切肝物，皆当戒焉）。

以上所列忌食各品，不过言其大略，总不外乎其品之近燥火、生痰、发毒者，皆当切戒焉，病家谨之。

病家之宜食者

猪肉（滋润，宜食瘦者为佳）。

鲮鲤（即穿山甲，破坚除毒，宜食）。

猫肉（滋润，除阴火，宜食）。

鸭肉（清润降火，宜食）。

团鱼（滋润降火，宜食）。

鲍鱼（滋润，宜食）。

海参（滋润，宜食，破烂者则忌食焉）。

墨鱼（滋润降火，宜食）。

蜥皮（滋润除痰，宜食）。

蜃肉（滋润，宜食）。

蠓豉（滋润，宜食）。

淡菜（滋润，宜食）。

海带（除痰，宜食，和猪瘦肉同煲，更妙）。

燕窝（滋润除痰，宜食）。

鸭蛋（清润，宜食）。

咸蛋（清润，宜食）。

鸡蛋（清润，宜食）。

百合（清润，宜食）。

红豆（清解，宜食）。

白豆（清解，宜食）。

柠檬（除痰，宜食）。

冬瓜（清解，宜食）。

饔菜（清解，宜食）。

生菜（清解，宜食）。

芥菜（除痰，宜食）。

罗白（清解，宜食）。

苦瓜（清解，宜食）。

绿豆（清解，宜食）。

黑豆（清解，宜食）。

赤豆（去湿，宜食）。

土茯苓（清解去湿，宜食）。

可当茶饮（煲猪瘦肉更宜）。

夏枯草（清解平肝），可当茶饮。

粉藤根（化痰解毒，消肿化核）。须和猪瘦肉同煲食。

其法取根约三四钱和猪瘦肉四两，水三大碗，煲二点钟，至半碗（停冻，去渣），药根再煲并汤，食长藤胡练根（其性服法，一如粉藤根）。

凤尾草（清解，当茶饮）。

溪黄（化痰消核，服食之法一如粉藤根）。

以上所列当食各品，大约多近清痰化火之味。至其人虚寒，又当因人服食，临时酌定也。无论寒热各症，上条所列之当戒者，仍当切戒。

《疬科全书》终

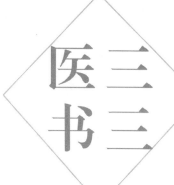

灵药秘方

清·师成子 撰

提要

吾国古时，外科既精解剖，复具灵药，惜自秘太甚，失传于世，故世医所得，不过升降数方而已。此书系蒲东师成子著，古歙方成培订，奇方秘论，皆世医所未闻。师成子，康熙时人，幼习群书，长爱羲皇，因好仙道，云游四海，卒遇明师，道成而功行不足，乃壶中卖药，广济苍生，并将《灵药秘方》著之于编，嗣为方氏所得。其中分量皆为隐语，复细玩而订正之，盖与《鬼遗方》同其诡秘。

方序

（上残）废也，但古今来方士，口口相传，不肯轻泄，故世医所得，不过红升、白降数方而已。此《灵药秘方》一卷。多至四十余，翻其中奇方秘论，皆世医之所未闻。康熙初年，有蒲东方士师成子者，不详其为何人，余于乾隆己亥偶游广陵市中，获医方一卷，乃师成子手书也。读其自序，言壶中卖药，不过欲广益世人，为三千功行之助，而秘惜过甚，方中分两，皆为隐语，以"一两"为"奇两"，"三钱"为"仁浅"之类，惟恐人知。余细玩得其意而改正焉，因叹此书有裨于世而知之者绝少。癸卯夏五来游汉皋以示汪生忯公，忯公欣然为付诸剞氏，又辑同人屡验之，方为一卷。附诸后，以广其传。其利济之心有足多者，因弁言于简端。

天都方成培仰松氏题

原序

古有医道，通仙道之语，予始疑而未敢信，今乃知其言之果不谬。又思华佗、扁鹊，非不足控今古，岐、雷、广成，横于胸中，董奉、韩康，不异人意，而仙机隐隐，其欲动既见。夫草木之药，不足成回天之手，举凡二五之精，妙台而成者，复有灵药之选，于是穷极乎乾阖坤辟，静专动植之理，水升火降，日出月纳之故，谓此待毙之躯，尚可之死之生，之危之存，况吾身素无疾病，服之何不可以长生？故名山观，历访白鹿之真人：神药躬求，寻苍牛之道士。炉火服食，遂日习而有事矣。未得，不谓其方之不灵；稍得，遽恃其术之已精。逮遇明师，始悔前非，因尽弃其所学，从事于金丹大旨，诚恐己之功行，不足以延登仙伴也。所以寄迹江湖，浪游城市，卖药壶中，广益世人，无非欲三千行满，八百功成。俾他年冲举，将拔宅而飞升；此日栖迟，能驻颜而返少。此之谓医道通仙道也。虽未见习医者皆欲仙，亦未见学仙者俱成道，而揆情度事，其理有如此者。

予幼习群书，长爱羲皇。七步八斗，未敢夸耀于人；五金八石，窃尝讲究于心。冀得天河上之三传，以成夫陶公之十赉。无如紫府云遥，瑶池孔远。不遇待诏，不知昆明池底之灰；不逢麻姑，不记蓬莱阙前之水。今幸关西夫子，盛德咸仪；东角先生，清候日式。是以菖蒲炼出新芝，而鼎中胡以药转；云母蒸成香芋，而铛内何以云生？盖亦尝指而授之矣。敬承四十八方普济苍生，虽非若曼倩之桃、安期之枣，而神明变化，亦庶可窃比于《千金》《肘后》之列。至其脉络分明，条理洞悉，一方包数方，一本贯万散，殆亦犹之乎？物物共一太极，物物各一太极也。故为序，以待后之学者。

时康熙戊戌年春正月人日

蒲东师成子识于广陵精舍

目录

灵药秘方·卷之上

蒲东师成子书

古歙方成培订

绍兴裘庆元刊

灵药总论

灵者，先天一气，凝结于中，神明变化不测之谓也。古人云：有七十二般炉火，二十四品服食，诸凡五金八石，举皆一一采而用之者，诚有以见。夫草根树皮之药不灵，而金石煅炼之药斯灵也。奈何世人不察，徒知灵药之名，而不知灵药之实，无论不能以广微元奥，即有间执一方，亦必泥执一病，以为古人用药，不过如是，更不复求灵药之外更有加减，灵药之中复有转换，而谬成己见，以痼终身。噫！此特谓之死药耳，何灵之有？尤可恨者，既不闻灵药之名，又不习灵药之事，而妄谓金石炼煅之不可轻服，而病者遂缘以深信而不疑，是以宁灭其身而无悟者，皆斯言害之也。殊不知古人立方，必胜后人，金石煅炼之不可服，古人何苦多列品类以误后人？玉导石髓、刘安余膏，何莫非金石煅炼而长房？思邈诸公，未尝以此见诮也。可见灵之功在会用与不会用，而会用与不会用在传之当与不当。故他方俱按味而求，而灵药必须过手而得，盖虽小丹作用，而实系大凡之头脑，因心制宜，变幻莫测，真如游龙之不可捉摸，学者岂可因其金石煅炼而忽诸！

灵药十例

一封口 他人但知盐泥封口，认为以盐水和泥，殊不知是二而一，一而二者也。如药入罐，先以盐块研碎，以滚水冲之，再以盐水，和薄泥盖盏，不必用纸条，以泥涂盏遍合，上加梁缠紧，上放炭火，即以笔蘸盐水一转一转扫上，约指厚，再以薄泥封上齐盏遍，永不走失，石膏、石脂俱非。

二固底 药少底犹可薄固，药多必须泥罐时分外厚些，打一铁襻兜住罐底，上至半罐，有两环勾上，上横梁，梁尾以铁丝向下缠数套，再以小钉捻上，务紧为度，即以小钉缕住，涂泥丝上。

三辨水银 汞，人谓水银，即汞。不识水银，系市中所售者是也。而汞乃朱砂中所取者。凡灵药俱当用汞、用水银者，取其便也。然水银亦不搀铅于中者，白色者佳，青色者有疵。

四取汞 用阳城罐一个，下钻一小孔，另用罐一个，着水地下，掘一坑，罐口齐上，以钻孔罐顿上合缝处，封固，罐内用稻草烧灰存性，铺底，以朱砂轻轻放上，封固。擦盏至半枝香，去水，以炭炙下，共用三香，俱要文火，火约半罐便住。

五辨土倭硫 灵药中所用俱是倭硫，系外邦所产，微红者是。今俱用土硫，性烈有损。如必不得已而用，亦有死硫法，切不可用生硫。

六制硫土 硫不拘多少，打如豆大，先用黄泥水煮一日，二用醋煮一日，三用侧柏叶水煮一日，四用浮萍水煮一日，五用青苔水煮一日，六用萝卜水煮一日，七用豆腐浆煮一日，八用猪大肠头水煮一日，九用鸭子汤水煮一日。

七打法 世传升降二料足矣，未知有过桥打法（两罐并立，中有桥梁通气），有重胎打法，有两罐横放，串打法，有一罐之中先升后降打法，有一罐之中先降后升打法，有一罐之中隔作三四层打法。种种法则，不能枚举。姑存其概。

八火候 升药擦盏，降药不擦盏，此其常也。亦有升药不擦，但观其中之药性何如。火有俱用文火到底，俱用武火到底。有文中之文，武中之武到底，有半罐，有蒙头，内外俱红者，等等不一，在运用之妙耳。

九颜色 升者红，降者白，夫人而知无庸议。有升而白者、黑者，人所罕见。有青者，有如针者，色固不同，聊举一二，以见炉中造化，不可思议。

十制灵药 诚不可轻用，火性太燥，当知制法。其法不论服食与外敷，先用黄泥煮一二天，又用大白萝卜取空，放药入内，水煮一二天。又置土中埋七天，又放井中离水尺许悬七天，再以绿豆水、甘草水各煮一天，佩于人身半个月，其效更大。若外敷药，不必如此，只以甘草煮足矣。白降药依法制去，竟不大痛，甚是奇事。

上灵药之中细委曲折颇多，难以开载，特拈数项，以见全功。斯固亲切过手所传，并参以独得之秘，非真正得手者，不能领此也。

五气朝元丹（此丹和丸药中服）

倭硫四钱二分　南铅七钱五分　北铅一两　雌黄三钱　雄黄三两

上先以北铅化开，再以南铅化开，投入一处，化匀打成，如阳城罐底大大灯盏式，先放一个仰于罐中，后以硫、雄、雌三黄为末放上，再以一罐覆之，然后封固。打文火两炷香，武火一炷半香，俟盏中水滚，以小米置盏内，待米沉底即好。二转可加硫、雄、雌各二钱，三转以至九转俱加硫、雌、雄各一钱，取药听用。凭内外丸散中每斤加此灵药三钱和服，诸药皆灵。如一转亦可用，但无九转者佳。

九转灵砂丹（此丹单服或加入丸中主化痰）

朱砂八两　倭硫一两五钱

上先将滴醋煮朱砂一二时辰，取起，以倭硫末炒砂，频频添硫入，炒砂黑为度，入罐封固。擦盏三文两武，约水十二盏为度，冷取药括下，再以硫炒砂黑为度。如起火，以醋喷之，研末入罐，仍以前打罐中药底研末，盖面封固，打火五炷香。如此打去，至五转，俱是一样，至六转，以醋煮砂，不用硫，炒入罐，仍以渣盖面，不用大罐，只用小罐，上约空三指，封固。还打五炷香，上用棉花浸水，放盏上，冷取药，看有无汞珠。如有珠，仍用硫炒其醋煮，转转如是。至七转，先从上打半炷香，慢慢退火，不可见风。从下再打五炷香，看罐口有无气味，如无，竟不用棉花浸水，候冷取药，再煮再打，照前七次降打七炷香为度。九转九炷香，五文五武，取药，磁罐收贮，封固。每用厘毫，入口立能化痰。凡丸药中俱可量入，神效。

二方系沈阳正然老师所秘，诚灵药也。

第一方　阳七贤散

黑铅七钱　汞一两　土硫二钱

上先将黑铅化开，入汞冷定，研细，同土硫末入锅内，慢炒作青筋头色，硫不必多加。外用明矾一两，火硝九钱，皂矾八分，食盐七钱，共研入锅，炒干，带红色，取起，同上药共研，带青色入罐，如法封固，打火三文一武，武火擦盏，四炷香，冷定取出。靠盏药如鹤顶色，或入生药，研末，炒干，又合研入罐，照前升打火候更妙。

第二方　阴六贤散

即前阳七贤散内中去土硫，不用其制法，分两火候加药。悉照前法。

凡阴毒不痛者，须六贤散；阳毒不痛者，用七贤散。此二药内症可服，外毒腐肉可敷。但外敷只厘许，而内服不过一二分为止。须依治例用之。

——凡遇毒疮，先须究其阴阳，先与前散一二分，量人壮实用之，极能护心，不致大害。

——再配回生散，或三分或四分，共研末，炼蜜为丸，加乳香、没药、血竭为衣，服之免恶心、吐逆、泄泻等症。

药用紫草煎汤送下亦可。如病重，恶心，恶寒，欲彼吐泄，更加一服即吐泻矣。

——凡治恶疔，前药加穿山甲、僵蚕、蜂房、角刺、蝉蜕、防风、银花、荆芥、羌活、归尾、桑皮、连翘、陈皮。

——上部加桔梗，头上加川芎、藁本。

——下部加牛膝、木瓜等分，防风为使。四法通之，寒热行之，加减量人。

——疮疡，倘伤寒冒风，不能进饮食，陈皮、紫朴、苍术、银花、防风、荆芥、甘草、归尾、连翘等分，上下部同前加服。

——心经，燥，加黄连、黄柏、知母。

——肺经，面赤喘促，加黄芪。

——脾经，胃、大肠热，加大黄、芒硝。

——少阳胆症，加石菖蒲、蒌仁。

——肝经加龙胆草、甘菊、黄柏、芍药。

——凡一切疮毒痛者，只须回生散加六贤散，依后六门法治之。

——外点诸顽疮、恶毒、腐肉作脓亦用，并杨梅结毒，不必问其新久浅深，因时制宜用之，万无一失。

回生散（肿毒初起用主发散）

番木鳖净末四两，用水泡透，去皮，净，咀片，少用麻油炒紫黄色，以透为度，研细　川山甲一两，麻油炒透　瓜儿血竭五钱，炙　乳香三钱，去油，净　没药三钱，去油，净

上共为细末，匀，收固。每服三分至五分，止。切不可多用。预嘱病者，倘晕麻发战，切勿惊疑，一时性过即安。服时忌风。若炼蜜为丸，可加六贤散，以乳、没、血竭为衣，服后麻战，饮热酒或姜汤一钟即止。此药与前六贤散并用之，乃治外之要药也。凡治外症，须分六门。治法先痛而后肿者，气伤形也。先肿而后痛者，形伤气也。喜怒风气，热伤气，故先痛

也。寒伤形，故先肿，《阴阳应象》此其理也，《素问》论之无过。血症体热，气症体凉，精病虚，神病弱，阴病顽，阳病痛，痈疽肿毒，疮疖鱼口，便毒骑裆诸症，皆血热妄行之故，故火病，回生散主之。如痛极或热甚，外加六贤散主之。

——治一切恶毒初起者。本药三分加川山甲、僵蚕末各一钱，葱汤下。

——治偏正头风，麻木不仁等症。本药三分加闹杨花，酒炒，半分，僵蚕，一分好酒下，取醉。

——治风气遍身疼痛，四肢走注，指肿挛急，腰膝足腿酸痛麻木等症。本药三分，上部加桂枝、薄荷、羌活；下部加牛膝、木瓜；四肢俱痛加威灵仙、川乌、草乌，炮各一分。共研末，每服好酒送下，尽醉。

——浑身疥癞，皮肤俱烂。本药三分加白芷、荆芥末各五分，好酒送下，尽醉。

——中风瘫痪，手足偏枯及麻风，皮毛脱落，口眼歪斜，遍身疯癫，不知痛痒。本药一两，加闹杨花，火酒制，草乌，炮，各一钱五分，天麻、僵蚕各三分，共研匀。每服五分，加麝香少许，好酒送下，取醉、大汗为度。

——杨梅疮，不拘远近。本药三分加牙皂、银花等分，煎汤送下。出大汗，外用消风败毒散，不数日愈。

——杨梅癣、牛皮癣、顽疮疥癞，久远不瘥。本药配白鲜皮各等分，每服五分。

第三方　飞龙夺命丹（兼治内外症，主败毒）

元精石　白矾　皂矾　火硝各二两　硼砂　硇砂各三钱

上六味共研，入锅炒老黄色，取起，加汞二两、朱砂、雄黄各五钱，入罐封固。如前火候，冷定，开取升药。又加生药入罐，打火四炷香，药俱同前，但分两不同。汞、砂、雄、硼、硇分两俱照前，惟元精、石皂、白矾各一两，硝一两五钱，照前炒，研细，入罐封固。火候俱同前。冷取升药，又加硝、皂、白矾各七钱，明雄一钱，共研。打火同前。取出升药，又照前配，打火三炷香，乃内外科之圣药也。

——疮疡兼膈食、翻胃、吐逆等症。用本药三钱，加沉香、木香各一钱，白蔻仁、丁香各五钱，糊丸，绿豆大。淡姜汤下一丸，日进三服。

——中满臌胀、水肿等症。本药二钱，加沉香、木香各一钱五分，上狗三枚，炙，去头足，糊丸，绿豆大。每日空心用白商陆砂仁汤下三丸，以平为止，次用调理之剂。

——九种心痛，腹中冷气，久不效者。本药三钱加干姜、良姜、大椒各一钱，或末或丸，川椒汤下，或砂仁汤下三分。日三次。

——风寒湿气流滞经络，筋骨疼痛。本药三钱加乳香、没药（去油）各三钱，鸦片、朱砂砂各五分，如无真鸦片，麝香少许代之，好酒糊丸，桐子大。每服一丸，用酒下，日三次。病久者，先服黄金散取汗。

——妇人月经不行，瘀血作痛，或癥瘕痞块。本药量加斑蝥、红娘子，用米同炒，去头足，每服八厘，空心红花酒下，日三次，以行为度。虚弱者，去斑、红，单取米用。

——治外科诸般肿毒。本药、血竭各三钱，蟾酥五分，麝香三分，糊丸，桐子大。每服一丸，酒下，按上下部服之，日三次。

——治痰核、马疔，结核等症。本药三钱，胆星、半夏、贝母各一钱五分，麝香三分，溃破加乳香、没药（去油）各一钱，糊丸，桐子大。每服一丸，日三次。

——杨梅结毒，不拘远近。本药、朱砂各三钱，雄黄、银朱各一钱，黄蜡为丸，桐子大。每服一丸，土茯苓汤下。

——下疳蛀杆，不拘远近。本药、朱砂、雄黄各一钱，乳香、没药（去油），血竭、龙骨各一钱，为末，掺之。

——裙边湿毒、泡疮，久不收口者，本药、乳香、没药（去油）各一钱，冰片三分，黄白二蜡，化，入麻油少许，熬膏贴之。

——喉风十八症。本药五厘，好醋调匀，滴入喉中，吐去痰涎即效。破烂者，苦茶调敷，牙疳、口疳皆治。

——诸风癣、顽癣、牛皮血癣。本药量加白砒、土硫黄为末，或醋或油调敷。

第四方

即前第一方，药味同，惟打火盏内用水取升药，照前第三方加助药之法，打火三次。每用药，研极细，糕糊丸，麻仁大。每空心用人参汤或枣汤下一二十丸。

——疮遇内症，痰涎壅塞，上盛下虚，有升无降，吐逆咳嗽，痰火喘急，膈食翻胃，呕吐等症，陈皮汤下。

——翻胃膈食，吐逆饱嘈，丁香木香汤下。

——虚损欲成劳怯，生姜乌梅汤下。

——偏正头风痛，久不愈，川芎葱汤下。

——心腹肿胀，腿膝酸痛，蓬术汤下。

——阴虚盗汗，小便过多，元阳不足，牡蛎汤下。

——男女气血不和，小腹急痛，桃仁汤下

——湿气，脚气酸痛，木瓜汤下。

——遗精，淋浊，白茯苓牡蛎汤下。

——阴症厥冷，吐逆不下，生姜汤下。

——失心痴呆，神不守舍，辰砂汤下。

——五痫昏厥不醒，生姜汤下。

——五劳七伤，虚损已成，独参汤下。

第五方

即前第二方，药味同，惟打火三转后，可用引药，专治外症。取本药雄黄、朱砂各一两，乳香、没药（去油）各二钱，当归、白芷、槐花各二两。如痛加丁香二钱，等分为末，老米糊丸，桐子大，听用。

——凡杨梅疮漏、发背瘰疬等恶疮，每服以牙皂一根，土茯苓四两，煎汤，初十日进五丸，中十日进六丸，后十日进七丸，服后如寒热，乃毒气出也，不必惊疑。

第六方

水银　枯矾　火硝各一两三钱　硼砂　硇砂各一钱二分

上药先共炒为细末，入罐封固，打火三炷香，加炉甘石一两二钱，共研入罐，再打火一炷香半，取出，童便拌药，共炒，摊地上，如此炒摊七次，复为末，入罐封固。打火一炷香半，取出，埋地内。一日夜，再为末，加乳香、没药（去油）各一钱二分。又将童便拌，晒，加朱砂六分，过筛，研细，磁缸收固。每服，土茯苓、牙皂煎汤下。

——此散用法俱照前六贤散主治医例，其效更神。

第七方　白雪丹

盐　矾　硝　皂矾各二两五钱

上共研入锅，炒九分，干加汞二两，朱砂五钱，共研无星，带青色入包，洒瓶内，按紧，上用布如瓶口大，盖住。再用黄泥靠瓶遍周围按紧，中留一孔，依瓶口大。俟泥干，再用夏布一块，扎瓶口。用阳城罐一个，将药罐对口扎定，封固如法。再用大磁盆一个,盛水在内,将前药瓶倒立,空罐底立水盆内,其盆上用砖,如法隔之。先将罐内药圈记何处止,其火亦止,到药边为度,或过药一指亦可,药出上罐、入下罐,即过分火候,其功效同,猛火亦可。先文后武,共三炷香,火足,冷定取起。下罐内有水,不可横浸入水,湿了上罐口药。开罐取出,其药松白色为妙,然不松白亦可用。

——此丹治一切肿毒。出脓用之,拔毒去其脓血;未出脓者用之,点,起泡自破,出水,再用药纸贴之,自干而愈。

治未破者,用蒸醋少许,调点。如脓溃烂者,可用六贤散掺之。若误上白雪丹,痛不可忍,亦敷六贤散药纸贴之。

第八方 药纸

杭州高白油纸一百张 生甘草八两

先以净水十五碗,入甘草,煎至六七碗,去渣,再煎至三四碗,浓。将纸分作四块,入锅,块块见汁,煮干为度。取起晒干,收好听用。

——凡点白雪丹,泡破出水后,用此纸照泡大小,针刺百孔,津湿贴之,刺眼以便出水,候自愈脱。

白雪丹犯膏药,其口更开、更烂,贴此药纸最妙。

第九方 白粉霜

硼砂八钱 火硝 明矾各三两 甘草一两

上先将前三味共研,再用甘草煎浓汁,煮干,次用水银、轻粉各一两五钱，共研无星。入罐封固，打火三炷香，擦盏，冷定，取升药。每一两加血竭三钱，乳匀，收固听用。

——此霜兼治内外证，大人止服一分三厘，小儿止可服七厘，须分上下部引药送下。

以上九方一气呵成，加减火候，可悉照其例，固有缺一不可者。

三花聚顶丹

明矾一两六钱　白硝一两四钱　水银一两

上三味，如法封固，文武火五炷香，擦盏，冷定开罐，取药配用，极能去腐、生肌、退管。

生肌散

前灵药四钱　没药　乳香　儿茶俱去油，各二钱　珍珠一钱

或加冰片、人参更妙。

上共为细末，掺疮上，去腐生新，其应如响。

真元会合丹

皂矾　白矾　水银　火硝　食盐各二两

上共研匀，结胎封固，文武火五炷香，降足，冷定，开罐，取底下降药，制过，配用仙灵白雪饼。

前制降药一两　熟滑石水飞，二钱

上二味，用山慈菇末，滚水打糊，和成小饼，量疮大小，掐用此二方，立能去毒根，不致走散。

天月间来丹

焰硝六钱　白矾四钱　水银　食盐各二两　黑矾二两六钱

上共为细末，研至水银不见星为度，结胎封固。文武火三炷香，降足。取底下降药，制过，配用。

——如遇杨结毒，可将此药用面糊丸，如麦米大，初服二丸，次三丸，又次四丸。每早晚热黄酒下，视牙龈肿烂即止。其疮痂自落，神效。

回生丹

真蟾酥　血竭各二钱　乳香　没药俱去油　胡黄连各一钱　天月间来丹六分　轻粉六分　麝香　朱砂　冰片各四分

上共为细末，生蟾酥为丸，如黍米大，每服一丸，葱白煎汤送下，发汗避风。如疮走，遍身发肿，昏迷不省，仍用三丸研为末，葱白煎汤灌下，其肿立清，真起死回生之圣药也。

发背疔疮双蛾对口方

蟾酥一钱　雄黄　朱砂各四分　血竭　轻粉各六分　粉霜五分　冰片五分　乳香　没药　麝香各三分

上共为细末，丸如菜子大，朱砂为衣。每服三丸，喉蛾舌上噙化。发寒、用葱白、好酒送下。

百毒疮阳物烂下可保重生方

红粉霜一两　牛黄　钟乳粉各五钱

上共为末。如阳物烂，加妇人初行经红布裤裆烧灰五分。

如百毒烂者，用粉霜一两，加洗过皂布，烧灰，一两。如鼻烂，加壮实人修下脚皮三钱，研细掺之，效难尽述。

梅花点舌丹（此丹治上部初起恶毒）

朱砂　雄黄　乳香　没药　血竭　硼砂　葶苈各一钱　沉香　牛黄　蟾酥　白灵药　冰片各五分　麝香　珍珠　熊胆各三分

上共乳极细，酒和为丸，如莱菔子大，金箔为衣，烘干封固，加男胎乳尤妙。服用葱白酒送下三五丸，量毒之微甚，加减取醉。

十宝丹（此丹配灵药，治诸症，详见后条）

牛黄五分　冰片三分五厘　归尾　阿魏各一钱　白芷　丁香　乳香　明雄各三钱　槐花一钱二分　没药二钱

有为末，加后药五钱，磁罐收用。

太保减巢丹

此丹系灵药。

汞一两五钱　火硝一两三钱　明矾　盐各两　硼砂三钱

文武火三炷香升用。

打灵砒法

白砒四两

先用绿豆水、甘草水煮干。

上入罐封固，打火三炷香，取出，配前二料，米饮调丸绿豆大。每服五丸，日三服，随症引用。

——毒在腹。用丹一钱五分，砒一分五厘，川芎藁本白芷瓜蒌汤下。

——毒在鼻。丹二钱，砒一分五厘，花粉共丸，山栀、川芎煎汤下。

——毒在耳。丹、砒分两照前，花粉共丸，川芎石菖蒲汤下。

——毒在喉。丹、砒分两照前，花粉共丸，川芎汤下。

——毒在背。丹、砒分两照前，花纷五钱，共丸，川芎柴胡汤下。

——毒在腰，上下两胁。丹四钱，重日五钱，砒二分半，牡蛎、煅，一钱，人参五分，共丸。黄芪、牛膝、花粉煎汤，热送下。

——毒在腿。丹五钱，砒二分半，花粉三钱，防己五钱，共丸，木瓜牛膝苡仁汤下

——毒在脚底。丹六钱，砒三分半，花粉、沉香各五钱，共丸，木瓜牛膝汤下。

——毒在下疳。丹三钱，砒一分半，牛膝猪苓汤下。

——妇人并阴内上下年久烂，见骨者，手足不能伸屈。丹八钱，砒三分半，花椒三钱，共丸，牛膝汤下。

——阴囊作痒，抓破，流水不干。丹四钱，砒一分半，地

肤子牛膝苍术汤下。

——鱼口。丹三钱，砒一分半，牛膝牙皂汤下。

——筋骨疼痛，遍身红肿，不能行走，不论远近。丹八钱，砒二分，牛膝槐花汤下。

——遍身作痒，水肿风疮，为血热风。丹五钱，砒一分半，花粉五钱为丸，牛膝川芎款冬花汤下。

——癣毒，痘毒。丹五钱，砒一分半，花粉五钱，共丸，牛膝苦参汤下。

——瘰疬穿烂，日久不愈。丹六钱，砒二分半，旧琉璃底共丸，夏枯草昆布海藻滑石花粉瓜蒌汤下。

——湿痰流注，溃烂日久不愈。丹五钱，砒二分半，川芎白芷牛膝汤下。

——发背痈疽、疔疮肿毒。丹三钱，砒一分，蟾酥二分，共丸，川芎白芷山甲汤下。

——毒在脑顶，烂见骨者。丹一钱五分，砒一分半，川芎藁本汤下。

以上诸症须用活法看。人老幼、虚实、新久、轻重、浅深，重者不过一月，轻者不过半月收功。若虚者加人参、黄芪、白术、茯苓补之。如虚人服之，必发寒热、喉痛、头眩，是药所致，切勿疑忌，停一二日再服可也。切忌酒色，煎炒，五辛，发味。服药先用五丸至七丸为止，日进三服，如黍米大。

柱下遗佩丹

一名老君丹。

汞　食盐各一两　火硝　明矾　皂矾各二两

上共研匀，结胎封固。升三炷香，一文二武，冷定，取出升药，配后群药用。如升药三钱，外加蜈蚣，酒炙，全蝎，酒炙，僵蚕，炒防风，晒荆芥，晒川山甲，土炒三七，炙朱砂，雄黄，乳香，没药各一钱五分，合前药为丸，朱砂为衣，或花粉为衣。每日清晨，空心服七厘，陈酒送下。重者土茯苓汤下四十九日。内忌羊肉、生冷等发味。如若口破，绿豆煎汤，常嗽口，停三两日再服，能治瘰疬未溃、已溃，杨梅结毒，痈疽等恶疮。轻则十服，重则一月，愈。验如桴鼓。

《灵药秘方》卷上终

灵药秘方·卷之下

蒲东师成子著

古歙方成培订

绍兴裘庆元刊

神仙一剪梅

无为真人流传,乃济世之神方也。专治五经痰火,久咳气喘不止,吐血紫痰红色,诸药不效,难疗之症。此药一进,血自归经。三服见效,七服除根。

阳丹法

铅　汞　硼砂　明矾各一两　火硝二两

上先将铅化开,入汞搅匀,冷定,研碎,再入后三味,研匀,入罐封固。打火三炷香,开取盏上灵药。

阴丹法

汞三两　硫黄八钱

上共研为末，入杓内炒硬，倾地下，冷，取起，再研，入罐封固。打火三炷香，取盏下药配用。

配法：阳丹二钱，阴丹八钱，再阴丹二钱，阳丹八钱，共配二两，听用。入没药，加药方。

辰砂　胡连　青黛　绿豆粉　白糖各一两　沉香　海粉天竺黄　儿茶　冰片各三钱　熊胆　麝香　牛黄各五钱

上共为细末，再用嫩滑石一两，磨浓汁调丸，如桐子大。每服三五颗，照后各经病症用药，煎汤送下。

——心经受病，吐血成片，鲜红者。是用远志肉（甘草汤煮），白茯苓（乳汁浸过），石连子、枣仁（炒研），甘草煎汤送下五七丸。

——肝经受病吐血，或紫檀色者。是用胆草（甘草煎煮过）、柴胡（炒）白芍、青皮、甘草煎汤送下七丸。

——脾经受病，吐痰，稠黏不断，带血丝者。是用青皮、陈皮、白术（土炒）甘草煎汤送下七丸。

——肺经受病，吐痰黄白色，作血腥者。是用知母、贝母、杏仁（去皮尖）、桑白皮（蜜炙）、甘草煎汤下七丸。

——肾经受病，吐痰成块，如鱼冻者。是用知母（乳汁浸，炒）、五味子、枸杞子、黄柏（盐水炒）、甘草煎汤送下五七丸。

以上诸方系山西超师、金陵俉先生二人所授。

实宝丹　此药能治各症配药方。

乳香　没药　雄黄　丁香　朱砂　轻粉各一钱　当归　白芷　槐花各三钱

上共为细末，听用。配灵药。如毒在上，加升麻，在下，加牛膝、木瓜。随症引用。内中加牛黄更妙。

灵药方

制白砒　制土硫各四两

上共细末，入罐封固，打火四炷香，取盏上药如琥珀色者佳，黄色不用。约有灵药六七钱，米糊为丸，重二三厘，遇病随引加减。

——肺经，面赤、喘促，加黄芪。

——脾经，胃、大肠热，加大黄、芒硝。

——少阳胆症，加石菖蒲、蒌仁。

——肝经，加龙胆草、甘菊、黄柏、芍药。

——凡一切疮毒痛者，只须回生散加六贤散，依后六门法治之。

——外点，诸顽疮恶毒、腐肉作脓亦用，并杨梅结毒，不必问其新久浅深，同时制宜，用之万无一失。

回生散　肿毒初起用，主发散。

番木鳖净末四两，用水泡透，去皮，净，咀片，少用麻油炒紫黄色，以脆为度，研细　川山甲一两，麻油炒脆　瓜儿血竭五钱，炙　乳香三钱，

去油，净　没药三钱，去油，净

上共为细末，研匀，收固。每服三分至五分止，切不可多用。预嘱病者，倘晕麻发战，切勿惊疑，一时性过即安。服时忌风。若炼蜜为丸，可加六贤散，以乳、没、血竭为衣，服后麻战，饮热酒或姜汤一钟即止。此药与前六贤散并用之，乃治内外症之要药也。凡治外症，须分六门。治法先痛而后肿者，气伤形也。先肿而后痛者，形伤气也。喜怒伤气，热伤气，故先痛也。寒伤形，暑伤形，故先肿。《阴阳应象》，此其理也，《素问》论之无过。血症体热，气症体凉，精病虚，神病弱，阴病顽，阳病痹。

——治毒气流入大肠，痔漏，久治不愈，并流注恶症。用灵药一分加至三分，日二服，白汤或酒下。

——杨梅结毒在头上者。宝丹一钱五分，重者三钱，灵药五厘，川芎、藁本各二钱，皂角一枚。煎汤服。

——结毒在面上者。宝丹一钱五分，灵药一分，川芎二分，土茯苓四两，煎汤，食后服。

——结毒在口鼻者。宝丹二钱，灵药一分，桂枝、川芎各二钱，土茯苓四两。煎汤，食远服。

——结毒在脚上及脚底者。宝丹一两，灵药三分，天花粉一两二钱，沉香五钱，共为细末，丸粟米大，日进三服，每次一钱，土茯苓汤空心下。

　　——结毒在两耳者。宝丹一钱五分，重者二钱，灵药一分。天花粉一两，川芎三钱。共研细为丸。每服三分，土茯苓汤下。

　　——结毒在两臂者。宝丹三钱，灵药五厘。柴胡川芎土茯苓汤下。

　　——结毒在腰胁者。宝丹四钱，加重五钱，灵药一分。若臭烂甚者，再加灵药一分，天花粉一两，杜仲、牛膝各三钱，为丸。每服五分，土茯苓、皂角、小麦煎汤下，日三服。

　　——结毒在两腿者。宝丹三钱，灵药一分，牛膝三钱，天花粉五钱，土茯苓四两。煎汤，食前服。

　　——结毒在小便上者。宝丹五钱，灵药二分，牡蛎，煅，一钱，白术一两，人参二钱，土茯苓三两。共为细末，蜜丸，绿豆大。每服一钱，土茯苓四钱五分，牛膝三钱，花粉五钱，煎汤，空心下。

　　以上结毒诸症，看人虚实，如虚者，皆可量加，人参、黄芪、白术煎汤补之。

　　——治痈疽发背，毒烂不愈。宝丹四钱，灵药一分，蟾酥三分。为末，蜜丸，萝卜子大。每服六七分，日三服，海藻、昆布、夏枯草煎汤下。

　　——治痔疮。宝丹三钱，灵药一分，滑石一两，为丸，每服三钱。牛膝一两，土茯苓三两，皂角一枚，煎汤。空心服之。

——治串疬不愈。宝丹六钱，灵药一分，天花粉、滑石各一两，为末，米糊丸，如菜子大。每服五分，海藻、昆布、夏枯草煎汤，食后服。日三次。

——治阴囊空烂。宝丹四钱，灵药一分，滑石一两，米糊为丸。牛膝三钱，土茯苓四两，皂角一枚，煎汤。空心服。

——治身肿、红色，有风疮、热疮者。宝丹三钱，灵药一分二厘，牛膝三钱，土茯苓四两，皂角一枚，煎汤。食远服。

——治遍身筋骨疼痛，坐卧不安，行走不得，远年者。宝丹五钱五分，灵药一分五厘，牛膝三钱，独活二两，土茯苓四两。共为末，丸绿豆大。每服一钱，皂角煎汤下。

——治远年臁疮。宝丹五钱，灵药一分五厘，牛膝三钱，木瓜一两二钱。共为末，蜜丸。每服五分，土茯苓四两，皂角一枚，煎汤下。日三服。

——治咽喉肿毒。宝丹二钱，灵药一分，天花粉、桔梗、射干、山豆根各三钱。为末，蜜丸。每服一钱，土茯苓三两，煎汤送下，日三服。

——治妇人玉门肿痛，或下膀胱，手足不能动。宝丹五钱，灵药一分五厘，滑石一两，牛膝三钱。为末，米糊丸。每服一钱，土茯苓四两，皂角一枚，煎汤送下，日三服。

万宝丹 端治臌膈等症。

水银　密陀僧　白矾食盐，炒　火硝各一两　明雄黄五钱　朱砂五钱　滁州青磁器打碎，研细，二两

上先将水银、磁末共研，不见星，次下陀僧再研，再下矾、盐、硝、雄、砂共研匀。入阳城罐内，封口。升三炷香，取出灵药。二转加法，取前灵药，又加水银一两，研不见星；又下火硝、盐矾各一两，明雄、朱砂各五钱，研匀听用；再取出山铅四两，打薄，剪碎，放阳城罐底上；再放药末在上，封固，打三炷香，取灵药，配后药用。配药法：每前药一钱，用牛黄、狗宝各五分，珍珠、琥珀、直僵蚕（糯米炒）、全蝎酒（洗去头足，糯米炒）、沉香、川贝母、硼砂、朱砂、雄黄、元明粉、木香、川连、吴茱萸、煮川芎、白芥子、萝卜子，以上各一钱，巴豆仁、甘草（水煮，去油）五分，麝香三分，牙皂八分（炒），金银箔各三十张，五倍子一个，打一孔入大黄末，填满，塞紧，入多年瓦便壶内，封口，火煅，候冷，取五倍子，大黄为末。与前诸药和匀，用小竹刮青煎汁，打糊为丸，萝卜子大，朱砂为衣。初服三分五厘，用雄鼠粪煎汤下。以后只用竹青煎汤，微加姜汁服。

郁金至宝起危散（拔死灵丹）　专治五痨七伤，极重极危，一切恶症。

青礞石　朱砂　雄精　明矾　磁石醋淬三次　南铅　北铅雌黄各二两

上八味，于五月午日，用阳城罐封固，升打五炷香，冷取，灵药袋盛，埋东方净土内，四十九日取起，另配没药。

配药法

沉香、木香、乳香、没药、郁金、熊胆、牛黄、诃子各一钱，狗宝、冰片各五分，乳细研匀。每灵药七厘，配没药三厘，米糊成丸，金箔为衣。服时用蜜水化开，忌铁器。如服此药，病愈后，稍觉火气，用后煎方。

煎药方

黄芩　黄柏　知母　生地　白茯苓各一钱　甘草五分　栀子陈皮各八分

上八味，白水煎，空心服。

九转灵丹　统治四时伤寒，五痨七伤，中风痰喘，隔食疟痢，痰嗽，男妇诸般病症，极其灵效。

灵砂　石菖蒲一寸九节者佳，各一两　生矾九钱　制辰砂　制雄黄各五钱

以上俱为细末，枣肉杵烂为丸，如粟米大，金箔为衣，阴干，收固。此药能固精添髓，壮颜补虚。每服二十丸，枣汤下。老人服之，精神不损，百病不生，终无隔食之患及多尿溺，亦无遗精、白浊、劳瘵、盗汗等症。妇人服之，无崩漏、赤白带下之病。

按：本方又云：此丹服之，百病皆除，欲求长生，终日安

乐者，每晨空心枣汤下十丸，此真方士荒唐之说，不足信。培谓无病之人，断不可服也。

制汞法

先将硫黄入锅熔化，以益母草煎浓汁，投硫入汁中七次，取硫用，出山北铅，化开，投硫在内，此铅面上化开，遂取出，入益母草汁中数次，以硫不腥臭为度，去铅不用，只用硫黄，佐汞，煽炒成青筋头子。每汞十两，制硫二两五钱。煽毕入罐，打火五炷香，取出听用。将取出灵砂，每两制硫一钱，照前再煽。打至第七回，灵砂每拾两制硫九钱，八回用八钱，九回用七钱，此九转之度也。

制砂法

每朱砂一两，用黄蜡五钱，同入锅内，熬化，微火半炷香，复以武火熬蜡干，将纸点火，放锅内，灼尽吹去蜡灰，取砂用。以砂紫色为度。

制雄黄法

用防己数两，煎汁，入明雄黄，煮干。

制硫黄法

以前灵砂制朱砂，用青布做二小袋，将二味分盛袋中，采宝剑金星草生于松树上者。如剑有明星，多煎汁，二袋悬胎，煮至硫黄白色为度。

按：金星草能去硫毒。培意以黄山云雾草代之，功似更胜也。

小九转灵丹

前制灵砂　芦荟各一两　前制朱砂　洛阳花各五钱。

上共为细末，用小铜锅入蜜少许，候花开，上用盏盖之。蜜熟即丸如绿豆大，金箔为衣，随症照后引下，立刻见效，万无一失。

——男子遗精白浊，每清晨，灯心莲肉汤下三丸。

——小儿急惊，木香研细末，姜汁竹茹汤调匀，化下三丸，以痰降为度。

——小儿急慢惊，人参、白术、当归、陈胆星、半夏、竹沥、姜汁化下三丸。

——老人中风，防风通圣散煎汤送下三丸。如类中虚症，独参汤下。

——结胸，大小柴胡汤下三丸。

——伤寒有汗者，桂枝汤下三丸。

——阴症，附子人参肉桂炮姜汤下三丸或五丸。

——痰嗽，半夏茯苓汤下三丸。

——痰喘，当归竹沥汤下三丸。虚喘加人参。

——脚气，防风当归木瓜牛膝羌活秦艽汤下三丸。

——麻木不仁，黄芪天麻汤下三丸。

——诸般疼痛，乳香没药汤下三丸。

——黄疸，炒山栀茵陈汤下三丸。

——诸虫积，桃仁楝树根煎汤下三丸（楝树根要掘取向南者佳，朝北者不可用，能伤人）。

——耳病、耳聋、耳痛，黄柏生地石菖蒲汤下三丸。

——口破及痛烂等症，山豆根黄芩骨皮汤下三丸。

——三焦烦热作渴，人参白术麦冬知母汤下三丸。

——赤淋白带，二陈汤下三丸。

——诸般肿毒，人参麝香汤下三丸（按：肿毒实症似不宜服此丹，若阴毒不红肿、不知痛者则可用）。

——癫症，蜈蚣乳香没药汤下三丸。

——痢疾，好陈酒送下三丸。

——疟疾，生姜汤送下三丸。

——中风不语，握拳咬牙，闭目不省人事者，人参、黄芪、白术、附子各五分，川乌四分，甘草少许，竹沥姜汁三匙，大枣二枚，煎汤灌之。俟苏醒后，再用竹沥姜汁汤下三丸。

——中风不醒，服前药后更进三丸，再用顺气散数剂，相其虚实，调理即愈。

钓疬丹　治瘰疬未溃，内中有实核者。

食盐　明矾　硝各一两　汞五钱　皂矾春夏二钱，秋二钱三分，冬二钱五分上称准，入罐，结胎，炉内熏蒸三炷香，然后加升火二炷香，冷定，取盏底药，黄米饭研，丸粟米大，阴干收固。临用不拘何膏药，以一丸贴之。天寒五日一换，暑天三日一换，内核自然脱出。后即将七仙丹轻轻指之，然后以生肌散一两，加七宝丹一钱五分，和匀，每用些须掺上，以膏药贴之，渐渐生肌自满。

钓疬褪管生肌丹 此丹专取疬子。

硝 盐 矾 汞各三钱 皂矾五分 硇砂 金鼎砒各一钱

上共乳细，入罐封固。升取灵药，蜜丸绿豆大，不拘何膏药护之，管核即从此出。破烂者，加蟾酥少许。不痛、连生四五个者，不必俱贴，只贴一个，众疬即从此出，出尽上生肌散、七仙丹，愈。

痔漏退管生肌丹 此丹专治痔漏。

铅一斤 石黄四两 硫黄一两 汞二两 朱砂三两

上入罐封固，升打，文武火各三炷香，开取灵药，枣肉为丸。每服六厘，空心土茯苓汤下。忌煎炒。

又方

元精石一钱五分 朱砂 明雄 胆矾各三钱 枯矾八钱 硫黄四钱 汞 石黄各五钱

上八味，共研不见星，入罐封固，水盏，火五炷香，三文二武。开取灵药，配后末药用。

末药方

番木鳖去皮，香油炒黄脆　冰片　蜣螂　龟板各二钱　川连　珍珠戴过，油旧者，豆腐煮用　全蝎去足，酒洗　象牙各三钱　人牙煅存性　川山甲炒，各一钱六分　蜈蚣去头、足三条

以上依制，共研极细。入前灵药二钱四分，再乳匀，外用上好净黄蜡八两，入皮碗，坐竹筒上，置锅内，隔水炖至蜡化。将药陆续投入，象箸搅匀，丸如枣核大，每颗约重三分为则，看症轻重，少则一粒，多则五粒，空心黄酒下。忌房事、煎炒、炙煿之物。先以地榆、苦参煎汤，熏洗数日，然后服药，其疮将瘥，以轻粉药珠为末，掺之。

荔奴丹　此丹专治杨梅结毒，并治大麻风，神效。

人言三分　水银三钱　火硝　皂矾　明矾各六钱　雄黄一钱　铜绿五分　食盐一两二钱

上为细末，研不见星。用银罐七八个，将药分贮罐内，约有三四分深，放风炉上，文火熔化，结胎。先要将各罐口磨平，俱覆于铜盆上，外用水一大盆，坐铜盆于上，加炭火，勿露罐，先文后武，一炷香即退火，取药。当时饭研为丸，如黍米大。每服一丸或二丸，龙眼肉包住，外加豆腐皮裹之，盐汤吞下。饿一日，药行遍身方可饮食。此方不损元气，并治大麻风如神。服药后，大便要在空地深坑之处，以厚土掩之，勿令

毒气传人。

一点消神方 统治一切大小疮毒初起，百发百中。

盐 矾 硝 皂矾 汞各四两 砒四钱

上共研不见星，入罐，微火结胎，用木棍恐实，冷定，覆于碗上，碗底放水盆一个，砖一块，放碗罐于砖上，加水至碗底八分，另以大砖隔住，砌百眼炉，上火下火，看火到底即退火，冷定，取药收固。治毒时，以米醋少许，灯草蘸点患处。毒小可点二三点，起出一二个白泡即消毒。大者，多点几点，或多点几次，亦无不消。如遇顽阴之毒，服夺命丹一服，点之，亦无不收功。

七仙丹 一名七宝丹。专治去腐肉，配生肌散用。

盐 矾 硝 汞 皂矾各一两 鹅管石 朱砂各三钱

上共研细末，入罐封固，升三炷香，冷定，取药用。

生肌散 此散生肌退管，配灵药用。每一两配七仙丹一钱五分，和匀，每用些须掺上膏掩，渐自生肌。

乳香 没药 儿茶 轻粉 石脂 龙骨 白蜡 朱砂 海螵蛸 川贝 自然铜煅

上等分，研细如面，收用。遇溃烂者，先将米泔水洗净，以此药轻轻拂上，膏药贴之。久患成漏者，以膏药捻成条子，蘸此散，插入漏处，退管生肌。如毒重不效，须用前钓疬丹，钓去垒块之后，方可用此收功。

红粉霜丹

火硝　枯矾　硼砂　水银　皂矾煅，各一两

上共为细末，入罐内，烧酒拌匀，炒至黄色，再入朱砂五钱，雄黄三钱，封口，打火文武三炷香，约有灵药一两，配朱砂一两，乳匀，用绢包好，贴体带一月，再入瓶收固。每服五厘，不可多用，车前子煎汤下。此药能治大人小儿一切风痰，诸效不效，此丹入口，有回生之功。

以上诸方系陕西杨先生所授。

痔漏大灵药

鹅管石三钱　明矾　雌黄　雄黄　铅矿石　倭硫黄　出山黑铅熔，倾地上，打如纸薄，切作细丝，各五钱　辰朱砂一两　青盐　青礞石　芸香取黑色者用，各二钱

上共为细末，用大阳城罐一个，先护好，盛药封固。上火约香一炷，再以熟石膏周身护到，文武火共五炷香，取灵药，收贮。每服三厘，加后润肠散七分，和匀，枣肉或米饭为丸，豆腐皮裹服，空心白滚汤或陈火酒送下。

润肠散

朴硝一斤，童便两碗，拌入锅内，炒干　雄猪大肠头尺许，晾取半干

上将硝研末入肠内，不拘多少，以寒为度。两头线扎紧，略晒片时，入锅内，炒焦黄色，研为细末，配前灵药服，外以纸捻蘸药，插入管中。

三山拱岳丹　此丹退管，去恶生新。

硝一两六钱　水银　明矾各一两

上共研入锅，碗盖泥封，升一炷香，取药收用。化管用新米饭打条，插患处。

退管丸

露蜂房十个　鳖一个，重十二两，煅　野猪尾　茧蜕　人指甲　凤凰衣　蝉蜕各四两　牛黄三钱

上药除牛黄，俱要酒洗，各煅成末，面糊为丸。每服三钱，空心酒下。量人虚实用。

鸿濛交盼丹　端治杨梅结毒，神效。

火硝二两五钱　食盐　明矾　皂矾各二两　水银一两　硼砂三钱　雄黄一钱　朱砂一钱

上先以明矾打豆大，入阳城罐内，后以诸药为末，入内封固。炭火渐加，不过半罐而止，升三炷香，冷定，取药白色者佳。每药五分，配槐花炒末四钱，米糊丸匀，作四十，服土茯苓汤下。忌茶、醋、发味。

橘井流芳丹　此丹专去瘀肉。

水银　火硝　明矾　皂矾各二两　盐一两

上共为末，结胎，入银罐内，覆瓦钵中，绵纸固济，外用细干黄土打碎，盖寸许，露银，罐底加炭，烧三炷香，取起听用。有烂肉之功。

二转杏林丹

盐矾　皂矾　硝　汞各一两

上共研，入罐，升打三炷香，取药。加入明雄、朱砂、硫黄各五钱，硼砂三钱，硇砂一钱，研匀入罐，再打五炷香，取药，配入乳香、没药、儿茶、血竭各一钱，麝香一分五厘，枣肉为丸，绿豆大。收固用。

凡痔漏服十丸　小儿痞块服三丸，肿毒、杨梅服五丸、俱黄酒下，如搽一切疮毒，取药一两，入草乌末一钱，猪胆汁调搽，或鹅胆亦可。

黄灵药　此生肌长肉仙方也。

铅九钱　汞　雄黄各一两　火硝三两　枯矾二钱　朱砂四钱

上先将铅化开，同诸味为末，入罐封固，升打三炷香，擦盏，火足，冷定取药。每药一钱加乳香、没药、海螵蛸、水煮珍珠各五分，血竭，象皮（煅）各四分，儿茶三钱，轻粉、赤石脂（煅）、龙骨（煅）各三分，黄柏、文蛤壳（煅）各二分，甘草六分，冰片五厘，麝香二厘，共为细末，乳匀，收固听用。

万应灵丹　此丹初起拔毒甚妙。

青盐　水银各五钱　皂矾一两　铅二钱五分　火硝一两二钱五分
白矾一两五钱　硼砂　白砒　雄黄各一钱五分

上先将铅化开，入水银和匀，待冷，同各味研细末。用磁罐一个，将生姜遍擦罐外，火烘，又擦八九次为度，净药三分之一入罐，火上顿热滚，候干枯些，又加上。照此顿法去，候干枯、色红为度。将罐口覆在磁盆内，盐泥封固罐口周围，用灰堆齐罐底，于罐底上放炭火四五块，待一炷香尽，又去灰，火随移下些，三炷香尽，去些灰，将炭火移下些，候一炷香为止，取灵药收用。其药雪白者佳。炼时，罐盆外须放砧。搁水浸著，药方下降。

——治疗疮，用银针刺一孔，醋调灵丹三四毫，点上，外用膏药贴之。一夜全消，对口诸毒，俱照此法。初起一二日，日上药三次。

——遇发背痈疽，根盘大者，用灵丹二分，贝母末一钱，细茶卤半杯，调匀。新笔蘸药，从外根扫圈至内，以药尽为度。过一二时，根盘上火热疼痛，即将冷水洗去，另用膏药贴之。过一夜揭看，有一毛孔，即有一黄泡，用银针逐一挑去黄水，即愈。

云和化育丹　此丹生肌。

枪硝二两　陀僧　枯矾　水银各一两

上先将硝、陀、矾为末，均和匀，放粗磁碗内，中按一窟，以水银放窟中，用小碗盖上，盐泥封固。碗底上放水湿草一团，将砖压纸上，再以大铁钉三个，架搁粗碗外，造百眼炉，打火，以湿纸焦枯为度。开取灵药，用甘草汤浸过，再晒干收用。

五灵散

胆矾　朱砂　雄黄　明矾　磁石　水银各一两

或加硝一两更佳。

上共研匀，入罐封固，打火三炷香，开取灵药，听用。此药能治一切肿毒，去瘀生新，其效如神。或加入外科诸药中，用之亦妙。

千金白雪丹

汞　盐各二两　硝五两　明矾六两　皂矾四两　黑铅一两　白砒　雄黄各六钱　硇砂研末　硼砂炒末，各一钱

上先将黑铅化开，入汞研碎，再将盐、矾、硝、皂入锅，炒六分干，铅、汞、硇、硼、砒、雄，共研不见星，装入罐内。恐实，降三炷香为度，取出灵药。每两配入真蟾酥一钱，乳匀，收固。每用少许，点毒顶上。未成者，立即消散。已成者，即起头，追脓而愈。如治漏，用麻黄煎膏作条子，插入管内。

灵饼子

水银　青盐各一两　铅五钱　雄黄　金顶砒　硼砂　朱砂各三钱　硝二两五钱　皂矾二两五钱　明矾三两

上共为细末，入罐封固，打火三炷香，冷取灵药，每灵药七分，配蜗牛壳，煅末，二分，再以面，一分，为糊，做成小

饼，用膏药盖贴，提毒如神。

炼金顶砒法

白砒二两　　铅八两，或一斤更妙

先将铅入罐内，炭火煅化，再投砒于铅之上，炼至烟尽为度，取起，冷定，打开金顶，砒结在铅面上，取下听用。烟起时，宜远避之。

《灵药秘方》卷下终

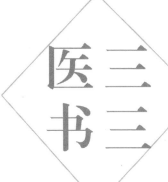

三三医书

医书

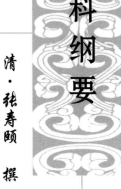

疡科纲要

清·张寿颐 撰

提要

疡科本是医学之一子目，与内证息息相通。《金匮》《病源》《千金》《外台》为内科学之总汇，而列痈疽疮疡诸症，可见内外二科自昔本不分途。迨至宋金以降，始有专书，要皆无确切之发明。余听鸿辑《外证医案汇编》，书虽佳妙，然偏于内证论治，未详外治方药，尚不足为学者益智粽。

本书系朱阆仙先哲世传心法，经高足张寿颐编述者，内外治法悉备，于是个中秘旨尽情显露矣。

目录

疡科纲要

嘉定张寿颐山雷甫述

绍兴裘庆元吉生校刊

第一章　总　论

第一节　纂辑大旨

疡科本是医学之一子目，晚近来高明之士大都薄此不为，而号为专科者，遂自囿于浅近，惟以剪割刀针、去腐生肌为能事，似乎卑之，无甚高论矣。抑知证虽外发，病本内因，固不仅大痈大疽，非通乎内科学者，不能措手。即寻常疮疖，亦无不与内证息息相通，岂可专治其外而谓可有全绩？且内病外疡更多相因为患，有内外交病而为疡者，有内病变迁而为疡者，亦有内科误治而酿成外疡者，有内科兼症不知兼治而成疡者，是知有外不知有内者，固未免自安于谫陋，而知其内不知其外者，亦殊是医学之缺憾矣。寿颐尝谓：汉唐以上未闻分科论治，读《金匮》《病源》《千金》《外台》等书，岂非内科学之总汇，而痈疽疮疡皆其子目之一，是内外二科并不分途之明证。迨至宋金以降，始有疡科专书，得毋小道伎俩道愈下而术愈陋乎！观夫市肆通行之外疡诸书，非不卷帙繁重，而精切合用，可以救危证而起沉疴者，颇难其选。盖自有治疡之专科，而所见已小，学术已疏，宜乎多皮相而少精蕴矣。如李氏之《集方》、齐氏之《精义》、窦氏之《经验》、王氏之《准绳》、顾氏之《大全》、《金鉴》之《心法》，皆举世所奉为疡医之金科玉律者也。然按之实验，何尝有确切之发明，此外俗书更无论矣。又如脑疽、背疽，固是疡门大症，其部位属于太阳寒水之经，虽外形亦或红肿焮发，而病者皆脉细、舌白，于法必当温经宣托，方免内陷，误投凉药，危证立见。此与唐人之喜服金石药而蕴毒之发背大异。然古近各书皆仍金石发之，治法悉宗凉解，此则误尽苍生之尤者。仅见荆溪余氏听鸿辑刻青浦陈学山医案（书名《外证医案汇编》），注重内证论治，一洗外科通用套方之陋。理法精密，独得治疡正轨。惟其书仅录煎剂，未详外治方药，尚不足为学者益智之粽。此外虽多传书，直如废纸。寿颐业师同邑黄墙朱阆仙先生，世以兼治外疡著名，久为东南物望，家学渊源，诚非庸俗可比，而亦非通行之外科各书能尽其奥于此，始信徐洄溪谓治疡必得秘授之说为不虚。然见症治症，亦不过理法清晰，措置合宜而已，非必有不可思议，出人意外之奇异也。寿颐又出而访之闻人，则近日珠阁陈征君之治疡亦颇与敝师门合辙，而余听鸿之持论、陈学山之方案最多，心心相印，于此知至理自在人间，疡医中固有此正法眼，藏本非一家独得自秘。惜乎庸俗之治疡者，多未能明见及此。此则自安于浅近而不求精进之过也。寿颐习之二十年，久思自吾得之，必欲自吾传之，庶乎疡医虽小道中之末伎，而亦得树之正鹄，传之通人，可以起废疾而拯危疴，是一绝大快事。于是本诸师门心法，而益之以半生经验。务必说尽精微，一泄此中真理，誓不以家秘自私，蹈俗人恶习。而古人持论之切中肯綮者，必并录之示，不敢墨守一家之学，致有蔑古之嫌。惟《甲乙经》所载痈疽诸名称最多，怪诞不可索解，亦复无理可求。后人以其为《灵枢》所有，以为此是医家圣经，无不因其名称，特立一条而敷衍之，如甘疽、井疽之属，皆不可信。而巢氏《病源》痈疽一篇，亦多奇异名词，平心论之，殊无意义可据。且亦寿颐临症二十余年所未曾一见者，则不敢徒事抄胥，肆其空议，以自欺欺人。要之，古书中亦未免有欺世之语，似不当墨守陈言，如涂涂附，毋宁缺乏，免得一盲群盲相将入坑。是则寿颐务求切实有用，不欲以空言惑世之本旨也。或谓西学日昌，治疡久推独步，已几为当世之公认，又何必守此故物，敝帚自珍。颐谓新法刀圭，询称神伎，独是剖割之后，绷带包扎，止有防护肌肤之能力，未闻有外治之药，速其生长，而亦无内服良剂，助其化源。故必赖其人气血尚充，自能发育滋养，则剖割之后，方有收功之望。若在孱弱之躯，既受绝大痛苦，又且失血必多，往往不胜其任，驯至变幻者，则适以速其危耳。又西学绝少消毒退毒之法，何如守吾故步，未成可消，已成可敛，退毒围毒，拔毒止痛，去腐生新，各有分量，可以按部就班，悉收实效，而内服外敷，各有法度之利多害少乎！

第二节　论阴证阳证

疡科辨证首重阴阳，而阴阳二字，所包者广。不仅以热症为阳，寒症为阴；红肿焮起为阳，平塌坚硬为阴也。洪绪王《外科症治全生集》俨俨然以痈疽二字判分阴阳，谓高突红肿者为痈为阳证，坚块不红者为疽为阴症，世之治外科者多宗之。虽曰借此字面以示区别亦无不可，然顾其名必思其义，一字有一字之正义，必须切合字义而后名正言顺，可为后学法守。亦知痈疽二字之本义，痈者，壅也，疽者，止也，皆是气血壅闭，遏止不行之意。本是外疡笼统之名词，无所轩轾于其间，何尝有一阴一阳之辨别？岂可自我作古，强为分派，谓古人制字当如吾意，独具见解，此土豪劣绅、武断乡曲之故智，大不可也。《医宗金鉴·外科心法》不问阴阳，统称痈疽，最是通论。凡古书之疡名词外，或称某痈，或称某疽，皆当认为笼统之辞，断不可误信王氏之说而执痈疽二字妄为分别。惟阴阳二证虽无代表之字面，而未尝无界限之可言。但取义亦非一端，必须融会贯通，悟彻至理，而后见微知著，直决无疑。有可以经络之部位分阴阳者，如头面为阳，胸腹为阴，股阳为阳之类是也；有可以人体之向背分阴阳者，如面前及胸腹之部多阳证，脑后及腰背之部多阴证是也（圣人南面而立，向阳而治，故面前属于阳，背后属于阴）；有可以病因之寒热虚实分阴阳者，如热病皆阳证，寒病皆阴证，实病多阳证，虚病多阴证是也；有可以病势之迟速分阴阳者，其来也疾，三日五日而其形已巨者皆阳证，其来也缓，旬日匝月而无甚变迁者多阴证是也；有可以病形之浅深分阴阳者，发于肤表之间，不著筋骨，而支体举动自如者皆阳证，发于肌肉之里，推筋著骨，而身体运动不便者皆阴证是也；有可以肿势之坚软分阴阳者，如其肿坚凝，按之如石者多阴证，其肿柔和，按之绵软者多阳证是也；有可以痛势之缓急分阴阳者，如暴肿迅速，掣痛猛烈者多阳证，顽木不仁，痛反和缓，或但觉酸楚牵强，竟不作痛者多阴证是也。乃或者必以焮赤高肿为阳，漫肿不红为阴，但就表面言之，似亦未尝不确。不知疡患之皮肤殷红者，其病最浅，仅在腠理之间，所以肤表易于变色，如暑月热疖麻疹丹痧之类，皆非外疡重要之病。或则肌肉柔软之部，如臑内、腋下、股阴、腘中诸处，及其人之骨小、肉脆、肌肤柔白者，生疡往往发红。此则阳症虽多红肿之候，究之红肿一症，未可以为阳症之代表。且亦有明是阴症而皮肤必发红肿者，如脑疽、背疽，病在太阳寒水之经，脉多细小，舌必白腻，均是阴症之确候，而外形变或高突发红，则以此病初起必先发见黍米一粒，头白根坚，病即在于肌肤之间，故能皮肤变色，此红肿不足以概阳症之确据也。若夫疡发于肌肉之里，去皮毛尚远，则内纵成脓，而肤表必不改色；或肩背肌肤致密之处及其人之色苍皮老者，发疡虽浅，色亦不变，又何得因其不红而概谓之为阴证。要之，见证论证，分别阴阳，全在观其人之气体虚实及病源浅深，而始有定论。察色辨脉，兼验舌苔，能从大处着想，则为阴为阳，属虚属实，决之甚易。若仅以所患之地位为据，已非通人之论，而顾拘拘于皮肤之形色可乎？

第三节　论　肿

外疡形势皮相者，恒以发肿之大小缓急辨别轻重而已。然其实不可以外形论也。要在视其病源之浅深缓急，及部位之虚实险夷为主义。故有发肿甚巨，其势可畏，而治疗得宜，功成反掌者。亦有坚块尚小，貌若易疗，而费尽手续，始终不应者。此非医家之伎，术有良窳，诚以受病之源，万有不齐，初不可以一例观也。若但以外形论之，大率肿在皮肤之表，肌肉之间，难有大疡，尚多易治。若在筋骨之里，大节之中，起病虽微，亦多难疗。凡外疡之浅者，肿必高突，而根围收束，不甚延蔓者，最是佳象。若散漫不聚，毫无畔岸者，已多棘手。而其深者，初发但觉酸痛不仁，甚者且但酸而不痛，然皮肉如故，无所谓肿硬坚块也。至数日而重按之，始觉其中有僵硬之处，然后渐以延开，其势日巨，而尚无高突形景，其皮肤之色泽如故，其肤表之肌肉亦如故，此附骨大疽发肿之次序，病家恒不自知为疡症者也。若以肿势之已发见者言之，则坚肿而四围分明者，其症顺，坚肿而四围散漫者，其症重，非毒势之不聚，即气体之不充也。若坚肿大痛，按之四围皆硬，而指下有一点独软者，则内已成脓矣。亦有软肿散漫，杳无边际，其人但苦其重而不作痛，则气血大衰，断非佳状。此症甚有成脓而始终不痛者，盖其人正不胜邪，神经之知觉不灵，邪正不能相争，最为败症。又有病起皮肤间，一粒如黍，上有白头（如痦子形状，故俗谓之毒痦子），而皮肤肌肉丝毫不变，无所谓肿也。然黍粒虽小，而或痒或痛，或亦顽木不仁，经脉不利，必为外疡大症。延至三日五日而根围渐大，肿坚日深，其后腐化，必不甚小，此脑疽、背疽、腹皮痈三大症之肿法也。若头面、额颅、颐颊、口唇间见此黍粒，而或为麻木，或为痒痛者，则疔毒也。初亦不肿，至其渐形肿硬，而大毒作矣。若头面漫肿，无此黍粒，其肿或坚或软，或亦作痛作痒，顷刻而起，其势甚速，或有寒热，或无寒热，则大头疫也。此症病家必以为外疡，而疡科或且不识，妄用刀针敷药，误人最多。实则风邪袭六阳之络，疏表立验。古所谓头面肿为风者，此病是也。又古有脚肿为湿之语，亦是确论，但辨其寒湿与湿热而已。红肿光亮皆属湿火，肿而不红则湿盛也。若果属寒湿，肿必不坚，脉必迟涩，舌必白腻。古人治脚气恒用温燥，先专为寒湿立法。而肿处坚硬者，其湿最易化热，非可一例论也。肿疡大旨，不过如斯。若至溃后，则脓毒必求其爽利，而肿渐消，方是顺境。脓不爽，则肿不能退。若脓已畅达，而肿犹坚硬，则脓水浓厚者，为毒未净，为实症。脓水清彻者，为正不足，为虚症。辨别治之，无余蕴矣。

第四节 论 痛

外疡之患，最普通者，惟肿与痛二者而已。顾肿之形势，既各不同，而痛之源流，亦非一致。故泛言之，则外疡之发无非气血之壅滞，古人所谓痛则不通，通则不痛，其大要也。而细辨之，则种种色色，各有渊由。故有先肿而后痛者，有先痛而后肿者。有但痛而不消者，有但肿而不痛者。有肿渐坚巨而渐觉痛者，有肿常绵软而不甚痛者。有内欲酿脓而始作痛者，有内已成脓而竟不痛者。有痛发数处，同时并作者，有专痛无定，莫可指认者。有痛在肌肉之间者，有痛在筋骨之里者。有痛势大剧，片刻不休者，有痛势和缓，时而间甚者。有隐隐作痛，手掌抚摩而自觉愉快者，有频频作痛，手指按之而竟如刀刺者。有肿已蔓延甚巨而其痛仅在一处者，有肿渐散漫广阔而肿处无不大痛者。有形块日久，不甚高突，而坚硬不移，按之酸疼，尚不大痛者，有坚块既久，初不膨胀，而忽然掀发，有时抽掣，痛如雀啄者。有肿势散而痛反不盛者，有肿势收束而痛遂大剧者。有溃后脓毒既泄而痛即缓者，有溃后脓流不畅而痛不减者。有腐肉未脱而痛不休者，有脓血太多而痛转盛者。有腐烂甚巨而始终不大痛者，有腐烂渐巨而先痛忽不痛者。情状固万有不齐，症势即因之大异。或为顺，或为逆，或则渐臻佳境，或则陷入危途。或貌视之虽属可危而其实易疗，或观其状似无大害而其实难疗。所以有痛势大炽而应手成功者，亦有痛势和平而卒归不治者，盖病源有深浅，形证有险夷。或病本剧也，而治之如法，尚可转败为功。或病似轻也，而根蒂已深，究竟百无一效。苟非识之既确，辨之能详，所见者多，阅历有素，奚以见微知著，洞烛源流，而先事预防，当机立断乎？试就肿痛之各有不同者而分析言之，要皆有理可求，有源可溯，非臆说也。凡先肿而后痛者，其病浅，外疡之常态，而亦外疡之轻恙也。先痛而后肿者，其病深，非附骨著节之大症（如附骨疽、环跳疽、穿骨、穿踝、骨槽、鹤膝等是），即流痰、流注、内痈之属也（如腰疽、肋疽、肾俞疽、肺痈、肚痈、肠疽皆是）。但痛而不肿者，经络闪伤之病，或风寒湿三气之痹著也。但肿而不痛者，上为风邪（如大头疫是），下为湿邪（如脚气是），及赘瘤也。肿渐坚巨，而渐痛者，内脓已成，难期全散也。肿常软而不甚痛者，气血必衰，真元败坏也。内欲酿脓而渐作痛者，疡之正，肉腐成脓，理无不痛也。内已成脓而竟不痛者，疡之变，神经已死，多难挽救也。痛发数处，同时并起，或先后相继，更迭递传者，时邪之流注也。痛常走窜，忽彼忽此，或竟无定处，莫能指认者，风胜之行痹也。痛在肌肉之间者，其病必浅，虽有大症，当无大变。痛在筋骨之里者，其患已深，治之不早，必多幻象。痛势大剧，片刻不休，其脓已成也。痛势和缓，有时间甚，脓尚未成也。隐隐作痛而喜抚摩者，病虽未剧，脓虽未成，然病发于阴，深藏不露，断非轻恙，不可忽视也。频频作痛，而不可按者，内已有脓，是宜针之使溃也。肿势蔓延而痛在一处者，脓毒有定，其形虽巨，可以冀其聚而不散也。肿势散漫而无处不痛者，毒邪四散，其势方张，苟非治疗得宜，鲜不蔓延四窜也。形块日久，不甚高突，坚硬不移，酸而不痛者，瘰疬、结痰、痞块之流，蒂固根深，非可捽拔也。坚块既久，初不焮发，而忽然膨胀，已觉掣痛者，乳岩、石疽、失荣之证，郁之日深，势且迸裂也。肿势蔓散而痛反不甚者，毒已旁流，由夷入险，如疔毒之走黄，如脑背疽之内陷，觉痛则吉，不痛则凶，此性命呼吸之机也，而昧者反以不痛为苟安则谬矣。肿势既束，而痛反剧者，毒已透达，由深而浅，此内脓已聚之征也，而俗人或以大痛为可骇则惑矣。溃后脓泄，而痛随缓者，疡之常，毒已达，势已衰，浪静波平，安澜之朕兆也。溃后脓见，而痛不减者，疡之变，非手术不精，脓流不畅，即余毒尚炽，死灰复燃也。溃后毒未尽而痛不衰者，恶腐不脱，新肌不生。毒重者，化毒为先；正衰者，扶正勿缓也。溃后脓过多而痛转减者，攻孔既巨，调复需时。余焰未消，则宜清理；正气若馁，端赖扶持矣。腐烂既巨，而始终不甚痛者，惟湿疡为然。皮肤之病，湿重热轻，如臁疮之类，有之则宜清燥。而脑背疽之元气式微者，亦间有之，则非大补温托，鲜不败矣。腐烂渐大而先痛后不痛者，如其调治得宜，恶腐渐净，是邪之退，正之充，庶几顺境。抑或腐未去，新未生，而忽然顽木，痛痒不知，则为内陷，危始近矣。要而言之，肿疡有形，以知痛为顺，痛者，其症犹轻，必多易治。如其日久如故，竟不作痛，虽若相安无事，而盘据要害，痼疾难瘳。乳岩、石疽、瘰疬之属，其尤厉者，而附骨、流痰之伦，其始皆不甚痛者也。溃疡以每去痛衰为吉，痛渐减则病渐瘥。若既溃而痛仍炽，非治疗之不当，即手术之粗疏，或外治之药不合机宜。此皆医师之不良，有以贻害，而自然之坏症，尚是无多。操司命之权者，尚其明辨笃行，而弗致遗人夭殃，绝人长命，则庶几矣。

第五节　论　痒

外疡发痒，其最普通者，皮肤病为独多。如疥癣、游风、湿注、湿癞、黄水疮、血风疮等，其最著者。而溯其原因，则不外乎风燥与湿热二者而已。风性善行，袭入肌肤，则走窜四注，故恒遍体痒搔，淫淫然如虫虱游行于肌表。惟风胜则燥，虽抓破血溢，而随破随收，不致化腐，此风淫为病。凡干疥、风癣、瘾疹、丹瘹之类，皆痒甚而必不腐烂者是也。又有髫龄痧疹、冒风、恒发痧疮、频年累月不易速愈，此痒之属于风燥者一也。若湿郁生热，流溢肌表，则血浊不清，湿邪留而不去，积湿生热，蕴热生虫，其痒尤烈。而浸淫四窜，黄水频流，最易蚀腐，且多传染，此湿淫为病。凡游风、癞疮、黄水、脓窠诸疮，且痒且腐，愈腐而愈痒，此痒之属于湿热者又其一也。若肿疡则恒无发痒之例，即偶有之，在上部者必兼风化，在下部者必兼湿化。惟疔疮大肿之时，毒势未回，脓犹未聚，颇有肌里作痒、淫溢四散者，此则疔毒之走散，最为危候。苟非收束其根围，透达其脓毒，惟恐毒陷内攻，为祸甚速，是发痒之最忌者。而脑背疽之漫肿无根，脓不畅达，有时发痒者，为害亦同也。若溃疡流脓已畅而四围余肿未消，亦有时微微作痒，此肿势渐化，气血流通之朕兆，是为佳象。亦有腐肉已脱，新肌盎然，皮肉间时作微痒，亦是除旧布新，气血贯注之故，但必以轻微淡远，隐隐流布，方是渐入佳境。抑或既溃之余始尚相安，而忽尔奇痒难忍，则非外风之侵袭，即是湿热之郁蒸，肿势必随之而更盛，是又当见景生情，随机应变，必不可固执一见，谓溃痒之发痒，定当作欲愈观也。

第六节　论酸楚不痛

外疡之初，有但觉酸楚而不痛者，大率皆劳力伤经及寒邪深入，或体质薄弱、血气俱衰，或斫丧真元，房帏不谨，阴虚受寒，皆阴证也，皆大证之发于骨节或且伤及内脏者也。劳力伤经者，任重致远，筋力既疲，因而气滞血凝，运行不逮。其患多发于手足大节，如肩髃、肘腕、膝腘、股阴等部，其始则经脉不舒，或疲或掣，治之于早，活血通络，应手成功。或更循其经脉，针刺流通之，为效尤捷。迨迁延日久，酸者作痛，肿势有加，而为害巨矣（手腕、足踝之伤，酸楚尤甚，且有肿形已巨，而仍大酸不痛者，此则患在两骨交接之间，更为难治）。外感寒邪，病在经脉，循经入络，附着筋骨，寒郁不化，气血不流，亦为经脉牵掣、骨节酸楚，因是寒邪，故虽或肉里坚硬，明已有形，而亦多酸少痛。若郁久化热，则痛多而焮发矣。体弱者，真阴式微，阳气亦馁，脏腑之盖藏既鲜，营卫之布护难周。或为腰疽，或为肾俞，或为虚损流痰，虽已有形，而多不痛。此无他，正不胜邪，无相争之力耳。盖疡之为痛，皆正气而邪气搏战之故。若正气既不能敌，则逆来顺受，痛于何有？凡骨小肉脆者，多有此证，治之及早，能投滋补，或有一线之生机，否则怯瘵之始基，疮痨之正轨也。甚且有外证未溃而天命先倾者，复何论其溃后之成绩耶！不谨者闺房戕贼，欲后感寒，肾阴之根本久虚，肌表之卫阳必弱，况当百脉偾张之会，气血坌涌之潮，腠理皆疏，感受外寒，更是易易而直入经络，深及骨髓，或为腰膝酸软，痿弱不仁，或为环跳股阴，经挈牵强，驯致经络短缩，漫肿坚凝，而皆酸楚者多，剧痛者少，亦是正不敌邪，无力争胜之候。凡附骨、环跳、鹤膝、腰髀等证，酸在骨节间者，苟非其先天之不足，即皆由房室之耗伤也。如其人体质犹强，而及早治疗，则温经宣络，合以滋养，亦多有效。若素禀不坚，而复迁延渐久，邪势愈张，正气更耗，亦必不治。凡此皆疡症之多酸少痛者。总之皆是重症，往往病者初不介意，不早调治，而浅者视之，又复不能洞烛病情，延误因循，更难着手，甚可慨也。

第七节　论顽木不痛

痈疽为患，痛者其常，不痛者其偶。如皮肤之病，暑热之疡，间有不痛者，则本非大症，无害其为不作痛也。若夫肿势猖狂，非不坚巨，而反觉顽木不仁，不痛不痒，则苟非大毒可

以劫制神经，使失知觉，何以致此？所以顽肿木肿之症，其为
害较之大痛者，倍蓰而有余。如疔疮之猛厉者，始发黍米之粒
而坚肿，随之顷刻四溢，患者但觉肌肤之呆滞不灵而无所谓痛
也，此惟头面、额颅、耳前、唇颔诸疔有之。迁延不治，曾不
周时而毒已内攻，胸满恶心，神思昏愦，若非急用大剂清解，
势多不救，此顽木不痛之属于急症者一也。又有顽瘤之病，初
发坚块，附筋着骨，并不痛痒，为日虽多而形势如故，其在外
之肌肉皮色亦如故。甚至有经年累月而不改其常者，在病者且
毫不介意，以为相安已久，不复为患。然偶有感触而形块乃
巨，于是有始作一抽之痛者，则大症已成，变动乃速，此惟石
疽、乳岩有此奇变，而症已不可为矣，此顽木不痛之属于缓症
者又其一也。此外有皮肤之疡，腐溃日久，时而少少收敛，时
而渐渐化开，反覆频仍，几更寒暑，流水不彻，痛痒俱忘。此
则久烂之余，其肌肉之神经已死，而皮肤之颜色黯然，津液已
枯，有如槁木，则亦顽梗无知，搔爬不觉，虽曰习惯自然，不
为大害，然而脂膏已耗，全愈无期。此惟久溃疮疡，历久不
治，致成坏症，在贫苦劳力之人往往有之。又霉疮结毒，治不
得法，亦必如此。此皆久腐之余，调治失宜，迁延岁月，气血
不流。每令四围未腐，肌肤渐为顽木；则后虽调治有方，幸得
收敛。而其肌肉亦必痛痒不关，如非已有，盖即神经之功用不
能恢复使然。要皆久败之疮疡，非寻常之轨范也。

第八节　论肿疡辨脓之法

肿疡当成溃之期，肌膜之内必先蒸酿成脓。其发之最浅者，形块高耸，根围收束，不问其肤色之红与不红，可一望而知其已成。以针决之，脓泄病去，不三五日而收全功，此有脓、无脓之最易辨者。然皆极小、极轻之恙，如暑月之热疖等，纵不医药，亦必自愈，不可以痈疽论也。疡之巨者，其发必深，漫肿无垠，必不高耸，必不变色，内虽有脓而尚在肌肉之底。如肿势胖大，若肥人体丰及股臀肉厚之部位，往往脓成于一二寸之里，而皮里之肌肉仍如故。昧者不察，谬以为犹可消散，则内脓愈攻愈巨，外不达而内溃日深，酿成坏症，以致不可收拾者，所见甚多，皆不能早知其有脓而贻祸无穷，殊堪浩叹。辨之之法：漫肿不束，按之皆坚，痛势未甚者，脓未成也。若按之已痛，而以指端重按一处，其痛最盛者，其中必已成脓。但深在肉里，未便即动刀针，多血多痛。在膏粱之体，柔弱之人，亦且望而生畏，则外必以围药束其四周，而内服透达之剂提脓外达，一二日而其肿较高，其脓较浅，再按之而指下已软，可以奏刀矣。若漫肿坚巨，以指端按之，四围坚硬而中有软陷者，脓成而尚在浅处者也。或肿势散开，延及盈尺，按之皆坚，而以两指距离一二寸，彼此迭按，坚肿之下隐隐软陷者，亦深处之已成脓者也。若至漫肿焮起，皮肤绷急，甚至光亮，则不必手按而已知其皮内皆软，脓必盈盆矣。此肿疡辨脓已成、未成之大法。据颐二十年阅历，大旨不过如斯。而俗传诸书，谓指按而深凹者无脓，指按而即起者有脓。然指按肿处，能有凹形者，惟气虚发肿为然，必非外疡。外疡之肿，坚硬者，多按之必无凹形。若按之而指陷下，而放手即起，则惟内有多脓，攻孔极巨而又极浅者为然。即上所谓皮肤光亮，一望可知者，又何取乎指下之辨别。若内有大脓，而外面未腐之皮肉尚有三五分厚者，则必按之不陷，亦不随手而起，何可概以为脓必未成？有谓按之皮肤热者为有脓，皮肤不热者为无脓。然肌肤之小疖其发浅，虽未成脓而肤亦热；肉里之大痈其发深，虽已有脓而肤必不热。且有谓漫肿无垠，以湿纸贴之，有一处先干，则其处有脓者，皆是痴人说梦，并未亲自经验，而妄作理想之欺人语（颐按：为此说者，其意盖谓内已成脓，皮肤必热，故湿纸当先干。究竟脓之成不成，全不关系于皮之热不热，直是生平未尝见过疡病，所以造此呓语，最是可笑。以此知世俗通行之疡科各书，多属向壁虚造，宜其所言之无一是处）。惟劳力之人指节生疡，其皮坚老而厚肉，又极少发肿之时，有无脓成，最难辨认。其肿势未巨而亦不甚高突者，则必以指尖细按，果有一点已软，即为成脓之证。又有腹部空软之地，内发肠痈，肿必不高，形亦不巨，内虽成脓，而指下殊难分辨，若重按之，则腹部本软，随手下陷是其常态。然既有坚块，果能以指尖于成块处细细体会，自能得心应手，此必临证渐多，阅历有得，方能洞见隔垣，初非率尔操觚，心粗气浮者所能仓猝论断。但腹内生痈，辨脓虽难，而尤不可不辨之于早。盖疡生臂、脯、骸等处坚实部位，脓成三五日而不能早决，不过内攻渐巨，痛苦较多，尚未必递有奇变。惟此空虚之地，果已成脓而不能早泄，其毒势必内溃日甚，不幸而穿肠或破内膜即为坏症。医者之决断少迟，即病人性命出入之界，胡可不慎之又慎，明辨秋毫？总之胸腹、胁肋、腋下、腰间、背部等之痛疽，苟已成脓，则早一日泄毒即少一步内攻。若不能决之于先，以致穿膜入内，卒于不治者，无一非医家耽误之咎。一念及此，而始知最难辨别之病，即是易杀人之机，是不可畏其难而置之不问者也。又有背疽、脑疽、腹皮痈三大症，初起皮肤一粒，渐以根围坚肿，而肿处发现几点白腐，其脓自外酿成，与他症之脓成皮里者显然不同。此则内以托毒外出为主，而外敷呼脓拔毒，非精良之药不为功。苟得脓毒透达，即可十全无憾。又头面之疔毒，亦间有先起一点白粒，脓成自外者。则外治之药与脑背疽同，而内服宜重用清解。止求疔头腐肉化脓脱落，而大功告成（腹皮痈之治法与疔毒同，亦以清解为主，与脑疽、背疽之宜用温经托毒法者大异）。此又同是成脓，而来源去委之别开生面者矣。

第九节　论脓之色泽形质

疡患成脓，污秽之质，恶臭之气，好洁者望望然去之，惟恐或浼，似不必形诸楮墨，辨其色相矣。虽然察色辨证，四诊之要，惟脓与水，皆其血肉所蕴酿，可以验体质之盛衰，决病情之夷险。阅历有得，一望可知，又安能置之弗谈，颟顸从事。故以脓之形质言之，则宜稠不宜清。稠厚者，其人之元气必充；淡薄者，其人之本真必弱。惟脓成于内，日久不泄，攻孔深巨，蕴酿多时，则其质多不稠厚，决而去之，如水直流，色泽不晦，气臭不恶，尚是正宗，未为败象。其孔深脓多者，中必间以腐肉，累累如猪脂之筋膜，如腐渣之成团，则即其肌肉间之血络筋膜腐化不尽，随流而去也。凡大症溃决之后二三日间，必常流清淡之脓，甚者亦间有腐肉自出（如腐肉形巨，塞住决口，则脓水不畅，而肿不消，痛不减，必当设法钳出，其脓自畅）。更三四日脓尽而滋水自流，则四围坚肿随以渐消。再阅数日而水亦尽，溃口又见稠脓，则肿势全消，内孔已满，新肌已充，而全功就绪矣（此为调治得法之顺证，言之攻孔虽巨，成脓虽多，决溃之余，痛除毒泄。胃旺能食者，往往不旬日而收全绩。其经旬累月而不愈者，多是失治之坏症，未必皆其症之不易治也）。如其乍溃之时，脓本无多，而竟清彻如水，或浊腻晦黯如黑豆汁，如污泥浆，则必气血久衰，正气不敌，无力化脓。参之其人形色，无不形容枯槁，色脱肉消，脉细而微。如其胃气尚佳，可投滋补，或能冀其转败为功。抑或有邪未清，或胃纳亦惫，碍难补益，则虽有卢、扁，亦难挽回元气于无何有之乡矣。以脓之色泽言之，宜明净不宜污浊。色白质稠而清华朗润者，正气之充，最是佳境。黄浊稠厚而色泽鲜明者，气火有余，宜投清理。即或脓质不稠，色白或黄，纯净莹洁者，亦必顺证。若脓色如青如绿，稀薄不脓者，则蕴之多日，蒸酿而质薄者也。其有脓中兼以瘀血，色紫成块，则血络亦腐，血自络出，积而成瘀也。有脓中杂见鲜血者，即络中之血与脓俱泄也。若脓血不分，形色不正者，已有正虚邪盛之虑。若脓质不稠，色杂不纯，或淡白如粉浆，或污浊如秽水，则正气不充，不能托毒透泄之象。日久迁延，多有变幻而甚者，则紫黯晦滞，如降香之磨汁杂以污泥，如蒸熟之猪肝捶为烂酱，且有腥秽污浊，黑白难名，如井底之淤泥，如沟中之积朽。是脓是血？是水是浆？不可方物者，则正气不存，血肉之质已为异物，皆不治之症也。

第十节　论溃疡之水

溃疡流水，凡皮肤之病，皆湿盛也。如疥疮、天泡疮、黄水疮之属，奇痒异常，皆有水无脓，皆湿热之淫溢于肌腠者也。其水黄浊而粘，其毒甚炽，最易浸淫四窜，不独一人之身沾染此水随即发粒搔痒，他人沾之亦易传染。而湿盛之人感触其气，亦即同病，此湿疥、天泡疮之类所以为流行病之一类。世俗之人，望而却步，诚非无因是为疡疮水毒之滋蔓者。此外如游风、湿注、湿臁、湿癣、阴㿗疮、肾囊风、坐板疮诸症，虽不致传染他人，而湿痒腐化，为患略等，此疡科流水之一大类也。若寻常痈疽，既溃之后，脓毒已泄，余肿未消，亦必化水外溢，而后肿势渐退，则其水不粘，或作淡黄色，或竟清澈如泉，渐渐从疮口溢出，必俟水尽，复见稠脓，而始大愈。则凡形势较巨，内攻较深者，无不有此一候。然为日无几，至多不过四五日，而新肌渐满，是溃疡顺境，流水之必不为害者。若溃已有日，其脓清澈不稠，或仅见黄水，或竟流清水，绵延渐久，是其人正气不充，滋养力薄，必以养胃健脾，助其生化之源，庶乎水尽见脓，肌肉渐能填满，否则水愈多而正愈伤，殊非佳境。凡普通疡患，恒以溃脓为顺，流水为逆，职是故也。别有足部之疡，积湿蕴热，忽发红肿，形势坚巨，浮光光亮，按之随指陷下，一时不能即起，此症湿火若盛，化腐最易。即是阳发大毒，宜于未腐之先，以铍针于光亮之处刺三五针（针入一二分，不可太深，亦不可太浅。形巨肿盛者，即十余针亦不为害），必有淡黄水自针孔直流，甚者盈杯盈盎，则热毒湿邪俱泄，可免化脓大腐，最是避重就轻之捷诀。此湿盛热盛之症，臂臑手背亦间有之，惟发于足跗两胫者最多，故俗有手发背、脚发背之名，而素有湿脚气者，又不时频发，皆宜针之（此病俗名流火，湿热俱盛，每易腐烂，即所谓流火结毒也），此则有水未泄而针以泄之之一法也。又有鹤膝一症，多属寒湿，治之不早，必为痼疾，绵延数月，其膝独肿，按之甚软，知其有水，亦以铍针针之。较大者，针而决之，为日未久，水色淡黄，日久则为深黄、为青绿，粘稠异常，有如鸡卵之白，此水流尽，调治较易。此内溃成水之又一种也。若夫疔毒不聚，有水无脓，及脑疽、背疽，化脓不成，仅有黄水隐隐，则肿必大坚，毒易内陷，是为险症，苟非调治有方，使大毒化脓透达，颇有大命之厄。别有瘰疬顽疮，时而有脓，时而流水，则亦以见脓为顺，见水为逆，流脓可冀成功，流水必难收效。而石疽、失荣、乳癖、乳岩，胀裂之后，时而有水，时而有血，以及坏病败浆，血水污浊，色晦臭腥者，皆百无一治，此又疡患流水者之最恶候也。

第十一节　论溃疡之血

疮疡溃后，亦有偶尔见血之症，辨其形色，溯其原根，为因为果，有可得而言者。在刀针初动之时，脓随血溢，血色鲜明，其血从皮肉之针口而来，非脓来之本兼有鲜血也（此惟初用刀针时有之。凡小儿生疮，针之必多啼哭，即血溢较多而头面间尤甚。以头为诸阳之会，血本易溢，而啼哭则火升、气升，且挟心肝两经忿怒之火，故其血更多。凡暑天热疖，小儿最多用针，必须俟其皮薄脓多为佳，早针则血多脓少，未必尽善）。有劳力伤经之疡，则其络先伤，脓中必兼瘀血，紫而成块则先瘀而后成疡者也。有手术不佳，针伤大络，则络破血溢，其血较多，是宜罨其针口以止之。盖本是络中流动之血，不宜听其横溢者也。亦有溃疡太巨，并其大络化腐，则一经震动，鲜血直流，听之不宜，止之不易，此宜令其安睡勿动，其血自止。有溃后脓色不纯，与血混合，不白不赤，作桃花色者，则元气不足，血随腐溢，最宜清养。若至元气已败，则溃后脓不成脓，血不成血，污浊垢腻，是败浆之不可救药者也。别有血瘤，不宜妄针，若不知而误针之，其血不止，最是偾事。亦有溃疡初本无血，忽然鲜血喷溢者，或则动作过度，震伤大络，苟能静摄，亦尚无伤。或则大怒伤肝，血随气涌，凉血清肝，亦易有效。此外有血蔊、有血痣、有肌衄、有大衄，皆血之无故自溢者，虽非痈疽之类，而皆是外症，皆治疡者不可不知。须知病由气火奔腾，以致血随络溢，是宜大剂清心肝之火，庶几龙相安潜，而汹涌波涛于以大定，诚非杯水车薪所能救此燎原之祸者也。

第十二节　论疡科之外感六淫

风、火、暑、湿、燥、寒，天之气也。人在气交之中，强者弗能为害，弱者即留而为病，此五运六气之交乘，宜乎外感之病为独多。治内科学者无不知时病为一大纲而外疡亦何莫不然。诚以气化之偏，时邪之胜，其袭入经络脏腑者，则为内病，而袭于肌腠筋肉者，即发外疡，殊涂同归，理无二致。而谓治外疡者，可不与时推移，先其所因而伏其所主耶！试以诸疡之系于六气者，约略言之。则头面疮疡、发颐时毒、腮颧颔颊诸痈，牙槽骨槽诸肿，皆风淫所胜也。诸疔暴肿，阳发大痈，咽喉口舌诸疳，胬肉翻花诸候，皆火淫所胜也。而长夏郁蒸，秋阳酷烈，暑湿热三气之中疡患尤多，则热淫所胜，流金铄石之时，血肉之躯蕴毒成痈，酿脓作腐，尤其易易。况乎地气溽润，天气炎熇，湿热互蒸，疮痍满目，比屋而然，职是故也。惟燥令既行，气候凝肃，疡患独少，而津枯液耗者。每有肌肤皲揭，血燥风生之患，则又皮肤病之因于燥淫者也。若夫寒淫所胜，气滞血凝，则又有附着骨节之大疽，及寒袭经络之脑背疽，皆宜温经宣络，以化寒邪。林屋山人阳和之汤，若为是证而设，最为合辙。独惜其所著之《全生集》乃反以通治乳疽、乳岩、骨槽、瘰疬，则皆有肝胆经之郁热伏藏者，率尔操觚，贻祸巨矣。要之，凡治疡患，苟有六淫为病，必先彻其外淫之邪，而痈肿乃有消散之望。所以疮疡大症，时邪流注，多有寒热缠绵，数日不解，而疡肿随以发见者，苟非寒止热除，不独已发之痈肿必不能退，亦且继续而生，纠缠不已。此非深明乎内科理法，泄化其在经络之感邪，则疮症全无把握。必至外邪俱化，身热已清，舌苔不浊，胃纳加餐，则不治疡而疡亦自已。若专科家惟以外治为能事，则病虽不重，而亦多变幻无穷，此亦疡患中之最多数，而必不能专治其外疡者也。若至脓溃之后，其毒已泄，以身热自止为顺。盖外疡得脓，犹如伤寒得汗，汗后而热不已者，是坏伤寒，即脓后而热不已者，为坏疡病。于此而补偏救弊，随证斡旋，则无一不以内证为主，殊非笔墨之所能曲尽其微者矣。

第二章　外疡脉状

第一节　诸脉总论

脉学渊微，非悟彻神化之机，必不能心与神归，见微知著。初非仅仅于浮沉、迟数、大小、滑涩之间辨其迹象而已，可谓尽诊察之能事，得脉理之精神者也。然为初学言之，亦不能不先迹象而遽谈化境，惟能审其真理，观其会通，乃有得心应手之妙，而拘拘于古人之成说无当焉。所以古今医学诸家，据脉辨症，未尝不极其详备。然描摹形迹者，有时而失之呆滞；高谈玄理者，有时而失之凿空。且有自古相承，久经定论，而一按其实在之情形，反觉不能切合病机者，执理定辞，拘泥太甚，而不自知其不适于实用也。如必详析辨论，求其坐可言而立可行，未免更仆难终，言之辞费，此非自为专书不能详尽。寿颐不揣愚陋，辑有《脉学正义》一书，尚能阐发一二，以补古人所未及。然大率皆为内科言之，于外疡不能兼及，兹为疡科计，则症发于外而脉见于里，亦自有彼此响应，历验不爽之理。姑就各种脉象之切合于外疡者，详其形态，溯其源流，以定吉凶，以别疑似。颇觉世传治疡诸书，容有未尽明言其底蕴者，虽曰信手拈来，不无挂漏；或者一得之见。即在此中，请举所知，以告同嗜。

第二节　浮沉之脉

浮沉者，脉之浅深也。脉显在上，轻手可得谓之浮；脉隐在下，重手始得谓之沉。以禀赋言之，则体质壮盛，气血充实者，其脉有余，轻按易得，有似于浮。体质孱弱，气血衰微者，其脉不及，轻取不见，有似于沉。以形质言之，则瘦人肉少，寸口癯瘠者，脉道显露，亦似于浮。肥人肉多，寸口丰厚，脉管深藏，亦似于沉（古人谓瘦人脉浮，肥人脉沉者，其理如是，非其实在之脉象一浮一沉也）。以情性言之，则其人豪爽刚果用事者，脉必应之而显于外，六阳之脉皆洪大，必近于浮。其人凝重柔弱性成者，脉必应之而藏于中，六阴之脉皆细软，必近于沉。以天时言之，则春生夏长，气泄于外，脉亦为之显浮。秋收冬藏，气敛于中，脉亦为之沉著。以人事言之，则劳力奔走，饮醇啜酒之余，气血夺张，其脉无不浮露。而凝默寡言，安居静坐之候，情志泰然，其脉无不沉静。此皆恒常之脉象，各随其人之气体动静而相与推移。窃谓凡二十八种脉象，无一不当作如是观。必不能仓猝下指，而即知其若者主某病，若者主某病者也。即以病脉之属于浮沉者而言，昔人每谓浮脉主表，属腑，属阳，沉脉主里，属脏，属阴。约略读之，鲜不谓此以表里、内外、阴阳分别论证，必无不妥。抑知浮主表而沉主里亦尚是理想之论断，笼统之泛辞，犹不能切中病情，确合事理。而浮脉属阳，沉脉属阴，浮脉主腑，沉脉主脏，则颇有语病，未可拘执矣。盖浮脉之可以诊得表病者，惟表邪最盛时为然，而外感之轻者，脉必不浮。若夫身热甚厉之病，脉必洪大滑数，以其热势方张，所以亦见浮象。此则气火俱盛而轻按即得，虽似于浮，实非浮脉之正旨。病此者表里俱热，必不当以其脉之浮而止知其为表病也。又风热之外感者，其脉浮，是为浮脉主表之一证。然肝阳恣肆，为眩晕、为头痛者，气火升腾，其脉亦浮，则病本内因，亦非表证矣。若谓浮脉属阳而沉脉属阴，亦止可以论其常。若阴盛于内，格阳于外，则脉且浮大而重按无根，岂得概谓之阳证。又热结于里，气道不通，则脉亦沉着而凝涩不流，岂得概以为阴证。至谓浮主腑病，沉主脏病，则宋金以前本无是说，而自明季以来编入《四言脉诀》，几于无人不读（《四言脉诀》本宋人崔氏所著，而明人多有改本，浮脉主表、属腑之说，尚非崔氏旧本）。创是说者，意谓腑之与脏，一表一里，则腑病盖同于表病，脏病盖同于里病。因而遂谓之腑病脉浮，脏病脉沉，其亦思腑脏之病分为表里者，止以腑与脏互为比较，则腑固为脏之表。若以全体言之，腑亦深藏于里，安得谬以为在表，岂可误认此表之一字而竟谓病在腑者，其脉当浮。假使腑病可作表病，而脉为之浮，则经络之病，肌肉之病，皮毛之病，其脉又当若何？此理之必不可通，而亦事之万不能有者。然今之习医者，多读《脉诀》，固无不知有浮脉主表，属腑属脏之八字，可见俗书误人真是不小。究之浮脉主表，沉脉主里，尚是含浑言之，或无不可。若必谓浮主腑病，沉主脏病，胶执太甚，最是不通。颐谓古今脉书所称某脉主某病者，无不有是有非，得失互见，学者必须自具见解，识透真理，方不为古人所愚。兹姑就浮沉一条，聊申是说，以为举一反三之计，止欲藉以纠正世俗通行之误，非好与古人作无端之辨难也。若以浮沉二脉之属于外疡者言之，则肿疡脉浮，惟上焦风热诸证有之，如发颐、痄腮、耳门、牙槽诸痈，病本在表，而又属风邪热毒蕴于上部，其脉无不浮数滑疾。有痰宜泄，有热宜清，亦不得以其脉浮属表而但与疏风解表，反令气火益浮，疡患益炽。若时邪袭于经络而发流注，则寒热交炽，表邪全盛之时，其脉亦必浮数，此则解表消肿，双方并进，而表邪得泄，肿疡自化。若疡已成脓，其毒全盛而未泄，脉亦应之为浮数，为滑大，则决去其脓毒而脉自静。若溃后脓泄，而脉仍浮者，苟非外感之未尽，即防续发之成脓。若感邪既化，疡无续发，而尚见浮脉，则正气散耗，非吉征也。若肿疡脉沉，则惟附骨大疽、痃癖积聚之症，寒凝络窒，气血壅塞者，偶有之。其毒甚深，其势固结，而脉为之沉凝不显，决非轻恙，苟不急与宣通以疏达，其凝结必不易治。而寻常肌肉之痈肿，经络之疮疡，于脉必无沉象。若痈疽既溃，脓毒已泄，气血流通，更无脉沉之理。如或有之，则其气犹结，其血犹凝，亦非佳象。总之疡患为肌肉之病，虽曰痛则不通，脉必不宜过于浮露。然壅者不化，结者不开，脉常沉涩不起，而治之不应，其为害又当何如耶。

第三节　迟数之脉

迟数者，脉之缓急也。气火甚盛，脉来急疾，一息六七至者，为数，属阳，属热，多实证。气血衰微，脉来怠缓，一息二三至者，为迟，属阴，属寒，多虚证。虽间亦有中气不充，脉形虚数，实积凝结，脉道尺滞者，而以寻常脉理言之，固数主有余，迟主不及也。是以肿疡、脉数皆为病邪之有余，其势方张，其毒方盛，脉象应之，必兼数疾，或为身热则数大而洪，或已酿脓则紧数而实，脉病相合，是为常态。若在既溃之后，其毒已泄，脉以安静为吉。如仍数，疾不减，则身热之未净，余毒之未化也。初溃得之，尚无大害，化邪解热即可向安。若其迁延既久，正气日馁，邪气不衰，而脉数不退，或者数大而中空，或者细数而急疾，形神必惫，真元消亡，斯为坏证矣。至肿疡脉迟，多属正气之不及，脉病不符，甚非佳象。此惟于虚弱之体偶见之，而寻常之疡所不应有者也。惟附骨、环跳诸证，病因虚寒初起，酸疼经缩，脉象应之沉迟为正，温养舒经，其毒自化。若脑疽、背疽，寒邪在经，迟脉亦为正，应温经宣托，收效亦佳。苟非此证，则阳病阴脉，宜求其故矣。若在溃烂，邪势已衰，脉迟虽似相宜，如果形证皆顺，养胃调元，是为正治。抑或神疲气馁，则余毒未净，而真元欲漓，脉至无神，亦非吉象。

第四节　大小之脉（洪细附见）

大小者，脉之形体也。气血有余，指下壮盛，是之为大，大而有力则谓之洪。气血不及，指下一线，则谓之小，亦谓之细（大之与洪，一是形式之粗壮，一是气势之勇悍，形神固自有别，故古人皆分两种。然皆主有余，其意可通，姑以洪脉附之于此。若小之与细，则字义虽异，而以脉象言之，必不能分析为二，故古人皆合为一。是以论脉诸书，或则有小而无细，或则有细而无小，兹亦并列于此）。平人之脉，或大或小，大率皆其人之禀赋使然。初不以有病而过于变动，惟以病

脉言之，则大为有余，是病邪之太过，小为不及，是正气之式
微。故肿疡、气滞、血凝，其病属实，其脉宜大而不宜小。然
所患苟非坚巨，或其人素禀脉小者，则小而有神，亦何往而非
佳象。若大而有力，坚硬搏指，洪而气悍，汹涌奔腾，邪势太
甚，非吉征矣。溃疡气泄血耗，其病属虚，其脉宜小而不宜
大。然所耗或尚无多，及其人身躯雄伟者，则大而有神，正是
病魔退舍之机，元气未亏之兆。若脉小形瘰，外疡难敛，尤可
虑也。惟肿疡势盛之时，而其脉过于小弱不起，则正不胜邪，
斯为危候。若大毒既泄之后，而其脉或豁大无根，则元气已
漓，无非败象。是皆尝以形证与脉神参互考订，而孰吉孰凶，
自有定论。万不能于指下求其形似，而即以为凭脉辨症之要诀
尽在此中也。

第五节　滑涩之脉

滑涩者，脉之气势也。气旺血旺，其脉流利，是之谓滑。
气少血少，其脉凝滞，是之谓涩。凡痈疽，当肿势坚硬之时，
脉多涩滞，则气有所聚，血有所凝，蒂固根深，蟠结不化，是
其征也。而湿邪袭于经络，及湿痰蒙满中州，胃呆胸痞者，其
脉无不涩滞。此皆实邪窒塞，气行因而不利，治以疏通宣泄，
则涩脉自起。若疡已酿脓，则气血相搏，其势方张，脉象应之
必多滑数，故肿疡已成、未成之机，即可以脉之滑涩决之。涩

则内尚无脓，犹可消散；滑则脓已蒸酿，无不外溃矣。若痈疽既溃，则气结已通，血滞已泄，脉以滑利为顺，涩滞为逆。盖脉滑者，其正气之充，清养化邪，调复必易。惟滑而大者，余焰方张，尚非正轨。而脉涩者，则血液已耗，神色必疲，滋养扶元所不可缓。若更涩而小弱，色夺形癯，尤其可虑。

第六节　长短之脉

　　长短者，脉之部位也。气血有余，指下势盛，尺寸皆溢，是谓之长。气血不足，指下势促，尺寸不及，是谓之短。故脉长者，恒兼洪大滑数；脉短者，恒兼虚弱细微。此多属于其人禀赋，而凭脉辨证，即随之以决虚实焉。长短二脉，合寸关尺三部而言。长者，寸尺皆过于本位。短者，寸尺皆不及本位。是以关部无所谓长短之象。昔人每谓关不诊短，以寸关尺三部本是一线贯注，不能离异，故有寸不至关为阳绝，尺不至关为阴绝之说。然则关部既不当有短脉，亦必不能以长脉论矣。又阳气上盛之病，脉长于寸，即短于尺；相火下盛之病，脉长于尺，即短于寸。则所谓上鱼入尺之脉，偏盛于上者必短于下，偏盛于下者必短于上，与专论长短之合寸尺而言者不同（详见后文上鱼入尺一条）。凡病而得长脉，若非其人之体质素强，则病魔之势焰方张也，或虚阳之浮露于外也。若更长而不实，长而无神，则形似有余而其实不及，非佳朕矣。凡病而得短脉，若非其人之体质素弱，则气血之俱衰也，否则实邪凝结于中而气道不舒也。若复短而无神，形气俱馁，更难图矣。故肿疡脉长无非阳邪之势盛，而肿疡脉短则为大毒之坚凝。若在溃后，脓毒已泄，气血已伤，于脉宜敛，则短者尚为合宜，长者必多变幻。苟非毒邪之不减，即其元气之外浮，所谓证虚脉实，皆当顾虑。惟脉短者，终是正气不周，津液既耗，而脉应之，滋液养阴，是为正治。若其短涩无神，则真阴欲竭，亦自可危。

第七节　虚实之脉

虚实者，亦脉学之纲领也。三部九候力量有余，皆可谓之实；三部九候力量不及，皆可谓之虚。则凡言实者，可赅弦劲洪紧诸脉；而凡言虚者，可赅微弱迟软诸脉。初非专以虚之与实指定一种形象之名称。而昔人每以浮而无力为虚，欲以别于沉而无力之弱脉；以沉而有力为实，欲以别于浮而有力之革脉。细分畛域，虽亦不为无理，寿颐窃谓虚实二字之本义不当如是，岂中候、沉候之无力者必不可以言虚，而浮按、中按之有力者必不可以言实耶？顾名思义，当亦恍然所以。诊得实脉，苟非体质之壮盛，必其病势之有余。然坚实太过，搏指不挠，则邪焰方张，已失冲和之性。诊得虚脉，或为禀赋之素弱，无非元气之不充，而虚弱已甚，指下无神，则根本欲漓，几等尸居余气。故肿疡脉虚，虽曰病有余而脉不及，然苟非大症，而其人形神未馁，则微见虚软，未必遽为大害。惟疡患甚巨，而脉来虚弱已甚者，是为脉症相反，必多不治。而肿疡脉实，虽曰病是实邪，脉证相合，然果坚劲异常，则大毒盘据，蒂固根深，宁不可虑？溃疡脉虚，是为气血乍泄，于法为顺，然必风波大定，余浪不兴，清养扶持，始登彼岸。如是恶腐未脱，毒焰未衰，而脉已虚软不起，惟恐正气难扶，同归于尽。若溃疡脉实，必其余毒尚盛，气血未和，如脓泄太多，脉反坚实者，必难善后也。

第八节　弦紧革牢之脉

弦者，脉之刚劲有力、端直而长者也，为肝阳之自旺，为痰饮之郁结。紧者，脉之固定坚直、应指不挠者也，为寒邪之外束，为实邪之内凝（《素问》有脉实坚之说。《伤寒论》平脉篇"寒则牢坚"。《脉经》引之，作"寒则紧弦"，是紧脉亦可谓之坚脉，凡以形容其指下有力耳。叔和以紧脉为转索无常非是说，详拙编《脉学正义》。盖紧即有力不散，亦与虚实之实脉相近）。革者浮候之坚大有力，牢者沉候之坚大有力，一为孤阳之浮越于外，一为阴寒之凝结于中，脉理主病，适得其反，然其脉之坚固有力则一。此四者皆脉象之属于实者，疡患得此，无非病势方张，其毒甚盛，可从上条实脉之例求之。

第九节　脉之软弱微散

软弱者，脉之应指无力者也。昔人每谓浮细无力为软，沉细无力为弱，分为两种。颐谓软之与弱，按其字义，本难区别。若即以一浮一沉定为二候，但据脉之部位而言，固无不可，然论其所主之病，则固同是气血之不足耳。似不如浑溶言之较为圆相（《千金翼》始有濡脉一条，而后之言脉者几以濡脉，软脉别为两类。考《素问·平人气象论》，平人脉来，软弱招招。《脉经》引之，则作濡弱，盖濡即软字之变体。最古止有耎字，后乃作輭，俗则作软，从耎之字。汉人隶书亦多从需，二字音读虽各不同，而字形字义者近，遂至不可复正。所以《内经》脉软之软，后人竟作脉濡，实非濡湿、濡滞之濡字，寿颐言脉有软无濡，从其朔也）。微脉者，即软之尤甚者也。若更涣散不收，指下似有如无，则为散脉。此四者皆脉象之属于虚者。以言外疡，则未溃属实，软弱之脉皆非所宜。然在病势不重，疡患不巨者，偶见软弱，亦未必遽呈败象。若在既溃之后，其正已伤，脉形软弱，尤为合辙。惟微脉则无力太甚，未免中气之不支，散脉则散漫不收，多是本实之先拨，无论肿疡、溃疡，都无吉象，是皆当从上条虚脉之例以求之，亦可举一反三者也。

第十节　缓　脉

缓脉本有二义，一为和缓之缓，则一息四至，胃气之正，所谓不大不小，不刚不柔，意思欣欣，难以名状者，无病之脉，当如是也。一为怠缓之缓，则濡滞不前，湿阻中州者有之，而湿流关节者亦有。故疡病而得和缓之脉，既合中和之气，无论已溃未溃，无非泰境。而得怠缓之脉者亦无往，而非湿邪之著也。

第十一节　芤　脉

芤者，脉之中空者也。是为失血之候。盖血液既泄，脉道不充，有如葱管，凡失血家往往见之，固非昔贤之空言也。而疡病在未溃之时，于法当无芤象。如果有之，则其人平时之亡血者也。若在溃后，则脓血既泄，时亦偶一遇之，然苟非大症日久，脓去甚多者，亦不恒有此脉。补养滋填，势不可缓。

第十二节　动　脉

动者，脉之一粒突起，如珠如豆，厥厥动摇者也。于法主痛。盖痛则气滞著而不行，脉道不能条达，因而凝聚一处，如珠动摇。此虽不恒有之脉象，然阅历多者，固时一见之（《素问》谓：妇人手少阴脉动甚者，妊子也。是亦气血初凝，脉行不畅之理，诊妊脉者亦或遇之）。故外疡而得动脉，无论已溃未溃，皆其毒邪凝聚，气道不通，致令脉络不畅，壅而为此。否则痛盛气结，而脉应之，是皆当从事于宣通疏泄，而求其气机之条畅者也。

第十三节 伏 脉

伏者，脉之沉伏不见者也，轻按不得，必极重按之，而始一应指。苟非病邪之深邃，则阴寒之凝固也。否则大痛气结，而脉为之阻也。故以外疡言之，病在肌肉，于脉必不当伏。如果有之，则附骨大疽，蟠根错节，必非一朝一夕之故矣。而大毒酿脓，痛势极炽之时，亦偶一见之，则痛极不通，脉涩已甚，即沉伏不见。如在溃后，则其毒已泄，其气已通，更不当再有伏藏之脉。如果有之，则其毒固结，不以脓成而稍灭，其势其凶何如。

第十四节 促 脉

促脉，自叔和《伤寒论》辨脉法及《脉经》与结脉对待成文，以促为数中之一止，结为迟中之一止，后多宗之。颐谓促字本义，短也，速也。仲师本论言促脉者四条，殊无歇止之意，而于"脉结代，心动悸者，炙甘草汤主之"一条，明明以结脉与代脉对举。结为无定之歇止，代为有定之歇止，并未言及促脉，则促非歇止，自可于言外得之。高阳生《脉诀》谓促脉并居寸口，盖独盛于寸部之脉，主病为上焦有结，故脉为之促，颇与促字短速之义相合。杨仁斋等诸家皆承用是说，以视叔和数中一止之解较为圆到，且于本论促脉四条无不可通。盖惟阳盛于上，结涩不通，于脉应之，短而且速，临证治验确然可征。叔和以其既短且速，急迫之态，有似于不能联属之象，因以偶然一止，引申其义，似其立说之初，用意亦不甚相远。但后之读者，仅知有歇止一层，而忘其短速，则遂与古人命名本旨毫厘千里（乾隆时日本人丹波元简《脉学辑要》亦主此说，引证尚为明晰，俱详拙编《脉学正义》）。以内科为病言之，则阳升头面，气结胸中，或痰聚上脘者，其脉皆独盛于寸，促速不舒，是其明证。以外科言之，则上部实热壅而为疡者，亦当有此脉象。丹波氏谓独盛于寸，与溢出上鱼之脉相似，故其《脉学辑要》促脉条中附以溢上鱼际之脉。颐为上溢者，主阳升巅顶，故脉溢出寸部之上。而促主阳盛上焦，尚在寸脉本部，形势亦自不同，是当分别观之。

第十五节　结代之脉

结代皆歇正之脉。结为无定之止，尚是气血失调，偶然停顿。代为有定之止，竟是脏气缺陷，习为故常。所以代死结生，显然有别。然即以内科言之，老人气血既衰，循行不及，即见代脉，亦未必遽是死征。苟其颐养得宜，尚可绵延岁月，但终是不足之朕兆，残龄风烛，刻刻可虞耳。以言疡证，则肿疡虽皆壅塞不通，惟皮肉经络之病，苟非大症，必不当有结代之脉。而内痈固结及痛势极炽者，偶一见之，是当解结定痛，方能脉复即安。久见结代，必非佳兆。若溃后则闭者已泄，滞者已通，脉道周流，尝无结塞。如其有之，则真元不续，其危何如。

第十六节　上鱼入尺

上鱼气火沸腾，脉必应之而上溢，甚者且弦出寸口，直上鱼际，此心肝阳盛者有之。其症为眩晕头痛，直达顶巅，或且冲激脑经，昏瞀无识，而疡家实火症亦有此脉，头面疔毒时一见之。下元相火不藏，脉必应之而下盛，甚者且垂入尺中，搏劲有力，此肝肾火炽者有之。于内症为强阳不痿，为阴挺顽癞，为阴汗湿痒，皆龙相之横逆莫制者也。于疡家亦主二阴毒火诸恙，如急性之子痈，如湿热之外痔，及便毒痃疝之势焰方张时，恒常有此垂长之脉。而足胕、水疔、阳发、大毒，顷刻化腐者，亦时一见之。

第三章 疡科治疗法

第一节 总 论

疡家药剂，必随其人之寒热、虚实、七情、六淫、气血痰湿诸证而调剂之。故临证处方，无论外形如何，要必以内证为之主，此疡医之最上乘也。苟能精明乎内科治理，而出其绪余，以治外疡，虽有大症，亦多应手得效。试观近今内科名手，本非治外专家，而偶治外疡，亦复时有奇效，此事实之有可考者，而亦事理之最可信者，且亦天下之良医所公认者也。惟是疡之为病，甚繁迹矣，即其外候之变迁，亦复层出不穷，步骤次序，必不可紊。使非专心致志研究一番，纵使长于内科，理法深邃，而移以治疡，即能大致楚楚。然细针密缕，必有不逮，则按之实际，亦不能按部就班，铢两悉称。盖治疡大旨，虽无不以内症为权衡，而对于外症，如消毒止痛、去腐生新之类，必须有二三味合宜之药为之导引，而后内外各如其分。否则全无关系，又安能收覆杯取效之应。况乎所发部位，各有分野，分经论治，尤不可笼统含糊，浮泛不切。而世俗所传外科各书，且有百病通治之煎方，宁不隐约模糊，长坠黑暗地狱。如通行之仙方活命饮、神授卫生汤等等，凡是疡医家言，无不列之首简，谓为能治一切痈疽，退毒定痛，如何神效，云云。试为考其实在作用，庞杂无纪，既无法律可言，又安有效验可望？盖凡是一病，虽曰自有对病应验之药，然同此一病，而温凉寒热、虚实轻重、始传末传，亦复各各不同。已无预定一方可以通治之理，而乃曰古有成方，且可通治上下大小一切痈疽，未成即消，已成即溃，自始至终，无不合辙，揆之情理，其谬何如！须知见证治证，随宜加减，纯是一片灵机，不得要领，已非画龙点睛手段。而制方者乃预设一通治百病之成见于胸中，宜其肤浮芜杂，无一是处，而乃大张其名，眩人耳目，一则曰仙方，再则曰神授，自诩神通，适以彰其妄诞而已。今试以仙方活命饮一方论之。药用乳香、没药、赤芍、甘草节、归尾、川山甲、皂角刺、银花、白芷、陈皮、花粉、贝母、防风十三味。乳香、没药，固世俗所谓止痛之套药也，其性粘韧，能合金刃创口，外敷止血定痛，最有神验，又可研敷作外疡生肌长肉末子药，此乳、没两味之第一功用也。又其气芳香，能疏肝胃之气，则内服以治肝心隐痛，亦或有效。古人之用以止痛者如此。然其质是树胶，一入煎剂，粘稠凝腻，其臭反恶，难于入口，即令勉强吞咽，亦必惹胃泛恶，甚之则吐，古人用此二味皆入丸散，未见有作汤饮者。《本草纲目》所引诸方，尚皆如此。而后之俗医乃以止痛二字乱入煎方，姑无论其有无效力，而令病者饮此浊胶，徒犯肠胃，亦已太酷。俗医止知人云亦云，并未深明古人用药有法。若令医家亲啜一匙，吾知其亦必愁眉闭目而不能下咽。甘草能治外疡，乃甘为土之正味，百毒入土而化，故甘草能消外科之毒。然甘者必腻，若湿病、痰病，得之必满、必呕。古人成方虽多以甘草调和诸药，而今人则用之甚少，诚有见于此中弊窦。况在外疡，湿病、痰病最多，故患疡者，舌苔多厚浊粘腻，甘味皆是此药，况大甘大腻如国老乎？又俗医每谓甘草之节系专治疡科解毒之品，与甘草不同。不知《纲目》引书最博，辨药极详，于甘草有梢有头，而独无节，可知古尚无此谬说。今就药肆中持甘草观之，长者尺余，两端如一，其节安在？而俗医处方竟大书特书曰甘草节若干，岂非以盲引盲之故态。赤芍、归尾，破血活血，惟确是血瘀者可用，平常和血通络，宜用全归。若甲片、皂刺，走窜外达，最易催脓速溃，惟大证内已成脓，而深在肉里，早用刀针，大是痛苦，不得已而用此二物，使之向外面皮肤透达，俾得从速用针，可免内攻化巨，亦是避重就轻之法。若内脓未成，犹可消散，而妄用之，适以助其成脓外溃，则小病化大而大病可危。病者何辜，与医何仇，而必令其惨痛号呼，脓血横决，何其忍耶？陈皮、贝母，惟上部热痰为患，如发颐、痰核之类宜之。白芷芳香上行，可散头面之风，防风辛温，以散寒风，为百药长，而风热大非所宜。银花、花粉，则清凉之味，宜于温热，而寒症所忌。似此温凉并进，糅杂成方，而曰治一切痈疽，不论阴阳，宁非大谬。又王氏《全生集》有小金丹、醒消丸等方，颇为时俗所尚。然亦无通治百病之理。而近更有所谓六神丸者，以珠、黄、脑、麝、蟾酥、腰黄六物为方，以百草霜为衣，价值兼金，可谓贵重，而按之药性病情，亦非外疡有效之药，乃俗人不察，群认为治疡必效之神丹。甚至医林亦推重之，不从效力上着想，而惟以重价为佳，徒耗病家资财，庸陋之尤，更是可笑。寿颐秉师门家法，参以生平阅历，颇觉一病有一病之方剂，尚必随其人之气体而相与变迁，已非投方所能必效，更安有预备数方可以泛应？曲当之理，但分证言之，亦未尝无门径之可寻。用是撮其大旨，分别门类，列举各法，姑示涯略。虽曰东鳞西爪，必不能曲尽精微。要之门径既清，则临时制裁，自能变化，较之从事于古方之浑漠无垠，不分虚实，不辨温凉者，不啻指南有针，导之觉路矣。至于外治各药，退毒围毒，温散凉散，提毒消毒，止痛止血，收湿止痒，去肉生新，诸法咸备，与内服煎剂，各收效果，更不可泛泛不切，敷衍了事。考之古书，成方千万，而可供实用者竟百不得一，甚者且贻误无穷。不能照书配用，幸围一效。要知事倍功半，既不当以临床为练习之场。如果以药试人，且不啻借病人作习射之鹄。爰以师门心法，暨半生经验，各药别为一章，并录于篇。务使一方有一方之效力，俾同学者习此一编，而随宜施治，绰有余裕，藉以利济苍生，拯其疾苦，鳃生事业，差足自豪。若夫内服煎剂，分症治疗，则各有攸宜，不能泛然立方，仍蹈通套之陋。因别采疡科治案，辑为《平议》一编，庶几是是非非具有经纬，治疡一科无余蕴矣。

第二节　论肿疡退消之剂

治疡之要，未成者必求其消，治之于早，虽有大证，而可以消散于无形。病者不以为功，医者亦可省许多手续，此良医之用心，而亦医之最上乘也。惟是消肿之法最为细密，一病有一病之来源，七情六淫，三因各异，若不能于病之本探其源，而治之则断无消散之希望。而或者乃仅仅于部位上，形色上求之抑末矣。如病本外因，则风寒暑湿之浸淫，既各随其感触而成疡患。如病本内因，则气血痰郁之壅滞亦流注于经隧而发大痈。故凡退肿消毒之大法，以治外感，则有风者疏其风，有热者清其热，有湿、有寒者理其湿、祛其寒。以治内伤，则气滞者理其气，血瘀者行其血，痰凝饮积者导其痰、涤其饮，正本清源，无一非退消之良剂。此外惟有五志之火，七情之郁，其来似渐，结为坚肿，如乳癖、乳岩、失荣、石疽等证，则由来已久，蒂固根深，虽有养液、和荣、软坚、流气之良法，而苟非病者摆脱尘缘，破除烦恼，怡情悦性，颐养太和，则痼疾难瘳，必无希冀。而其余诸证，披郤导窾，孰不迎刃而解。然必辨之也精，斯识之也确，因端竟委，探本穷源，已非庸耳俗目之头痛医头、脚痛治脚之所能望其项背矣。

第三节　论肿疡内已成脓之剂

肿疡治疗，总以消散为第一要义。能于消肿各法，随证分治，纵有大证，亦可衰减其势，所谓大化为小，小化为无。病者隐受其惠于不知不觉之中，医者亦有功而不居，仁人之用心不当如是耶？至不得已而消之不尽，或治之已晚而内已酿脓，势必不能全退。于斯时也，内服煎剂亦惟以消散为主，仍须分别病因，依上条退消各法，随证用药。盖以中虽成脓，而四周之肿犹在，故仍以消肿为急。置其脓成于不问，庶几余肿既消，即成溃亦必不巨。万不当早用透达之药，令其迅速蒸脓，攻孔日大，收敛费时。山甲片、皂角针，走窜极迅，透脓极易。未成脓者，早用之即易蒸脓，不能全散。惟阴寒之证，坚块漫肿，借其流动之势亦可消散凝滞。若有脓成肉里，深藏不透，则用此并加川芎，能使肿势高突，透达于外，提深就浅，亦是一法。惟肿疡，苟非真气大衰之人，必无用补之法。一投补剂，其肿必巨。俗子不知，误于张洁古"黄芪为疮家圣药"一句，动辄乱投，致令轻症化大者，不可枚举，害人不浅（说详拙编《本草正义》黄芪本条）。而治疡者，皆不知其弊，良可浩叹。

第四节　论肿疡行气之剂

疡之为病，必肿必痛，其故无他，气血壅滞，窒塞不通而已。所以消肿止痛，首推行血、行气为必要之法。惟行血不可太猛，破血逐瘀之品非可轻率乱投，转滋流弊，而行气之药可以万全无害。抑且血之壅即由于气之滞，苟得大气斡旋，则气行者血亦行，尤为一举而两得。此则古人治疡注重气分，询为握要之图也（宋李氏《集验背疽方》有五香连翘汤、内补十宣散，窦氏《疮疡经验》有许多流气饮，虽方药未免丛杂，而多用气分之药，最得治疡正轨）。寿颐谓气为血帅，血随气行，天地之大，必以空气运行化生万物，而人在气交之中，动作行为，无一非此大气流行为之鼓荡。所以凡治百病，皆必参以气分之药，而后吹嘘运用功效乃神（古人补血之方，首推四物，地黄厚腻，非得归、芎辛温运动之力，则呆滞有余，弊多利少，此制方之精义即在利用气药，而俗人昧焉。且谓当归、川芎即是补血之物，于古人用药真义未能体会，实是医学之大蔽）。况在疡患，明是气滞不行为病，苟不振动其气机，何能有济？此固治疡者始终利赖之捷诀，而凡道达经隧、宣通络脉之法，固无一不在此行气二字之中者矣。

第五节　论外疡治痰之剂

痰者，本非吾人体中应有之物质，而以观近人病状，则挟

痰之症甚多，岂丹溪所谓东南地土卑湿，由湿生热，湿热生
痰，果得之于土薄水浅，而非人力之所能为耶？毋亦体质素
弱，脾运失司，大气之斡旋无权，饮食之消化不力，坐令水谷
之精不为津液，以洒陈于五脏，和调于六腑，而徒酿为顽痰浊
饮，有以助长病魔耳。古人恒谓胃为生痰之源，肺为贮痰之器
者，以肺为呼吸之道路，气机不利则气化为水，而水饮停留。
胃为水谷之渊薮，运化不灵则食即生痰，而浊涎盘踞，此痰饮
之潜滋暗长于肺胃中者，尤其浅而易知，显而可据。若夫经络
肌肉之间而亦多痰病，则非其肺胃之痰可以随气血流行以入经
隧，盖亦其人之运行不健，营卫周流有时偶滞，遂令络脉中固
有之津液留顿于不知不觉之中。譬彼源泉，本是澄清之故道，
而下流既阻，污朽积焉。有如山蹊，初亦行人之捷径而为，间
不用，茅草塞矣。此四支百骸、皮里膜外所以停痰积饮之渊
源。而外发痈疡亦往往而多痰症，则治疡者可不于此加之意
乎。惟痰能为疡，其基础则本于气机之阻滞，其成就亦别有感
触之源因。有因外风时热以激动生痰者，则风性升腾，上行而
迅疾，其症多在头项腮颐，如发颐、痄腮，项前、颔下诸痈，
皆本于结痰而动于外风，成于血热。则化痰也，而必泄热疏
风。有因肝胆内热以熬炼其痰者，则相火郁窒入络而贯联，其
症多在耳后项侧，如瘰疬、马刀，连络成串，皆本于木火而煎
烁血液，驯致坚凝。则化痰也，而必疏肝清火。有胃络之结

痰，则乳房之结核，是宜兼泄胃家之实。若夫气液久虚、痰流经隧、历久始发之流痰，则非培补不为功。而久郁之痰、有年痼疾，如石疽、乳岩者，则根荄蟠结，满腹牢骚，亦非药力之可以抒愁解结者，夫岂化痰二字所能希冀百一。此虽同是痰病，而浅深大是不侔，果能分别源流，投机处治，当亦可以十全八九。又凡疡患之挟痰者，尚有部位可据，亦必见证分治，则项侧、耳前后多风火，亦多肝火，宜辨内外之因。胁肋疬串，有实火，亦有虚火，宜求铢两之称。若胸腹肩背皆是流痰，而四肢之部则惟两臂间有流痰发生，而自股以下无之，学者慎勿以股胫之疡误作挟痰论断，而反以贻笑方家也。

第六节　论外疡清热之剂

外疡为病，外因有四时六淫之感触，内因有七情六郁之损伤，种种原由，无不备具。而以最普通者言之，则热病其多数也。盖外感六淫蕴积，无不化热；内因五志变动，皆有火生。此则内科百病属热者，亦必居其大半。况在外疡，肌肤灼痛，肉腐成脓，谓非热郁于中，有以消灼之而何？此世俗治疡所以无不注重于清润寒凉一途，诚不能不谓其大有适用处也。虽然疮疡之属于热者，固是最多，颐必不敢偏信林屋山人阳和一汤谓为泛应曲当，而妄加无辜者以炮烙之刑，听其惨暴哀号，烁金销骨。究之热病情状万有不齐，欲求其分量攸宜，铢两悉称，似亦不易。因非如街头卖药，市上摇铃者，记得苓连膏、黄银花、地丁数味，而可尽疡医之能事者也。试以疡病之属于热者，分别言之。有风热之症，因风而生热者，如头面诸疡及游风之类是也，虽宜清热，而必先辛凉疏风，不得早用寒凉之药，否则热已退而坚块犹存，久留不消，终为祸根。甚者寒凉直折，反致气血凝滞，亦成顽症（颐按：热在气分者不得早用凉血之药，在内科则适，以引进热邪内传变幻。在外疡则易以留滞气血，且为痼疾，如温热病初感发热，其热在表，虽有大热，而热在气分，早投栀、芩且必引邪内传阳明，早投石膏则凝塞气机，而肺胃痰浊郁结不行，必致缠绵难愈。甚者且生地、丹皮引入血分，犀、羚、牛黄引入心肝。天士、鞠通无不渐引渐深，驯致不治。而宗其学者，代有成书，流毒遂遍海内。近贤惟元和陆九芝封公力纠其谬，余如吴坤安、王梦隐诸贤笔下，非不清彻有序，而于叶、吴两家犹隐隐奉为师承，不知其误。盖清凉诸药几几于一陶同冶而无分畔岸久矣。又何感乎专治疡科者，随手拈来，而不知量度耶）。有湿热之病，因湿而生热者，如湿痒诸疮及臁疮流火是也。虽亦必清热，而尤须淡渗导湿，不得恃芩、连等味，否则热势渐解而湿积不化，肿腐难瘳。惟有毒火之症，发为疔疮，来势迅疾，易散难聚，则热毒不仅直入血分，且必与心肝二脏有直接关系。所以毒散走黄（毒散而内陷，俗谓之走黄。字义极不可解，而妇孺皆知有走黄二字，姑从俗仍之，欲其易晓），必有神志昏迷，肝火横逆见证，则治法虽在肿犹未盛之时，而审证既真，即当大剂凉血并清心肝之热，鲜地、芩、连、犀、羚、丹、芍，均是必需之要。否则变幻异常，捷于奔马，一击不中，补救綦难。此疡科中最为激烈暴戾之症，所当救焚沃焦，重剂急进，不可轻描淡，写杯水车薪，反致顷刻燎原不可向迩者也（颐按：疗毒之易于走黄者，头面诸疗为甚，肿势漫溢，坚硬异常，针之无血、无水、无脓，一至神思恍惚，言语模糊，已多不救。中医旧说每谓内陷攻心，尚是理想之辞。愚谓是亦脑神经病，盖神经受毒，直上犯脑，以致知觉不灵，宜其难治，早用犀、羚可治十九，亦是凉降，以平气火，使之不复上攻耳。所以头面之疗易成危候者，以中医旧说言之，岂不曰头面为六阳之会，疗为阳毒，二火相合，其焰斯张。若以新学说解之，则头面部位与脑最近，且七窍之脑神经最多，此其所以易于不治之原理也）。又手指亦多疗疮，用药亦同此理，但其势较缓，可治者多。惟红丝疗一种，自发肿之处生出红晕一条，现于肌肉之表，从臂上行，渐以及腋。相传谓此红晕过腋入胸即为不治，而颐治疡二十年尚未见此坏症，或亦古人理想之辞。闻师谓此是心家之热，药以泻心为主，重用芩、连、栀、翘，投之辄效，总之皆清心肝二脏之热。盖心肝是君相二火之源，症虽在表，而源本于里，所谓病之轻者皆在经络，惟重病则涉及脏腑者，此也。外疡之宜于大剂寒凉而不虞其太过者，惟此一症。足部亦有所谓水疔者，初则红肿蔓延，大热大痛，不一二日而腐化甚巨，此其湿火毒邪，亦必犀、羚、芩、连大剂急投，可救危难。而又以淡渗导湿辅之，此是湿火与毒火相合之病，与专治毒火者尚宜微分门径。若夫外疡溃后，有火宜清，则视其症之险夷而辨铢两。苟非阳发水疔（水疔亦称阳发毒），绝少大凉之法。盖溃后最宜顾其元气，而尤必以调和胃气为主。苦寒损胃，且耗真元，若不知分量，而惟以清凉解毒四字作为枕中鸿宝，则疡患之不死于病而死于药者多矣。

第七节　论外疡理湿之剂

普通疡患惟湿热二者最多。偏于热者，灼痛成脓；偏于湿者，发痒流水。大率痛痒脓水之分途，即热毒湿邪之分证也。热毒为患，多发于身半以上；湿毒为患，多发于身半以下。是火恒炎上，湿恒润下之征。且湿疡浸淫，每在皮肤之表，四支之末。则湿之积滞，其源由于脾土之卑监（卑监二字借用《素问》之土运不及名曰卑监，是土德之卑下也），而脾主肌肉四支，湿邪淫溢则渐渍于肌肉，走窜于四支，亦固其所。惟是湿邪为疡，最多挟热。苟非湿与热蒸，亦不四散走窜，惟与热交并，乃始流注于支体，外达于皮毛。所以治疡之湿，亦必与清热之剂相助为理。有湿而兼风热者，如游风之上行于颈项，洋溢于肩背，则清化热湿而必佐之以疏风。有湿而兼血热者，如疥癣之痒搔，则清热化湿而必主之以凉血。有脾胃湿热而旁行于肌表者，则黄水疮等之滋水频仍，宜醒胃快脾而分利以通之（俗称天泡疮者是）。有肝肾湿热而下流于阴股者，则阴蜃疮等之湿痒不已（如前阴之肾囊风，后肾之坐板疮皆是），宜凉肝清肾而苦寒以燥之。若湿热下注已达股胫，为湿注、湿臁、跗肿、流火之属，燥湿清热仍非淡渗通利，不为功。惟湿盛、火盛、红肿巨腐之阳发大症，则毒火猖狂，不三五日而腐烂盈尺，苟非大剂清热解毒急起直追，鲜不偾事，此是燎原之火救焚手段，万不容缓带轻裘从容贻误者也。若夫湿重热轻，流入关节则为流注，寒湿互阻滞于经络则为痹著，凝于筋骨则为附骨、环跳、鹤膝、委中诸症，脉必涩滞，舌必白腻，是宜于燥湿宣络，温经疏气。初起之时必以温运入手，苟得气血流通，投匕辄效。若至迟延淹久，湿郁于中，则致化热，内欲蒸脓，已难操十全之胜算矣。

第八节　论外疡温养之剂

外疡非无寒病也。天寒则水泽腹坚，人血凝涩，留著不行，壅而为疡，理有固然，无足怪者。然而疡病之寒，正是阴凝之气袭于络脉，非脏腑之真寒可比。故治寒之剂，温经宣络，疏而通之，一举手间无余蕴矣。固无所用其大温大热，九牛二虎之力者也。以颐所见，外疡之宜于温养者，言之大约止有二种证候。一则脑疽背疽，寒之在于经络者也。其外形且多红肿发热，惟病发脑后，部位属阴，且太阳寒水之经，外证必寒畏风，舌必淡白无事。其湿痰盛者则多白腻、厚腻，尖边亦必不红绛，脉必细涩无力。即间有浑浊而大者，则毒盛肿盛之故也，然必不能洪数滑实。亦有按之有力者，则毒势凝聚，不化之征尤为重证。治之法，其毒得化，证势少松，而脉即无力矣。其项后必牵强不利，皆寒邪之确证，于法必温经宣化，且必升举大气，通行经络（此所谓升举大气者，如川芎、羌活可以透达皮毛，使毒得外泄，非东垣补中益气之升、柴也），虽有大证，效如反掌。而昧者见其皮肤红肿，辄投凉解，则毒陷神昏，危象立见矣。一则附骨环跳之寒在筋骨者也。初起经掣酸痛，不能行动，甚者足短不伸，动则大痛，而皮肤肌肉尚未肿也。此时亦以温经散寒，通经宣络，数服必效。迨迟至数日，肉分坚肿，而病状始著，病根渐深，然脉尚细涩，舌尚白腻，仍用温化，犹可及也。更逾数日，则寒邪化热，其肿愈坚，其势愈大，脉渐转数，舌渐转红，而内欲酿脓，则用药颇费斟酌。而浅者只知是症利于温通，至此犹用一派刚燥，则催其成溃解，久延不敛，渐为疮劳，则医者之手续费事，而病者之性命可危矣。此外则鹤膝、踝疽，有寒湿症，有虚寒症。腰疽、肾俞疽多虚寒症，皆可温养，甚者亦可温补。流痰、流注有寒湿症，亦有虚寒症，骨槽有寒痰症，皆可相度机宜，参用温化。然热药必不可过度，过则寒必化热，助其成脓，皆药之咎，非病之变也。若夫痰核、疬串、乳疬、乳岩、失荣、石疽诸顽症，其始坚硬异常，未始非阴寒凝结之象，然此等病源皆挟郁火，且多在阴虚之体，和血养阴犹虞不济，而论者每谓此是寒凝实症，吾以温药和之，则离光普照，冰雪皆消。王洪绪阳和一汤，在彼固说得天花乱坠，几于无症不治，而近人用之，每见其弊，未见其利，慎不可辨症不清，一味盲从，不操刃而持杀人之柄也（寿颐同研友潘辅臣室人，丙辰冬月始觉左乳结核，丁巳正月自服阳和汤十六贴，日渐长大，至三月中延颐诊治，形势高突，周围七八寸，延至腋，下手不能，已不可为矣。其人情性安和，处境尚顺，无郁结症，而乳岩顽病竟迅速异常，至于此极，若非阳和汤，必不致此。延至七月，以渐胀裂，竟尔惨死，大可怜也。辅臣名宗传，嘉定人，今在沪上南洋女子师范学校充教习）。颐按：古今医家恒有偏寒、偏温之习，如河间、丹溪皆尚寒凉，景岳、立斋皆尚温补。读其书者，恒疑其嗜好不同。然当时所治之症，斑斑可考，宜温宜凉，断非医者之偏见也。明季以来，痘科名家尤为显分畛域。如万密斋、聂久吾皆主温补，费建中则专主寒凉。乾隆时常州庄在田又专主温，嘉庆时醒末子重刻在田之书又谓不可偏执，似此冰炭分途，岂不令后学茫无头绪。读古书者，亦必不能为古人说明其所以然之故。近读陆九芝《世补斋文》《六气大司天说》两篇，据王朴庄引《素问》七百二十气，凡三十岁为一纪，千四百四十气，凡六十岁为一周之说，扩而大之，以六十年为一大气，三百六十年为一周。起黄帝第一甲子，厥阴风木司天，少阳相火在泉，以后每六十年则更一气，自厥阴而少阴、太阴、少阳、阳明、太阳，轮流旋转。则司天在泉，惟有三者之别：一为风火，一为燥火，一为湿寒。在风火燥火令中者，病必多热，则医者自不得不注重于寒凉。在湿寒令中者病必多寒，则医者自不得不注重于温燥。观其自黄帝以迄有清同治之第七十七甲子表列年代，若者为风火、燥火，若者为湿寒，而古今名医之尚温、尚凉者，无一人不合于当时之气运。可见古人见证、论证自应有此派别，本为当时之病家设法，医者亦止因物付物，初无成见于其间，乃不期然而然，竟暗暗自趋于一路，此亦事之所必至，理之所固然者。颐谓运气之说以干支阴阳推算，几等星命之学，当为明达之人所不道。况乎天时人事，万有不齐，南朔东西气候之寒暖湿燥，又复大异，必不能执呆板之五行，而曰某年某月当如此，某年某月必如彼。然天地之大，气候之殊，当亦必有隐隐推移于不知不觉之中者。九芝此说，虽是创论，然征之往昔医籍，亦已或寒或温，若合符节，又何能不以为信而有征。寿颐治医将三十年，自揣学术亦似偏于寒凉一边，然生于同治之季，习医于光绪之中，固九芝所谓第七十七甲子之阳明燥金司天，少阴君火在泉也。
惟今已壬戌去，第七十八甲子之太阳寒水、太阴湿土已近，而
年来所见病症颇多宜用温药者，或者气化递嬗之交，固有古人
所谓未至而至者乎？究之辨症察脉，自有宜清、宜温之确候，
可据此则见理既真识力斯定，亦止见证论证，随证论治已耳。
固不患古书之温凉寒热扰吾天君，亦不患气运变移而所学之不
复适用者也。

第九节　论外疡补益之剂

俗传疡科诸书，鲜不谓痈疽大证，利用补托。所以举世之
治疡者，凡见证候较巨，无不参、术、芪、苓蛮补是尚，而素
习景岳者无论矣。不知疮疡大毒，气血壅滞，窒而不行，留而
不去，一经补托，其象何若？清夜扪心，亦当觉悟。而暑热之
互阻，寒湿之痹著者，蛮补之变，又当何若？寿颐治疡，秉承
先师朱氏家学，每谓除虚损、流痰、腰疽、肾俞、附骨、环跳
数者以外，绝少虚证。而世之习于补托者，每引《本草经》
黄芪主治痈疽久败疮，排脓止痛之说，且谓金元以后皆称黄芪
为疮家圣药。宜乎一遇疡证，无论痈肿焮赤，风火暑热，自始
至终，辄以黄芪从事。而肿者愈托愈高，溃者且补且腐，古人
所谓养痈贻害者，直是为此等补药写照。而病家、医家彼此不
悟其故安在，盖即误读《本草经》黄芪一条，阶之厉也。绎

《本经》之意，所谓治痈疽之久败者，盖芪是固表实表之主药，表虚之病，独擅胜场。凡病痈疽而至于久败，则脓水淋漓，津液耗竭，其虚在表，惟黄芪能补其耗伤，固其元气，《本经》大旨极易明晓，非谓大毒乍发，邪势方张者，而亦必一例用固表法也。不谓浅者读之，止见其治痈疽云云，而置久败疮三字于不问，且更为之申一解曰芪是痈疽圣药。一若凡是痈疽，不论虚实寒热，有毒无毒，非用黄芪不可者。于是立斋、景岳之书盛行，而欲排脓者愈排则脓愈多，欲止痛者愈止则痛愈剧，教猱升木，为虎傅翼，贾生所谓一胫之大几如要，一指之大几如股者。于是实践其说，而不知即其排脓止痛有以玉成之甚矣。古书之不易读而妄作聪明，创异说以惑世者，十八层底阿鼻狱中当为此辈特设一席也（寿颐读诸家本草，每谓《本经》言简而赅，精微处自有神妙不测之用。《名医别录》已不能及其切当，真是秦汉以前相传之旧，非魏晋六朝间人所能学步。然惟其文字高洁，每多蕴蓄不尽，含意未伸，非得会心人悟彻隐微，得其真解，亦最易自趋歧路，混入迷途。所以后人之说药性者，往往有似是实非，演成幻景之弊。迨唐人以降，本草愈繁，主治更备，非不明白晓畅，言之成理，亦有时可补《本经》之所未及，然已多敷浅浮泛，殊难尽信，甚至将《本经》旧说别申一解，而失之毫厘，差以千里，全非古之本意者所在多有，贻误后来，为害亦巨。李濒湖

《纲目》网罗一切，最为渊博，有时不得不病其繁，然罗列古籍汇为一编，听学者自为抉择，可谓集其大成。况乎唐宋各旧，近今已多散佚，非得濒湖搜集，恐吾侪生今之世未必皆得寓目，则李氏抱残守缺之功尤为伟大。百世以下，必有熔金铸范，丝绣平原者。以后诸家，缪氏《经疏》差有发明，而时失之庸，似少精义。徐氏《百种》，文笔高洁，而阐发精当，最是上乘，惜其太少，必不足用。石顽《逢原》大有独得之见，启迪后人不浅。皆治药物学者不可不读之书）。其若叶（天士）、若张（隐庵）、若陈（修园），喜言气化，貌似渊奥，而实则空谈，何裨实用？又若汪氏之《备要》，吴氏之《从新》，则仅仅于李氏《纲目》中撮取一二，以为能，是已足，实则乞儿乍入宝山，舍珠玉而拾瓦石，殊不值识者一笑。而乃授俗学以简便法门，庸夫俗子惟奉汪氏、吴氏为兔园册子，取法乎下，成就如何，此医学之所以黑暗至极也。寿颐治疡，非不知自有当补之法，如虚损流痰及腰疽、肾俞流注等症，皆为气血俱衰，运化不健，痹著不行，非得补益之力流动其气机，则留者不行，著者不去。然必非专恃参、芪数味可以幸中。若脑疽、背疽既经腐化，而脓毒不畅，恶肉不脱，无非气血不充，不能托毒外泄，亦非补剂不为功，而老人、虚人尤须温补。更有疡毒既溃，脓水较多，而其人顿形羸瘠者，亦宜参用补法。然一二剂后，胃纳既苏，精神既振，即当撤去补药，仍与清理。盖余毒未清，终防死灰复燃，补而益炽。亦如治时证者，大势乍平，必不当骤然蛮补，反以留恋余邪，酿成变幻。总之医以治病，非以治虚，有病则惟以去病为主，补养二字，决非通治百病之法。内外二科皆此一理，而举世之习于立斋、景岳者不知也，而富贵家之知有虚不知有病者不悟也。然则药疗病，殆专为迎合富家心理之作用乎？而医学从此扫地尽矣。若其人果有虚证，必当补养者，则自有内科理法，在非疡医界内之事，兹亦不赘。

第十节　论外疡提脓托毒之剂

外疡为病，血凝气滞，实证为多。泄之、化之、消之、散之、通之、行之，犹恐不及，初无所用其托里之法也。自浅者误读洁古黄芪为疮家圣药一句，而疡医家竞以托里为能事，开口黄芪，动手参、术，纵能迎合富贵家嗜好，而养痈贻祸之说于以实践。此提脓托毒四字，最是疡医魔术，岂其腐烂不巨不足以显医者力量，必补之托之，使苦痛既深，而病者之呼号益切，然后托孤寄命，而可以邀大功耶！窃谓忍心害理，稍有天良者不当如是。寿颐治疡，恒谓自肾俞流疽、虚损流痰外无虚证。然即对此虚证，亦必以宣络行气为先务，初非全恃蛮补而可有消散之希望。若误认托里为必要之诀，则创愈巨而元气愈伤，未有不速其成脓而陨其生命者。此补中托毒一层，最为颐之所腐心切齿者。惟附骨大疽，脓成于里，不能透达外泄，一时未便奏刀，则不得不投透脓之剂，速其外达，庶几脓毒可泄。不然者，内攻益巨，蚀骨腐筋，为害愈厉。此则皂刺、甲片固亦有时而偶为借重，若漫肿无脓之时，万万不敢轻投此物。盖甲片攻坚，皂刺锐利，皆在酿脓速溃之能力。苟其症尚可消而轻率用之，则不能内消，而令外溃，小事化大，终是医者之过。然世俗之人误于仙方活命饮一方，几以皂角、穿山作为消肿必需之要者，则无坚不破，无孔不穿矣。至如脑疽、背疽两证，以有脓外达为顺，无脓内陷为危，非用透脓之法不可。然不过宣通气机、疏达腠理而已。川芎、归、断足以了之，非皂刺、穿山之任也。又疔毒为疡家大症，毒聚脓流，虽困无害，毒散无脓，虽小必险。则以解毒清热大剂消其余肿，而肿毒自回，并不能杂以透脓之药，而脓无不透者也。凡此皆以透脓为主义，而所以使之得脓者，又各有其理。以此知一证自有一证之治法，必不能执一板方，而谓某方可有若何之妙用也。

第十一节　论疡家清养胃家之剂

外疡既溃，脓毒既泄，其势已衰。用药之法，清其余毒，化其余肿而已。其尤要者，则扶持胃气，清养胃阴，使纳谷旺而正气自充。虽有大疡，生新甚速。盖当脓毒未决之先，痛苦备尝，其气已惫，胃纳必呆，一旦决之，使溃痛定，体轻如释重负，果有余毒未尽，仍以清理为先。如其毒焰已衰，必以养胃为主。无论如何大症，但得胃气一调，转机立见。纵其溃烂綦巨，亦可指日收功。但不可惑于俗书，早投蛮补，须知大势乍平，火焰虽息，而余烬未泯，一得补益，则炉中添炭，未有不死灰复燃者。即日脓泄已多，正气须顾。要之精神已馁，厚腻必所不胜，碍胃减食，尤多变幻。彼治伤寒大病善后之法，能知清养和胃者，必是伤寒名家。而治疡科溃后调理之时，能守轻清养胃者，亦是疡医老手。惟脓去痛定之后，余肿渐消，胃气既旺，则鲜猪白肉在所不禁。以猪为水畜，味本咸寒，亦有清热化毒功用。炖取清汤，可养胃阴，以助津液，血肉有情，竹破竹补，正是疡家应需妙品。不比伤寒初愈，嫌其腻滞，未可遽食也。

第十二节　论疡家之通用丸散

治疡之有丸散尚矣。《千金》《外台》已开其例，有举莫废，至今沿之。盖取其服法简易，用以治寻常之证，可代煎剂之繁琐耳。然既为普通性质，则泛治百病，必不能丝丝入笷，惟大旨以行气通络活血解毒为主，要亦不背于理。近今俗尚所通行者，以王氏《外科全生集》之醒消丸、小金丹等为最著，而苏沪市肆之六神丸尤为赫赫有名，几为妇孺咸知，莫不以为外疡必需之要药。实则王林屋所用之方，已是呆笨不灵，实效甚鲜。若所谓六神者，则汇集重价之品，一陶同冶，其值兼金，非不宝贵，然试按之性情效力，亦何尝有切合之影响。纵曰珠、黄解毒，脑、麝宣通，意亦犹是，究竟一金之值买得几何。少服则力量甚微，多服则可破中人之产，费而不惠，最是可嗤。寿颐治疡，禀承先师朱氏家学，既以煎剂为之主本，无取于秘制丸散，欺人炫世。惟遇轻淡之病，授以丸子，亦可有功，则简而易行，尚不失利物济人之志。而大证用作辅佐，又可以助煎剂之不逮，交相为用，自不可少。兹录习用之品，公之同好，固各有其实在之效力，非市上之泛而不切者所可等视。惟病情既随时而变迁，则服法亦必与为推移，量度轻重，必谓制成丸散，株守板法，而可以无投不利，则固理之所必无者也。

第十三节　论外治之药

疮疡为病，发见于外，外治药物，尤为重要。凡轻浅之症，专恃外治，固可以收全功。而危险大疡，尤必赖外治得宜，交互为用。此疡医之学，虽曰理法必本于治内，煎剂是其基础，而薄贴末子洗涤等事，尤为专门学术，非研究有素，阅历深而细心体会者，亦不能悟彻此中神化也。颐读古今治疡各书，外治诸法，亦既汗牛充栋，而按其实在之效力，多不可信。间亦尝取其近理者，如法泡制而毫不适用，甚者反以增痛加病。于此始知徐洄溪谓治疡必有秘授之说为不虚，可知此公之于此道自有家法渊源。独惜其所著之书引而不发，不肯将此中秘旨宣布一二，以告后学，盖犹有吝惜之意，足见闭关时代习俗误人。以此老之学识宏通，而尚有秘之一字在其胸中，得毋所见犹小。然所学不传，亦颇为此老惜之。颐尝谓吾国医学未必无出人意表之妙，而向来奉为家秘，不肯告人，因而展转失传，埋没不少。此道不昌，亦正坐此。然又尝谓：所学果精，方药果效，亦何必秘？凡深藏而不露者，即其学问不可告人之处，惟恐一朝表暴，不值识者一笑。因而藏头露尾，故炫其奇，尤为可鄙。寿颐承师门之学，经治验而来，未尝非世俗之所谓秘授，窃以为可以救人苦难，可以阐扬学识，民胞物与即在此中，请倾筐倒箧而出之，以与同志共为肄习。药不必贵而奇，惟在适用而有实效。是固正直荡平之道，人人之所能知能行者。虽止寥寥无几，然已足以泛应而有余。果能神而明之，化而裁之，窃谓向来各家秘钥不肯示人者，或亦无以过此。

第四章　膏丹丸散各方

第一节　退毒丸药方

蟾酥退毒丸　治疡患初起，不论大小各症，阴发阳发。宣通经络，行气活血，消散退肿，解毒定痛，如神。惟头面疔毒忌之。

制香附　西羌活　全当归　川断肉各三两　生远志肉二两明腰黄　白明矾各一两　广地龙去净泥垢，炒松弗焦，六钱　穿山甲片炙透　藏红花　上麒麟竭　鸭嘴胆矾各五钱　滴乳香　净没药各去油净，各八钱　真轻粉净者，二钱　上西牛黄　大梅片　当门麝香

上各为细末，和匀，另用真杜蟾酥一两六钱，汾酒浸化，同杵丸如小绿豆大，辰砂为衣。小症每服分许，大症须服一钱至一钱五分。如初起酸痛坚肿，能饮酒者，用热黄酒吞丸，不能饮者，当归、木香煎汤送服，须囫囵吞，不可嚼碎。如肿痛已甚，势欲酿脓者，亦可服，但少减之。即脓成后，四围余块尚坚者，亦可服，以消尽坚肿为度。

方解　外科之有蟾酥退毒丸旧矣。然其方颇杂，殊未易效。此黄墙朱氏改定之方，家传五世，治疡颇负时名，消毒退肿，以此丸为必用之药。轻症则三丸五丸，大症则重用之。寿

颐于庚戌八月在沪上治一妇人腰疽大痛，形已高突，背脊酸楚异常，势有蒸脓之状，知是大症可危，授以是丸约三钱许，嘱分三服，用热陈酒吞，每日一服。不意此人并作一次服之，黄昏吞药，至夜半大热如焚（本有身热，但不甚炽），神志迷蒙，几至不识人事，家人大慌，犁旦款门来询，并约速速赴诊。颐初不知其故，亦为疑讶，迨稍迟数刻，早膳毕，即往视之，则热已大退，神志已复，自说背痛锐减，转侧轻捷，再与宣通煎剂，不劳更方而愈。可见是药效力之神。药不瞑眩，厥疾不瘳，是之谓乎？

牛黄丸 治风热痰壅，痄腮发颐，时毒痰核，瘰疬诸症，及咽喉肿痛腐烂，肺痈胃痈，咯吐脓血。

上陈胆南星十两　天竺黄四两　川古勇连　广郁金　五倍子乌芋粉各三两　家山贝母六两　关西牛黄五钱　透明腰黄二两

各为极细末，以好黄酒化陈胆星，杵和为丸如大豆，辰砂为衣。密收，弗透空气，弗用石灰瓮藏。每服三五丸，细嚼咽下。

方解 主治各症，无一非风热结痰，凝聚不化。方中清热解毒，开泄痰壅，重在清降，而独无疏风之药。以病有始传、末传之别，初病固当泄风，若在数日之后，热痰内结，而兼用风药，反以煽动痰热，助之上扬，必有流弊。此制方之深意，非缺典也。五倍之涩，亦以火焰方张，防其四散走窜。丸子之与煎剂所以不同之处亦在此。若以五倍浑入煎药，即是大谬。

消疔丸 治疔疮大毒，火焰方张，大便不行者用之，地道一通，其势自缓。

明雄黄一两　生锦纹二两　巴豆霜拣取白肉纸包，压去油净，四钱

三味各为细末，少加飞曲五六钱，米醋同杵为丸，如凤仙子大。每服三丸至五丸，最重症不过九丸，不可多用。温开水吞，泄一二次。预备绿豆清汤，冷饮数口即止。虚人、孕妇弗用。小儿痰食实症，发热大便不通者，每用一丸，杵细饲之，泄一次即愈。

方解 疔毒皆实热症，地道壅塞，斯火焰上陵，其毒益炽，是方即仲景备急丸之变法。惟恐承气犹嫌不逮，乃以巴霜之迅疾峻利者速之下行，以夺其上逆之势。症凶药猛，针锋相对。小儿亦可用之者，惟其大实大壅，故可下夺，且仅服一九，不嫌其厉。京都有盛行之保赤散，即是巴霜、朱砂，世皆知其有功而不识中是何物。若使明告以方，当无不骇为可怪。须知所服无多，自不为害，但不可频用，以伤脾肾耳。近年沪上某儿医亦自制有幼科通治之某某丹，颐曾见其药色亦微红，当即是京都之物。某君于幼科颇负时名，经验已富，而亦用此，当可知是药之不致贻祸矣。

铁埽丸 治脘痛，腹痛，痞结坚块，将为肚痈、肠痈者。力能消肿止痛，奏效甚捷。腹痛、腹胀，凡是实症，虽无痞块

者亦佳。

莎根　香附子　生玄胡索_{弗炒，各一两五钱}　草乌　广木香
桃仁_{各一两}　川厚朴　陈皮　青皮_{各八钱}　乳香　没药_{去油净，各}
_{六钱}　麝香_{三钱}

各取细末，煎糯米浓浆，打和丸，每丸重约钱许，每料作一百大丸，辰砂为衣。每服一二丸，临服，打碎为小块，温陈酒吞服，勿嚼细。不能饮者，砂仁汤下。妊者忌服，小儿酌减。

方解　脘痛、腹痛，以致痞结有形，酿为疡患，无非气滞血凝。治之之法，活血行气，宣通结滞，已无余义。但病在皮里膜外者最多，汤药荡涤，急则徒伤肠胃，不达病所，缓则病重药轻，亦复无济。内服煎剂，恒以桃仁承气为主，时亦有效，而不甚捷，其弊在此。朱氏是方，丸以缓治，能直达下焦，留连以宣通之，所以投之辄应。作为大丸者，欲其久藏而香气不泄；打作小块吞咽者，欲其缓缓消化方能达到肠间，犹有力量以及患所。丸以米饮，取其粘结而不速化，制方之意极精，皆不可忽略看过。

沉香散　治停寒积饮，肝胃气痛，痞结胀满，呕逆酸水，痰涎诸症，此亦治寒中霍乱，上吐下泻，心腹绞痛，厥逆脉微欲绝者。

天台乌药　细辛_{各六两}　广皮_{五两}　广木香　广郁金　紫降

香各三两　黑沉香上重者，水磨细末，日干弗烘，二两

　　各为细末，和匀，每服一钱至二钱，开水调吞。

　　方解　肝胃气痛，而至痞结胀满，寒痰凝结者为多，即呕吐清水、酸水，亦是中阳无权，饮积不化。于法必当温运，此与肚痛、肠痈相去亦上一间。但痛多郁热，温药未可概投。此则以痛为主，非温辛不能开痹，虽间亦有肝阳郁结不利，温燥之症，然当大痛之时，每多支冷畏寒，甚者且冷汗淋漓，授以此散，往往桴应。惟当痛势既定之后，必须峻养肝阴，方为培本正策耳。

　　附：新方九痛丸　治宿年九种胃痛，如刀如椎绞，结胸腹肠胃之症，无不神应。

　　白川椒　公丁香　高良姜　广木香　明腰黄　江子仁即巴豆拣取白仁，压净油质，各一两　五灵脂八钱　西藏红花六钱

　　各为极细末，用汾酒泛丸如绿豆大，不可蜜丸。每服七厘，温汾酒一杯，吞服。泄一二次，饮冷粥汤一二口即止。定痛极验，重者不过三服。有年久恙，可铲根株。

　　方解　此吾乡某氏多年施送之药，远近来索，都称捷验颐索得其方。温下，以除痼阴沍寒，而所服甚少，制药有度，洵是良方。但刈绝根株之后，必当滋养肝脾，善调真本，否则正气益耗，再发增剧，不可不虑。

　　苍黄二仁丸　治梅毒，下疳淋浊，阴蟨诸症，真阴已虚，

不任攻伐者。

老色芦荟五钱　真净轻粉三钱　关西牛黄二钱　桃仁　杏仁
去皮，各三十粒　明净腰雄黄四钱

上各为末，打和丸如绿豆大。壮者每服一钱至二钱，弱者
减之。以鲜生地、仙遗粮、银花三味煎汤送下。即以此三味常
服代茶。

方解　梅毒一症，非荡涤不为功。然毒焰鸱张，真阴已
薄，一路攻削，亦所不胜。况毒在血络，徒伐肠胃，亦且不中
病所。此方丸以缓治，威而不猛，无太过之弊。其用轻粉者，
惟此能搜络脉之毒，主药在是。浅者视之，每谓汞是劫毒，最
防收入骨髓，转滋变幻。不知江湖术士，专事升汞以治此症，
倒提深入，害固不可胜言，其咎在用之太多，而又不以清解辅
之。二三日间梅疮尽伏，其效如神。而毒得汞力，伏藏于内，
迟之又久，然后发泄，则横决淫溢，不可复制。此方汞尚不
多，而牛黄、腰黄即以解此猛烈之毒，更用芦荟、二仁导之使
泄，已无伏藏之虑。且又有汤引清利通溲，二阴皆有去路，配
合自有法度。朱阆师主治毒门，必以是丸为主，投之辄应。颐
见已多，惟效果稍缓，不能克日成功。则王者之师固不如杂霸
之君，必责效于旦夕。试观东西医学于此一科，内服外治，无
不用汞。又有以白檀香油治淋浊者，亦必每丸中稍稍入三仙丹
半厘许，取效亦极敏捷，以此知汞固毒门中之无上神丹也，若

服之过度，则龈浮齿痛，即是汞毒发见之症，是宜停药，而大清其胃。惟此丸则万无此弊，不必过虑。

海金沙丸　治淋浊，不论新久皆效。

真川黄柏研细末　净海金沙

二味等分，以鲜猪脊髓去皮，止用髓质，生打和丸，日干。每服二三钱，开水吞。

方解　淋浊是精窍病，与奇经自有关系。但与清热利水，必无速效。是方用檗皮、海金沙，尽人所能，而以猪脊髓和丸，从奇经着想。竹破竹补，大有巧思，宜其投之辄应。

重定儿科万应锭　治小儿停痰积热，发热不退，大便不爽者。亦治温热病，胃肠实热，斑疹丹痧，及暑湿痰热，赤白滞下，实热便闭，妇女血热瘀垢，月事不调。疡科瘰疬痰核，时毒发颐，痄腮温毒，实热咽喉肿烂，乳蛾白喉，牙疳舌疳，口糜重舌，暑天热疖诸症。

陈胆星　生锦纹　真天竺黄　红芽大戟　千金子霜去净油
生玄胡索　象贝母　川古勇连　明天麻各三两　毛慈菇　陈京
墨各四两　胡黄连二两　麒麟竭　明净腰黄　真熊胆各一两五钱
当门麝香　大梅片各三钱

上各为细末，糯米饮杵为锭，不拘大小，临用磨服。大人四五分至一钱，小儿减之，随症势酌量。妊身弗服。肿疡亦可磨敷。

方解 万应锭者，京师最有名之小儿通用药也。杵丸如小枣核，金箔为衣，故俗称金老鼠屎。治小儿身热，呕吐，不食，不便者极效。药多清热通腑，以儿病实火居多，停乳积食，生痰生热，变生百病。苟非久泻伤脾，无往而不为实症。钱仲阳儿科圣手，试读其《小儿药证直诀》百数十方，消导、清热者十之八九，用巴霜、牵牛、大黄者不一而足。不明此理，能不骇然？抑知小儿服药最是无多，如用寻常草木，则几微之药，有何功力？惟猛烈者，苟得数厘下咽，已能荡涤垢秽，消融渣滓，不须再服，而已奏肤功，此正是古人之识力独到处。此锭清热解毒，消食导滞，活血行气，力量雄厚。且不用巴霜，尤其稳妥。但原方尚少痰药，嫌未尽善。甲寅初冬，颐偶向吾师阆仙先生谈及，先生谓可合用玉枢丹，略增损为之。因除元方之乳、没，以既用脑、麝，则无取此叠床架屋。且肤庸之药，本无足重，又去自然铜，以金石矿质太嫌猛厉，幼孩脏腑柔脆不能胜任，且亦非必需之物，而加入胆星、竹黄、大戟、毛菇、千金霜、腰黄，以成是方。则小儿实热无往不宜，抑且解毒化痰，治时邪温毒，温热斑疹，暑热痧气，赤白滞下，停食停痰，气滞满闷，实热便闭，女科月水不利诸病，胥可借用。而外科热毒，咽喉肿烂，乳蛾舌疳，牙疳、口糜、发颐、时毒、痄腮、聤耳等症，亦无不应。而后万应二字，名副其实。惟原方谓并治疔疮大毒，大人中风，小儿急惊诸病，则疔疮忌散，内风忌升，议去脑、麝，而加磁石、石膏、羚角等潜降之品，别为一料，则完美矣。

第二节　薄帖各方

今之膏药，古称薄帖。自退毒消肿以及既溃之后提脓化腐，搜毒生肌，无不惟薄帖是尚。虽另掺末药，各有分寸，而膏药本以药物合成，亦必自有分别，不可温凉寒热混为一陶。市肆中物，油质不净，甚且助其腐烂，固不可概用。而疡医家自制薄贴，亦复止有一种。其意以为但当于末药中分别疗治，已是各合其宜。则薄帖一层，亦可不复注意。黄墙朱氏备有数种，分别寒热之症，实在至不可少。颐参观新学，恒谓中医旧法太嫌粘腻，苟其腐化已巨，则不能吸收脓水，殊未尽善。不如新法用脱脂棉纱较为收湿，间尝采取其法，而别以自制药末分别用之，虽不中不西，亦中亦西，俗子见之，不无窃笑于其旁者，然自谓执其两端而用其中，颇有可取，兹亦并及之。慧眼人当不以为骑墙派也。

清解薄帖　治阳发红肿及溃后脓水，各以应用末药掺上用之。

大生地一斤，切薄片　全当归八两，切　羌活　黄芩　川柏各三两　玄参　苦参　甘草各四两　白芷　赤芍各二两　大黄六两木鳖子一两上各为片，用真芝麻油二拾斤大锅煮沸，先入生地、木鳖子，熬二十分钟，再入诸药，候焦枯离火，用细布漉去滓净，另入净锅，文火熬沸。乃以筛细广丹、筛细定粉（即铅粉）各两斤许，轻轻掺入，柳木棍不住手调匀，俟起细泡（火不可猛，猛则沸溢），乃滴入冷水中试老嫩，以滴在水面凝结不散，着手不粘，搓之成丸为度。若在水面有油花散开而粘手者为太嫩，再稍稍加入丹粉；若一滴入水直澄水底，手指搓之坚硬者则太老，须用另备之，炼成药油，加入同调，候膏成离火。预研血竭、腰黄、轻粉、银朱各一两五钱（最好再加麝香、梅冰不拘多少），同调匀，预以大缸注水，乘膏热时倾入水中，浸至半凉时，即在水中分作数团，约每团一斤许，另入瓮中清水养之，密封听用，日久不坏，油纸摊贴。

方解 此薄贴能退消阳发肿块，清热解毒，无论已溃、未溃俱可通用。溃后并能生肌收口。疮疡小疖，即贴此膏，不必另加掺药，亦无不效。惟溃腐巨大者，油纸摊膏，不吸脓水，宜用西法棉纱、棉花、锌养油膏再加提脓化腐末子为佳。至新肌已满，脓水不多，复盖此膏，即易收口。

温煦薄贴 治阴发大证，形巨肿坚，酸痛彻骨，皮肉如故者。或但骨节酸楚，尚无形块者，及肚痛肠痛，坚块深邃等证。凡闪伤跌仆，风寒湿邪三气痹着，支节酸痛，举动不利等症，皆效。

鲜凤仙茎连枝叶、花蕊、根荄，洗净，日曝半干，约一斤许 大生地六两 当归须四两 急性子五两 大南星三两 川乌 草乌 干姜 羌、独活各二两

上各切片，用真麻油十五斤煎沸，先入凤仙茎，熬二十分钟，俟不爆，再入生地，又熬十余分钟，乃入诸药，煎枯、漉净。另入净锅，文火熬沸，入筛净广丹、筛细定粉约各一斤半，柳木棍不住手搅极匀，滴入水中，试老嫩如上法，膏成离火。预研细麝香五钱，乳香、没药，去油，各一两，上安桂末、丁香末各二两，调匀，入水成团，藏如上法。溃疡多宜清凉。如元气虚寒，溃久不收之症，亦宜用此膏摊贴。如治跌仆损伤，筋骨疼痛及寒湿痹着之症，则另加五温丹，和匀摊贴。市廛中有通行万应膏，尚不及此。搓成丸子，捏如饼，亦贴风寒头痛。如治阴疽大证，亦宜再加五温丹，和匀，摊厚膏药贴之。

方解 唐人已有薄贴之名，知膏药之发明已久。疡证半多湿热，不宜于温，惟亦有阴寒凝结之症，则清凉正在所忌，而杂病之经络筋骨支节间症亦有宜于外治者，此温煦之法正不可少。疡科家有加味太乙膏一方，虽可通治外疡，惟于阴寒大症尚不贴切。敝师门朱氏自定此方，专为虚寒及杂病立法，既可宣络活血，亦能消肿软坚，适用处正复不少，欲治疡科者，亦是不可不备之药。

成炼药麻油 凡煎炼薄贴，必先炼此油漉净另贮，则煎成薄贴，有时嫌老，可以此油随意加入。如在冬月，天气大冷，薄贴摊在纸上即不粘手，贴于患处极易剥落，亦必以此油少少和匀摊贴，则膏嫩而粘。乃又此油可调药末，敷诸疮湿烂，比用生麻油为佳。

若以此成炼之油，如上法调入黄丹、铅粉，即成膏药，亦可贴一切疡患。另加应用药粉，亦可敷衍应酬，但不能及上二方之速效耳。

生地四钱　羌、独活　当归　甘草各三钱　龟板二两

用麻油二十斤，先煎龟板，后入生地，又后入诸药煮枯，去滓听用。

黄连膏 治眼癣、漏睛疮、鼻䘌、唇疳、乳癣、乳疳、脐疮、脐漏及肛疡诸痔、茎疳、阴浊等症，不能用拔毒去腐三仙等丹者。

川古勇连　川柏皮　玄参各四两　大生地　生龟板各六两
当归全，三两

上各切片，用麻油五斤，文火先煎生地、龟板二十分钟。再入诸药煎枯，漉净滓，再上缓火，入黄蜡二十两，化匀，密收听用。

方解 此膏所治诸症，皆在柔嫩肌肉，既不能用拔毒薄帖。如掺提毒化腐之药，则备增其痛，且致加剧。故制是方清

热解毒，亦能去腐生新。但必须时常洗涤，挹干毒水，用之始有速效。

象皮膏　治顽疮久不收口，脓水浸淫，浮皮湿痒，并不深腐之症。足胫湿臁，久年不愈者，此膏最佳。

真象皮二两，无真者则以驴马剔下之爪甲代之，可用四五两　当归全壮年人发洗净垢，各二两　大生地　玄武板各四两　真麻油三斤

先煎生地、龟版、象皮，后入血余、当归，熬枯去滓，入黄蜡、白占各六钱，川连汁煅制上炉甘石细末半斤，生石膏细末五两，文火上调匀，弗煎沸，磁器密收，油纸摊贴，量疮口大小为度。外以布条轻轻缠之，二日一换，脓水少者，三四日一换。此膏亦可摊于西法之脱脂棉纱上，较用油纸者易于收湿长肉。

方解　多年顽疮，浮皮湿腐，以及臁疮，皆最不易速效，寻常去毒、化腐生肌、收口之药毫不桴应，此非血肉有情，何能取效？故选用象皮、血余及驴马爪甲，取其血肉同气，易于粘合，此是朱阆师自制之方，用之四十余年，极有奇效。清光绪季年，阆师治一奇症，是苏州乡人，年三十余。初起头顶坚块渐大渐高，不痒不痛，亦不顽木，相安无事者五年余。乃浮皮渐腐，稍有脓水，亦不甚痛，而眠食起居，诸无所苦。百里内外医家几于遍试，莫识何症，乃诣苏垣天赐庄美国医生柏乐文处就医。柏谓外虽腐而内则大坚，若用割法，血出必多，且

内是脑盖，坚块附著脑盖骨，割之必有流弊，宜以腐烂之药渐渐掺之，使蚀去坚块，方可收功。而西法则无腐化之药，闻中国治疡家有腐蚀恶肉之法，能不伤好肉，汝可访求中医之长于外科者，请其用药，将满头块硬顽肉渐渐腐脱，则余当以西法为汝收口。其人乃访得黄墙治疡素有声闻，始拿舟来阊师处，则外形几于头上另有一头，高逾二寸，径三寸有余，其帽摇摇，不掩其发，使登龙山必效孟生故事，视其腐处确不浮皮，但有滋水，而无脓无血，按之则坚如石，亦不作痛，确不能识是何病，抑必不能言其病理若何。初亦止用普通化毒之药，无甚进退，后病人述柏医生说，乃掺以枯痔散（此散即《外科正宗》旧方，但不用天灵盖，方见后），果渐渐蚀去坚块，并无痛苦，乃放胆用之。积半年余，坚硬已尽，露出脑盖，完全光滑干燥之骨，四围毫无余硬，直径至四寸。余师谓如此光滑，无丝毫肉质，虽无变症，饮食起居俱如无病（溃口亦不流血，但微有脓水，盖骨中合缝如犬牙相错者，微微按之，稍有稀脓，幸毫不痛痒，脑中亦不觉有病。诚以脑盖之骨虽不甚厚，而两面硬骨中夹一层如海绒之质，天然生理，所以保护脑髓者，本极周到，所以外皮蚀尽而脑不受伤，此症之所以终获安全者，亦正在此），然收口必难。彼美医柏氏既谓蚀去之后，彼能收功，姑且令其求治于彼，则西法治外素以神妙见称，当必视吾家旧学较易一筹，于是嘱其再往柏处以践曩日之约。乃不数日而其人又来，述见柏之后，历叙一路用药之法，并陈中医收口必迟，请其施展妙腕，早竟大功。讵柏一见顽肉果尽，俯首沉思，谓中国医学确有殊功，汝既遇此能手，则渠既有此术蚀尽恶腐，渠亦必有收口妙药以成全绩，固无待余之越俎代庖，此亦君子不夺人功之意云云。所以复来求治于我公。柏医之言措辞得体，真是善于辞令。阆师乃即以此膏与之，复于四围接连皮肉处加用生肌药末。初则渐渐有新肉丝丝逐次蔓延骨上，而四旁缓缓收缩，但巅顶光滑之骨如故，积一年许收至阔二寸余，前后尚三寸许，则常贴此膏而丝丝之新肉不复上延，更掺生肌药粉亦复不应，更投补剂内服，又隔多时，形仍如故。师乃谓此正顶光骨历久不收，药力无效，则欲收全绩，殆已难之。而病者必再四敬问是否别有法子，虽费稍巨，尚可勉办。师因忆及古人有天灵盖入药一层意，此症部位相合，或能收效。乃告以此症有此一法，但扰及枯骨，天良说不过去，理所必不忍为。无已则试以狗骨代之，当能有济。又阅数日，其人竟持片骨来请以合药，乃烘焦以和入生肌末药中，嘱掺在四周，仍以此膏盖之。竟渐以涨满，甫二三月而全功就绪。初则新肌光滑，不能生发，迟至年余，亦新发渐布，不复如牛山之濯濯。此人往来于黄墙村上者前后凡二年，余俨如旧友。颐至师处曾三四见之，厥后病愈，而岁时馈问不绝。此是大奇之症，虽不能洞瞩病机，说明真相，而前后治验，确有可传，此膏之效，亦可概见。爰为追述始末，附识简端，可见吾师家法渊源，固自有加人一等者。黄墙医学，询非浪得虚誉云尔。壬戌立夏日寿颐谨述。

锌养油膏　治大毒巨腐，脓水甚多，及湿臁顽疮，淹久不收等症。

锌养粉，华摄林杵匀成膏，以脱脂棉纱量疮口大小摊膏贴之。棉纱背后须衬脱脂棉花，薄贴一层，脓水多者一日再易。此膏无粘性，须以脱脂棉纱长条轻轻缠之。

方解　大毒腐化已巨，旧法薄贴，粘力太富，既不能收湿吸脓，而又罨满疮口，闭塞毒气，颇有流弊。甚至遏抑热度，秽臭难堪。西法是膏其力量不过保护疮口，使不受空气侵袭，免染菌毒，初无化毒、化腐效果。治彼之学者固无不以此为恒用之品，而万病一律，太嫌呆板，功效殊不足言。然棉纱、棉花吸收脓水，能令疮口洁净不生秽气，是其所长，可以补旧法薄贴之未逮。颐借用其长以治腐烂数寸之大疡，即以旧法应用化毒、化腐、生肌、收口末子，量度用之，既能吸尽脓水，使疮口洁净，而复有化毒去腐之能力，庶几互济其美，呈功尤速。惟膏无粘性，不得不用缠扎之法。然缠之不可太厚，扎之不可太紧，方能气血贯通，生肌迅速。而治彼之学者，只知缠扎严密，重重固护，甚者且杂以棉花包裹丰厚，阳发热毒，反以助其郁蒸，腐烂益甚，则有良法而不善用之，适以为害。试观病人之从医院出者，患处如被重裘，十人而九，用其法而不悟其意，为利为弊，未有不得其反者。是亦可以深长思也。

樟丹油膏　治游风湿注，黄水疮，脓窠疮等脓水浸淫，痒不可耐者，脓疥秃疮，无不应效。

锌养粉，东丹华摄林量加樟、冰，同杵匀成。樟、冰分两，须视痒之轻重酌量。用太多则痛，太少则病重药轻，亦复无效。此等症脓水极多，湿热之毒甚厉，脓水浸淫所及，即令痒搔蔓延，四散分窜，并可传染他人，不可不洗涤净尽，挹干脓水，再涂此膏。疮重者亦用棉纱轻轻缠之，一日一洗换。

方解　此又不中不西，亦中亦西之用法。旧治痒疮，末药、洗药之方已极丰富，验者亦多不胜书。颐定此法，既极简易，而又极效。得此则一切旧方皆可废。十年来只用此法，已是无投不利，取其修合最便故也。

水杨油膏　痒疮之轻者，宜此膏。

锌养粉，华摄林加水杨酸，用如上法。

方解　水杨酸亦西药，收湿止痒，盖亦樟、冰同等之性，而无气臭，较之樟、冰则和平而淡泊。轻症可用，痒重者不足恃。水杨酸即杨树皮中之脂液，东国名撒里矣尔酸。

第三节　退毒膏丹

疡患坚肿，初起可退，虽以内服煎剂为主，而外治药末必不可少。朱氏成法简而易行，但分阴阳二症，量度轻重，已是无往不宜，可谓指南之车，金针度世者也。

五温丹 治痈疽初起，不论深浅大小，皆可用。

上桂去粗皮，二两　白川椒　北细辛去净泥垢，各一两　干姜八钱　公丁香五钱

各为细末，小症每用二分三分，上用温煦薄贴盖之。大症则用三钱五钱，调入温煦薄贴料中摊贴，或再加麝香分许。

方解 此肿疡初起，甫有形块，通用之药，凡酸痛漫肿深在附骨支节者，温通气血是其特长，并可疗风寒湿邪三气痹着，支酸经掣及跌仆暗伤等症。

千捶膏 治痈疡高肿，将欲成脓，又阳发初起，来势迅速。乳疡、乳发，胸臂诸痈，内挟肝胆相火，不能用五温丹及温煦薄贴者，宜以此膏合清凉薄贴用之。未成可消，已成即提脓高肿，易于针溃，捷验异常。

蓖麻子去壳，取净白肉，一斤　大天南星一两，研　乳香　没药制好，去油，研细，各二两　急性子二两，研　银朱二两　血竭二两，研　上元寸三钱

上先以蓖麻子石臼中捶极细，不见白星，如酱，乃入后七味细末，缓缓杵匀，磁器密收，听用。

方解 此方以蓖麻为君，银朱、急性子为佐，消肿清解，捷于影响。阳发疡患，初起贴之，消者八九。恒有一贴此膏，

而肿块即退移于膏药之旁者，以此知是膏并可作移毒用。古书称蓖麻能坠胎云云，亦以其流动而过甚言之。然此膏恒贴孕妇痈疡，未有因此坠胎者，以此知古说之未可尽信也。

独圣散　消坚肿，定酸痛，阴寒之症甚效。

急性子

一味研末，随症大小酌用。和入五温丹中，热陈酒调敷患处。外用温煦薄贴盖之。或调入温煦薄贴，作厚膏药贴亦佳。

方解　凤仙子性最激烈，内服催生坠胎，其效甚迅。以作外治，宜其通经入络，散肿定痛，捷于影响。此颐以意为之，试用颇应，命名独圣，尤无愧色。

碘酒　治暑疡热疖，小症初起，能消坚块，止痛。此酒色如酱油耳，食者皆谓西法酱油药水可以消毒即此。

碘片一钱五分　　火酒四两

此药入酒即化。用时以毛笔蘸酒涂患处，一抹即干，不可频搽，须隔五六小时再搽一次，肌肤小疖自能消散。如搽之太过，即令外皮腐烂，滋水浸淫，反以贻害。

方解　此西法也。西学家亦以为普通用品。然碘片之力极厉，贮入磁瓶中，如以木塞塞口，则其木不三五日即黑腐如泥。如摊于木器上，木器顷刻焦黑，等于炙炭。故浸酒用之，自能深入肌腠，以消坚块。但药性自外而入，几如硝镪性质，故频频用之，即令肌肤发腐，而内之坚块如故。所以止能治小小之疖，浅在皮里，方能有效。若肿块稍深，则药力亦不及病所。纵使外皮腐烂，亦不能消其坚肿。恒见治新学家并治瘰疬痰核深藏经络之症，则未见其利，止见其弊，是不知于药之性质上体会研究者也。

第四节　退毒敷药

疡患初起，其有形块者，但贴退消膏药已是适用。而漫肿无垠，不辨根脚者，则薄贴即无所用之。此惟末子敷药可以遍涂患处，使之收束，其轻者亦可消散。市肆中有如意金黄散一种，未尝非普通习用之品，疡医书中无不载之。然药味尚未免稍杂，轻症可治，重大者颇嫌不胜其任。且止此一方，而以通治寒热虚实，总觉笼统不切。徐洄溪所谓一症有一症切要之药，非通套方剂可以奏效云云，固亦有见于此。然必每症各备敷药，太觉繁琐，此老亦未免大言欺人。敝师门朱氏分温凉两种，如薄贴之例，亦已无施不可，简而能赅，是可法也。

温煦丹　如意金黄散宜于阳证而不利于阴寒。凡病在筋骨，先酸痛而后坚硬漫肿者，金黄散必不可用。黄墙朱氏数世研究，深知其弊，业师阆仙先生因订此方以治附骨、环跳等证，初起隐隐痛楚，渐至成块木肿者，其效最捷。并治跌仆损伤，筋骨掣痛，皆效。

炒香附四两　西羌活　川独活上安桂　去枯皮　生南星　北

细辛各三两　粉甘草四两　川乌　草乌　高良姜各二两　公丁香一两　急性子五两

各取极细净末，和匀，临用时以无灰酒加连根葱三五茎，煎滚，调药，热敷患处，绢包裹，一日再易。寒甚者，合五温丹等分用。

桃花丹　此则如意金黄散之变法。金黄散性偏寒凉，惟赤肿大热者为宜。若初起肌肉肿痛，犹未发赤，虽曰亦是阳证，但气滞血凝，药宜疏通，乃可消散。遽以大凉之药遏郁之，则气血坚凝，反不可散。是逼其团结蕴酿成脓，适以助之成溃，伊谁之咎。治此者，纵不可用温药助虐，亦必以通络泄散为唯一秘诀。阆仙朱先生手订是方，清凉而不偏于阴寒，散肿软坚，开痰泄热，以治阳发，红肿焮热，或尚未高肿色赤，乳痈疔毒，漫肿坚硬者，无不应手捷效，其功实在金黄散之上。

羌活　当归　甘草各三两　陈皮　柏皮　大黄　急性子各二两　南星　白芷　赤芍各一两五钱　马牙硝　银朱各一两　绿豆粉四两

上各取细末，和匀密收。

红肿焮热者，以忍冬藤杵自然汁调敷。大青叶、芙蓉叶、马兰头、马齿苋等自然汁皆可用。时毒发颐，用防风三钱、薄荷叶二钱，煎汤调敷，或加薄荷油十许滴。小症红肿，用茶清调小块。初起以药末三四分，用太乙膏贴之。阳证初起，未红未热，以甘草煎汤，乘热调敷。

第五节　围毒移毒

铁井阑　凡痈疽大毒，漫肿无垠，根脚四散，其毒不聚，最是恶候，难消难发，迟延日久，必多变幻。故收束疮根一法，至不可少。又有疮发于骨节转侧之间，酿脓化腐，恐碍关节，亦宜外敷移毒末子，使其移至一偏，让开要害，则纵使成脓，可免损及运动。古法此类方药亦颇不鲜，而效者寥寥。此是朱氏恒用之药，较古书成方为效迅速，是收束疮根必要之品。

外科书中别有此名，用芙蓉叶、苍耳草二物捣涂。止可以热疖轻症，非此方可比。

大五倍子去蛀屑，微炒成团，候冷研细，三两　杜蟾酥干，研细，五钱　藤黄三两，先以好醋入铜杓上，微火化烊，绢漉去滓，听用　明矾一两，研　胆矾八钱，研　大黄　皂角　白及　山慈菇　天南星各二两

上先以后五物，用陈米、好醋二大碗，文火熬浓，绞去滓，乃和入醋，煮之藤黄，同熬成膏。俟极浓，乃和入五倍、蟾酥、二矾细末，调匀离火，再入上麝香细末三钱，杵匀，制成锭子阴干收藏。临用时以醋磨浓，涂疮根四围，干则润之以醋，一日洗去，再涂，极效。欲移毒使偏，则如上法，涂其一偏，而涂药处自能退肿，其毒聚于未涂药之一偏矣。可保骨

节不致损害，是即避重就轻之法。

第六节　化腐搜毒收湿止痒诸方

三仙丹　此即升丹，一切溃疡皆可通用，拔毒提脓最为应验。凡寻常之证，得此已足。但湿疮有水无脓，及顽症恶腐不脱，或起缸口，或黑腐粘韧，久溃败疡，则别有应用药末，非此可愈。

凡溃疡近口、近目处弗用。乳头、脐中、阴騳、下疳弗用。

水银一两　火硝一两　枯矾一两

先将硝矾研细，入锅底，按平（用小铁锅），中作凹形，坐入水银，拣一平口浑圆磁海碗覆之，须口与锅密切无纤线隙缝，以棉纸作线条，浸盐水，护碗口，细细筑实，试上炉用小火烘之，听碗中微有声息，知硝、矾自熔，看碗口无黄紫气飞出，方不走炉（一见碗口出烟，汞已外泄，再以棉纸条筑之）。乃用黄沙盖在碗上，全碗全没沙中，碗底纳入棉花一小块，上加大铁一块压之，乃加炭一炉，令火徐徐加大（一炉炭约二十两）。一炉炭烬，再加满一炉，猛火煅之。两炉煅烬，乃拨开碗底之沙，验得所藏棉花，焦黑成炭，火候已足。乃移下铁锅，置于干砖上冷定（最好要隔一宿），开看碗中满粘鲜红一片，而锅底止有白色药底最为佳。候碗中之药面上一层轻浮如粉，先用鸡翎扫下，别贮。此药性薄，止有轻症可用。扫尽浮药，则碗上更有粘住一层，以刀刮取，厚者成片，此药力量较足，可治大毒重症。入乳钵细细研之极细乃可用。药色以鲜红如朱，明艳如赤霞者，最为火候得中。若不及则色黄且有淡黄者，市肆所谓黄升，药力量最薄，不可用，且火候未到，汞性未化，多见空气，则星星可辨，仍是水银，以之掺入溃烂之处为祸甚矣。若火候太过，则其色焦紫，或如酱色，亦不可用。间有满碗如晕，一圈鲜红，一圈深黄，一圈青紫，圈圈异色者，则炉火之作用。古人所谓药炉中自有神妙不测之理，确是不可多见者，实在功效亦同。如偶遇之，可各色扫开，分别贮之，以资博物。总之色以鲜艳深红为第一，亦偶有晦滞者，是为坏药。若上火时有烟腾出，则其汞已走，碗中可以一毫不存，不可不慎。炭要预先拣取，有声如铜者方可合用，劣炭不可用。火候不佳，药力不及，功用必有不逮。市肆中有炼成者，尝试用之，病者皆嫌作痛，而自制者则不痛，此必有故。俗谓陈久不痛，新炼者则痛，殊不尽然。颐尝以新炼之丹试用，亦未尝痛，但研必极细，用时止用新棉花蘸此药末轻轻弹上薄贴，止见薄薄深黄色已足，如多用之则大痛矣。门外人见之必谓吝惜药末，不肯重用，而不知此丹力量甚厚，必不可多乎。炼丹时炉中所余白色炉底，亦可研细，和入疥疮奇痒药中，但枯矾收湿止痒，重用作痛，宜少少用之。

拔疔散 治疔疮初起一粒，形如粟米，顶白无根，初觉顽木，或则微痒，最是恶症，势必肿散腐开，其毒甚炽，非三仙所能治，则需此散。先用针当头点破半分许，稍稍见血，乃用此药少许掺于疮头上，以清凉薄贴盖之，一日再换，能束肿提脓，并能提出腐肉一块，其韧异常，俗谓为疔头。此腐一脱，大症皆平，是神丹也。脑疽、发背及其他顽疮，苟有坚韧恶肉，或粘如筋，或黑而臭，牵连好肉，镊之不去，皆可以此散轻轻掺在恶肉上，亦能速之使脱，但必预护新肌弗沾此药。

斑蝥糯米拌炒黄，七枚，去米弗用，此米大毒，宜埋土中 全蝎漂淡，土拌炒干，三枚 玄参炒松弗焦，三钱 瓜儿血竭研细，去粗硬块，三钱 乳香 没药各一钱，取净末 上梅片 上麝香各六分

各为细末，和匀密藏。

此方加重斑蝥、全蝎各三倍，另为一料，治代指初起，肿痛无头。用药一二分，贴于痛处，以膏盖之，轻者可退，重者提出速成，可不化大。咽喉痛者，以此药少许贴于头外相近痛处，上以膏盖一周时，揭去皮，有水泡，银簪挑破，泄去毒水，喉痛即瘥。近有刊送咽喉异功散者，即是此方，其应神速。

黑虎丹 此药名各处通行，然药各不同。此则朱氏家传，大有经验者也。

治大证顽毒，三仙丹不能治，与拔疔散功相近，而提取脓

水，威而不猛。大约腐肉不脱，利于拔疔。并无恶肉，而脓水频仍，经久不愈，则宜此丹。

全蝎制同上方，七枚　蜈蚣炙，大者七条　蜘蛛炙，大者七个　甲片炙，七片　白僵蚕炙，七条　磁石煅研，一钱　丁香公母各一钱　上西牛黄二钱　上麝香一钱　梅花冰片二钱　百草霜净者，五钱

各为极细末，和匀，磁瓶密。贮每用少许，掺疮口上，以薄贴盖之。凡虚寒疡患，溃久不敛，及溃后阳虚，恶腐不脱者，亦掺此丹，功在三仙之上。

五虎拔毒丹　治溃疡毒炽，非三仙丹所能提毒化腐者。

露蜂房有子者佳，瓦上煅炭　蝉蜕　蜈蚣各炒炭，各二钱　全壁虎十枚，炒炭　三仙丹五钱　明腰黄四钱　元寸五分

研细和匀，用如上法。

方解　此亦上方之变法。大毒顽症，必以此二方为主，始能有效。但黑虎丹利于虚寒之症，湿热病忌之，此方则阳发亦可用，二方微有分别。

天仙丹　治疔毒及脑疽，背疽，腹皮大痛，溃后脓多，或腐肉不脱。此药提脓拔毒，能去恶腐，而不痛不猛，最为王道，而收捷效。

三仙大红升丹须自炼者为佳，二两　天仙子六两，研极细　五虎拔毒丹一两，见上，加上梅片三钱

各研极细，和匀密贮。临用挹尽脓水，须以一百倍加波匿

酸淋洗净，棉纸挹干，以此末子细细掺遍疮口，以膏盖之。一日两换，吸尽脓腐，不伤好肉，不觉痛苦，最为稳妥而收奇效，真是神丹。

方解 广东药肆有所谓天仙子者，其形小圆而扁，其色深黄，光泽滑润，一得水湿则自有粘质稠如胶浆。以治溃疡，吸取脓水，其力颇峻。寻常疮疖嫌其吸力太富，反觉痛苦。惟疔疮脓多，及脑疽、背疮、腹皮痈等大症，腐化已巨，脓水甚多者，以此提脓吸毒，去腐极易，并不苦痛。考《本草纲目》有莨菪子，一名天仙子，而所载形色性情，实非此药。或粤省所独有，未入本草之物。颐用之有年，恃为利器。爰合以三仙丹数味，配为一种末子，专治大毒大腐。是新方之适宜于实用者，即以粤东之名名是方，以旌其功。允足当佳名而无愧色。

集仙丹 三仙丹提毒化腐，性颇和平，不独脓毒未清，恶腐不脱者，赖以化毒去腐。即至脓水净尽，新肌益然，亦可少少用之，即以生肌收口。但金石之性，藉炉火升炼而成功最捷，而吸力亦富，全在研之极细，掺之极匀。若扑药太重，即能作痛。恒有病家知是神丹，索药自掺，往往不知分量，用之太多，反以贻害。又不容靳而不予，致贻吝惜之讥。乃为汇集中正和平之品，俾与三仙并行不悖，既有提脓拔毒之效，复无多用增痛之虞。是亦无法之法，命名集仙，以志其实。

大红三仙升丹一两　明净腰黄二两　生漂牡蛎粉一两，飞净

生石膏四两　广丹一两　飞滑石三两

各为细末，和匀听用。掺入疮口，不妨略多。持以赠人，庶可听其自用。

三灵丹　治疮疡久溃，流水不已，不能收口者。

生青龙齿　麒麟竭　明腰黄　炙龟板各一两　红升丹　海碘仿各五钱

各自研极细，和匀，加大梅片五钱，密贮。

方解　海碘仿乃西药外疡通用之药，色黄而气恶，有奇臭，俗名黄臭药，最能燥湿吸水，溃疡流水者尤为相宜。以合龙麟、玄武，既能吸尽脓水，即可生肌收口，计日呈功。

八仙丹　治大疡溃后，脓毒渐衰，以此搜净余毒，即以生新。

明腰黄五钱　上血竭四钱　真轻粉二钱　炒东丹一钱　漂牡蛎粉六钱　红升丹二钱　元寸四分　梅冰一钱

各研极细，和匀听用。

蛇床子散　治秃疮，疥疮，湿性游风，搔痒水多者，皆效。先洗净而用之。

蛇床子炒研，一斤　烟胶八两　白明矾一两　枯矾一两　大枫子仁半斤，白者　硫黄二两　铜绿一两　雄黄五两　川椒一两，去目

上各为细末，另研枫子仁，渐渐以膏药末和之，研极匀，每一两加樟冰二钱。痒疮成片者，麻油调，干痒者擦之，每日

洗净，然后敷此。

炉甘丹 下疳等症，不能用三仙丹者，此方能拔毒而不痛。

上炉甘石煅，黄连汤淬三四次，拣净，研细，水飞漂，二两 上血竭五钱 海螵蛸去背，五钱 真轻粉四钱 乌芋粉二两 漂牡蛎粉一两

各研极细，和匀密贮。

二龙丹 治下疳，消毒退肿，长肉生肌。

龙衣大者，两条，纸吹火烧灰 龙骨五钱 鹅管石煅 海螵蛸炉甘石制飞，各四钱 乌芋粉一两 冰片三钱

各为极细，和匀，鸡子黄熬油调涂。

血余膏 治恶疮久不收口及臁疮多年不收者，瘰疬久溃，非此不效。

壮人头发 猪毛 鸡毛 鹅毛各洗净，晒干，鸡毛、鹅毛须去中心硬梗，各净，四两 猪板油去膜，净，二两 桐油二两 麻油二十两白川占二两 脑麝各一钱

上先以三种油入龟板五两，炸二十分钟，再入诸毛，灼焦枯，离火片刻，细绢漉净滓，文火再煮，入川占、脑、麝，以飞净黄丹六两调成膏，油纸摊贴，可再加三灵丹掺药。此油炼成，亦可少少入锌养粉同调，用西法棉花、棉纱摊贴，治疮口多水无脓者更佳。

枯痔散 痔漏，恶疮，顽肉死，肌腐不脱者，不去顽肉，

不能收口。此方能蚀恶肉而不伤好肉，方见《外科正宗》。但天灵盖无用而害及枯骨，必非君子之心。朱氏不用，亦未尝无捷效也。

砒霜一两　生白矾二两　轻粉四钱　蟾酥二钱

先以信矾入铁锅，碗盖密煅二炷香，冷定取药，细研。另研轻粉、蟾酥，和匀用之。

乌金膏　恶疮顽肉、升丹、天仙丹所不能化者，以此掺之，化腐不痛。与上方异曲同工，随宜择用。

巴豆白肉一味，烧炭，压去油，加元寸同研。

黑龙丹　疔毒最多胬肉高突，其痛异常，塞住疮口，反使脓毒不泄，惟此丹能平之如神。方出毛达可《经验集》。

真乌梅肉，炒炭，大熟地，烧炭，研细，加上梅冰十分之二。

金枣散　走马牙疳外治药，掺之，立刻定腐。

大红枣，去核，每嵌白信石如豆大，炭火煅过，存性，煅时起浓烟，须避之。如有未化信石则去之，研细，加冰片十分之四。轻掺腐处，不可吞入腹。

碘汞膏　此西法药，治瘰疬，不问已溃未溃，皆效。

碘片二钱，先用甘油少许，同研化水银软膏五钱，再合碘同研化，加莨菪软膏四钱，西名巅茄软膏，东人名莨菪越几斯，加华摄林少许，同研匀，涂之，上以凉解薄贴覆盖。

玉糊膏 治汤火伤极效，立能止痛，可免腐溃，极易收功，百试百验。

风化石灰，清水浸之，俟澄清，吹去水面上浮衣净，取清水别贮。每水一杯，加麻油一杯，以箸调之百匝如糊，即以涂患处。

拔管方 肛疡成管，拔之不易。旧有挂线法，未必有效。朱氏两方，简而极效，非外间所知。

壁虎尾尖，量管之大小剪取一段，插入管中，拔脓收口极易。

有尾之五谷虫，漂净，炙焙存性，飞曲和为条，用之亦佳。

锡灰膏 治远年臁疮，神效。

纸锭灰，筛取极细者，东丹、冰片、猪板油捣匀，摊帖。

独炼硫 疥疮、湿疮痒者，捷效。

明净硫黄，入铁锅，文火熔化，倾入盐卤中，凝定取出。再熔、再淬数十次，俟硫色深紫为度，一味研细。熬鸡子黄成油，调敷。先须洗涤净，挹干敷药，每日一洗再敷。

第七节　洗涤诸方

外疡既溃，脓水浸淫，必以洗涤洁净为第一要义。庶几毒菌不留，方能生新收口，否则恶腐不除，必多深蔓。而湿痒恶疮，稠粘毒水，尤易四窜，且必传染及人，为害尤厉。古法洗方不少，治阳证皆用清热、燥湿、解毒之药，治阴证则用流气、活血、滋养之品。如《医宗金鉴》外科之法所录诸方，已是尽美尽善，用之不竭。惟迩来新学大昌，治疡最重防毒、消毒，于洗涤一门，尤其精神所贯注。可以生新，用药极简，而条理秩然，较之吾国旧法，既觉便利易行，而能确然有效。但药力本猛，全在相度轻重，恰合分寸。太过则非徒无益，反以有害，必不可东家效颦，只形其丑。兹录涯略，以为参用西药之法。

架波匿酸洗法 架波匿是西语之译名，从煤中蒸炼而成，故东人名石炭酸。石炭即煤，其名为酸者，则华语精华之精也。西法烧煤气燃灯，上海人之所谓自来火灯。先蒸煤取烟，以铁管通之，管头放出煤烟，取火点之即燃。但此烟通入铁管，烟气中必含有油质，日久而管为之满塞，如吸旱烟之烟管，日久必烟油凝满。故蒸煤取烟之时，必使其烟先从水中经过，烟中油质澄入水底，而其烟乃洁净。积久则水底油质凝结已多，其色甚黑，其质如胶，有气甚烈，是为柏油，可涂竹木，不畏风雨。架波匿酸即是柏油中炼出者，故气臭尚盛，正与煤烟、柏油相同。药是冰质，遇高热则融为油，以水化之，每一份水可化九份冰，则为油质，再以水化之，则十二份水可化油质一份成水。然尚是原料，以洗溃疡，必以此水加五十倍清水化合，可洗腐疡，能令恶腐净尽，不伤好肉，不作大痛。必以脱脂棉纱轻轻洗涤，挹干脓水，再贴油膏。其痒疮湿疥，游风湿注，湿臁痒甚者，则三十倍清水亦可用。有不可太浓，如不满一二十倍，则痛甚矣。若大症脓水已少，腐肉已净，则用一百倍水及八十倍水可也。如痒疮滋水，结痂成片，粘连不脱，则用脱脂棉纱浸入三十倍药水中，带水贴于疮上一二刻钟，硬靥即浮，再轻轻洗之，至新肌渐满，脓水已尽，则不可再用此药，当用硼酸水洗极佳。凡用此水洗疮，一日一度，不可多洗。

硼酸洗法　此亦西药，亦能解毒防腐，而性和平。溃疡轻症用之，大症至新肉已生将收口时亦用之。下疳、阴疮、乳疡、乳癣、脐疮、痔疮、茎疳、阴囊诸症，不可用架波匿者亦用之。喉舌腐烂，牙疳、口疮，皆以此嗽口去秽。目赤肿痛，泪流多眵，及眼癣湿痒红腐，眼皮肿，硼酸一两，沸汤十二两泡化，候冷用之。轻症亦可加倍用水。

第八节　止血之方

疡患蚀断血络，每易溢出鲜血。及病人肝阳太旺，火毒极炽之时，亦多鲜血自流，不止其血，危险实甚。西法必以动脉钳钳定动脉，则血溢不多。而习中学不能用，则药物尚矣。又如血蒻、血痣、金刃创等，亦不可无急救之法。兹录简而效者二方，以备家庭之急。若古人成方效者亦伙，钞不胜钞，无取其多，徒侈篇幅。

紫金丹　治金疮能止血及疮疡流血不已者。

紫金藤_{即降香，五两}　乳香　没药_{去油，各二两}　血竭　五倍子_{炒成团，各一两五钱}

别研极细，和匀，每药末一两加梅冰三钱，再研匀，密藏弗泄，陈久更佳。

金刃独圣丹　止血定痛。

龙眼核，只取黑壳一层，炒研极细，每一两加冰片二钱，和匀，再研，密贮。

第九节　生肌诸方

生肌收口，古方伙矣。然疡患当腐尽新生之时，大功告成，其人自能滋养能力，即不用药，亦无虑其不能收口。惟偶有正气太薄，不易生肌者，则内服补养，而外必以药力助之，亦是治疡者不可不备之法。世俗竟尚犀、黄、珍珠，贵则贵矣，无非医人敛财之计，究之实在效力，亦不必金珠、玛瑙。兹录恒用数则，以与同志揭明真相。惟其效而惟其廉，恐市医闻之将摇首咋舌，莫明其妙矣。

十全丹　大症毒净，非此不能速敛。

西血珀_{五钱}　明腰黄_{五钱}　漂牡蛎粉_{一两}　鸡胫骨　狗胫骨

烘燥，研细，弗焦枯　绵西芪烘燥，研细，筛去粗末，各四钱　青龙齿生

研，五钱　乌贼骨六钱　红升丹二钱　元寸五分　大梅片三钱

细研和匀。

象皮膏　朱氏家制。生肌收口，并治金疮，止血。

象皮炒松，细研，五钱　真轻粉四钱　锌养粉　黄蜡　白占各

一两　血竭六钱　紫金藤即降香细末，一两　密陀僧一两，飞细　生花

龙骨八钱　梅冰三钱

麻油一斤煮沸，下陀僧末，再煮沸，入二蜡，溶化离火，

入诸药调匀，刷棉纸上，阴干听用。用时以沸水壶烘烊贴之，

弗令见火。

珊瑚粉　外疡毒净，以此收口。

上血竭五钱　赤石脂　牡蛎粉漂净　海螵蛸去背壳，研细，漂净

密陀僧各一两　花龙骨四钱　上冰片四钱

研细，和匀轻掺，以清凉薄贴盖之。

世俗治疡，珠、黄之外，血珀、珊瑚，号为八宝，无非借

此贵重之名，聊以自高声价。究之珊瑚、玛瑙，非血肉之质，

亦复何能有效。是方借此大名，似不脱市侩恶习。然惟其色不

惟其质，未能免俗，聊复尔尔。若欲征之实在功力，则锡以嘉

名，亦自无愧。

麟龙丹　收口药，与上大同。

龙骨　麒麟竭　雄黄腰黄为佳　银珠少许　滑石　儿茶

梅片

分两随症配合。

滑脂粉　小症收口可用。

飞滑石，赤石脂，少加冰片。

成炼珠粉　收口宜之，毒未净不可用。

珠粉，贵物也，颐则谓介属耳。但用大块牡蛎洗净泥垢，杵散，清水漂出细粉，去其粗滓，功与珠粉同，而价则十万之一耳。名以珠粉，尤无愧色。岂俗子能知此中功用耶。

乌芋粉

即荸荠，俗名地栗。用老而多渣者，去净皮，捣烂，绞汁，其滓和水，再研，绞去滓，取汁澄定为粉，清水漂二三次，去甜味，久藏不变。

合眼药、下疳药，功在炉甘石之上。亦治溃疡，去腐生肌。

第十节　咽喉口舌诸方

咽喉口舌诸症，本是内科，初非疡医界内之事，惟不可无外治之药为之辅佐。而晚近内科家多不备此药物，于是此等病家不得不求治于疡医之门。然究非长于内科理法者，必不易治此。迩来喉症所以日甚一日，几如疫疠，而丧亡枕籍者，此中亦有其故。况世且有号为专于咽喉一科者，间尝考其学识，固亦不过云尔者乎。业师朱氏夙备药物，效验有素，兹备录之，以广其传，是亦阆师利物济人之素志。虽仍是普通习用之品，而较之故纸堆中陈陈相因者，临床治验，或尚能较胜一筹也。

新定加味冰硼散 治咽喉痛腐，口疳，舌疮，牙疳，重舌。

漂人中白三两 老月石二两 薄荷尖二钱 梅花冰片五钱 明腰黄一两

各为细末，和匀。牙疳多血加蒲黄炭、枣信炭，临时和匀。

方解 此为寻常咽喉口舌通用之药。以漂净人中白为主，清热解毒，而导之下降，最是喉症无上神丹。古人非不知用此，奈习俗恶其秽气，烧过用之，则仅存碱质，等于石灰清凉之性变为燥烈，为利为害，胡可以道里计。兹则研细，水飞，取其轻浮洁净者，带水倾出，澄定，换水数十次，其白如粉，无气无味。岂独喉症所必需，亦是口舌之要药。以极贱之物，而用之得宜，即为良剂。古语有云：臭腐中自有神奇，此物是矣。治药物学者，胡可人云亦云，不知细心体会耶？

新定加减锡类散 治咽喉腐烂及口疳、牙疳、舌疮等证。

漂净人中白二两 西牛黄五钱 老月石二两 鸡爪川连 明雄黄一两五钱 真川贝 广郁金各八钱 金余炭即人指甲，洗净，炒松弗焦，研细，六钱 上梅片四钱各为极细末，和匀，每点患处，极效。

方解 锡类散一方，自孟英王氏极推重之，乃风行于世。然方中象牙屑极难磨细，如治之不良，则其质甚坚，点入患处，非徒无益。又壁钱亦不易多觅，且此虫颇毒，似亦非必要之物。先师阆仙先生在意增损，重定是方，用之多年，大有应验，似元方功力亦不过如是。但牛黄本有数种，关西者其价颇贵，颐亦尝以广东来者试用之，效力亦佳，而价则视西产为廉。似乎实在功用，亦未尝不相等也耳。食者闻此，得不咤为赝鼎乱真乎？然药物惟求其适效而已，本不必专求诸价等连城者，如必以贵是尚，则胡不方方皆用金玉。

颐按：原方本有珍珠，师谓既用中白，则珠粉亦未必腾之。如必欲介类潜阳，则牡蛎净粉，咸寒清热，而质又粘腻，能生新肌，功力亦在珍珠之上。

咽喉独圣散 治喉痛红肿等症极效。可以加入上两方中。

西瓜霜。秋凉后预藏西瓜，不大不小者，俟过霜降节，择瓜之不坏者，顶开小孔，挖去瓜肉，留薄者青瓜皮约一钱厚，弗破，另以提净朴硝（火硝不用）贮满瓜中，即以所开之顶盖上，麻线做络子络瓜于中，悬檐下透风。不见日晒雨淋之处，瓜下离一二寸另络一磁盆承之。过冬至节，瓜皮外结霜极厚，扫取听用，研细吹喉。磁盆中如有瓜中流出汁水，天寒亦结为霜，亦可取用。瓜中未化之硝，取出留存，明年仍以纳入瓜中，再令成霜。

新定胆制咽喉药 治风火喉症及口疳、舌疮。

真小川连一两 条子芩五钱 真川柏五钱 白僵蚕炙燥，三钱 漂人中白二两 老月石一两 薄荷叶二钱

各为极细末，和匀。腊月收鲜青鱼胆，带胆汁，盛药末，线扎，挂当风处，阴干。去胆皮，细研，每一胆倾去胆汁一半，乃入药末，加指甲炭二钱、明腰黄五钱、西瓜霜一两、蜒蚰制青梅肉五钱，焙燥，研，每药末一两加上梅片一钱，和匀密收。红肿腐烂者皆效。若但红肿而未腐者，此药一两，可配枯矾二钱，吹之。

凡喉症用末药，须用铜喷筒轻轻喷入。若用细竹管吹之，恐受风变病，不可不慎。

附：制青梅法

鲜青梅子，择肥大者，打碎，去核，每梅肉一斤，以食盐二两渍之，捕活蜒蚰同渍，不拘多少，多则尤佳。渍四五日，取梅肉曝干，还入原卤中，再渍，再曝，以汁尽为度，去蜒蚰不用，焙燥，研末密收。

方解 鱼胆制咽喉药，其法旧矣。此方亦阆师改定。清热涤痰，而加以薄荷之辛凉泄风，兼顾外感，亦是一法。

虚喉吹药 治阴虚火炎，喉痹、喉疳、喉癣等症。

儿茶三钱 川贝三钱 牡蛎粉漂净，八钱 西血珀六钱 漂人

中白五钱　　蒲黄炭三钱　　西牛黄二钱　　梅冰片六分　　麝香三分

　　各研极细，和匀密贮。

血余散　治阴虚喉癣。

真血余炭一钱　　真坎气一条，漂净，焙炭，研　　血珀五分　　腰黄二钱　　花龙骨二钱　　上梅冰四分

　　各为细末，和匀吹之。

　　颐按：此方亦可加漂人中白。

　　方解　阴虚于下，阳浮于上，气火泛溢，上凌清窍。每有咽喉燥痛，硬塞音暗等症，病源与风热外乘、闭塞喉嗌者绝不相同，而其见症亦大有区别。盖热而干涸，虽硬塞，必不肿，亦必不红，嗌关内外皆作淡红色，时有红丝缭绕而已。帝丁虽亦垂长，望之止见其燥，绝无痰涎盘旋之状。舌亦不红、不腻、不黄，甚者其人必足冷。脉必不浮、不大、不弦，此必不可以疏风清热消痰治者，六味、都气，甚则并用附桂（桂宜作丸，八味汤必凉服）。惟外用末药，则亦必清凉。盖下元虽是真寒，而上焦确有火症，故内服之药可用温补，而外治其上必不能浑作一气，但终与实热有别。此二方皆为虚火设法，前方尚是普通喉痛治法，但不用苦寒遏抑及涤痰攻克之品，而加儿茶之粘滞，以助真阴，蒲黄之清芬，以息浮焰，已与实火症治不同。其后方用血余、坎气，借血肉有情，同气相应，显与实火痰热者大分迳庭。但血余炭宜自煅为佳，市肆中物与川椒

同煅者，必不可用。

开关神应散　方见《齐有堂医案》。

治急喉风，肿痛、闷塞、痰涎粘闭、呼吸欲绝者，必效。

明净腰黄　枯白矾　生藜芦　猪牙皂角_{炒黄弗焦，去筋膜，各为末}

各等分，和匀密收，临用吹喉。此方可治红肿，若已腐者，不可用枯矾。极痛、肿盛欲闭者，凉茶调如糊，灌之，渐能入喉，吐出痰即松。

方解　急喉风，暴肿痰壅，喉关闭塞，呼吸不通，危在顷刻。苟非吐法，先开其壅，则虽有良药，亦难下咽。《本事方》希涎散，独用皂角、明矾，激之使吐。法本六朝希涎汤，来源最古，取效最神。颐二十年前见一幼孩三岁，喉痛猝暴，呼吸不利，痰涎盘旋，欲视其喉，而舌肿已粘上腭，浑合无隙，势极危急，恐不及救。即以牙皂、明矾为末与之，嘱其勉强纳入，吐则或有一线生机。乃去后不复来视，已疑其无望矣。后始知其一吐而安，不劳再药。齐氏此方加腰黄解毒，亦有可取。尤在泾《金匮翼》用白矾、巴豆同煨焦赤，蜜丸芡实大，绵裹纳口中近喉处，引吐亦佳。古法有以巴豆油染纸，作纸捻着火吹息，纳入喉间，令油烟气引吐痰涎者，其效尤捷。

附：针刺法　喉风闭塞，开关为亟。希涎散、江子仁油皆是急救之法，而针刺尤为捷效。古法用三棱针刺两少商出血，而有效有不效。惟内关一穴，刺三分，留四五呼，旋针补泻，能使喉塞顿开，可纳汤饮，应试綦捷。又两合谷穴，针深刺，须入一寸五分，使针头透过手心劳宫穴，频频旋转，其针气自流通，亦极桴应。此穴取法，在虎口上交叉骨间，令病者侧竖其掌，乃以毫针缓缓直下，始则轻轻旋转，令深入骨缝中间，不可使针头在掌中透出，多留为上，时时旋转之，旋之愈重则行动极捷，开窍通络无往不宜，即猝厥暴死，昏不知人，皆能应手出声，立刻清醒。

　　附：西药直滑治疗法　迩来喉症大行，烂喉痧、白缠喉等，所在多有，而上尤甚。盖以厂家林立，烟突高耸、蠹立云表者，星罗棋布，终日燃煤，烟腾遐迩。视北地之煤火煮食，其厉不啻倍蓰。人在气交之中，呼吸吐纳，日受其毒，宜其病发猝暴，比户传染。旧法治疗，往往病重药轻，不胜其任。西学家发明血清治疗，皮下注射，定痛止腐，最有奇验。一度注射则五六小时，而其腐即安，白者不知何往。盖毒在血络之中，服药、吹药，运行嫌缓。惟注射法即于血络灌输，径达病所，宜其如鼓应桴，捷于影响。治大症、急症，不可不备之药。颐寓沪有年，经验多矣。药名喉痧血清，西药可购，能藏一年余。可用乃马痘浆合甘油及架波匿酸少许和成者。

　　按：中医恒用马乳治牙痛疳、舌疮极效，亦治烂喉。知西医药理未尝不与吾国旧学一气贯通。或谓中西两家理法各别者，是门外人语，仅从皮毛上观之，实未能深知此中真实作用者也。

第十一节　耳目诸方

磨云散　治眼赤星翳。

荸荠粉_{二两}　老月石_{六钱}　川连_{汤制}　细炉甘石_{一两}　冰片_{三钱}

各研极细，和匀点眼。

点眼药水　治目赤星翳，神效。

乌梅肉_{七钱}　鸭嘴胆矾_{二钱}　川椒_{去目，二钱}　明矾_{七钱}　青盐_{三钱}　冰片_{一钱}

引线小针三支，水十四两，浸一月可用。陈久不坏。

聤耳流脓　先以核桃肉打油滴入，棉花卷净，入后药，再滴核桃油二滴。

龙骨　枯矾_{各三钱}　黄丹_{二钱}　元寸_{二分}

为细末。如耳中流血脓者，单用龙骨末，如上法。

三三

医书

裘庆元 辑

外伤科、皮科秘本九种

下 册

中国中医药出版社

· 北京 ·

图书在版编目（CIP）数据

外伤科、皮科秘本九种：全 2 册/裘庆元辑.—北京：中国中医药出版社，2019.5
（三三医书）

ISBN 978 - 7 - 5132 - 4465 - 7

I. ①外… Ⅱ. ①裘… Ⅲ. ①中医伤科学②中医学 - 皮肤病学 Ⅳ. ①R274 ②R275

中国版本图书馆 CIP 数据核字（2017）第 236987 号

中国中医药出版社出版

北京经济技术开发区科创十三街 31 号院二区 8 号楼
邮政编码　100176
传真　010 - 64405750
河北新华第二印刷有限责任公司印刷
各地新华书店经销

开本 880×1230　1/32　印张 20.5　字数 422 千字
2019 年 5 月第 1 版　2019 年 5 月第 1 次印刷
书号　ISBN 978 - 7 - 5132 - 4465 - 7

定价　99.00 元
网址　www.cptcm.com

社 长 热 线　010 - 64405720
购 书 热 线　010 - 89535836
维 权 打 假　010 - 64405753

微信服务号　zgzyycbs
微商城网址　https://kdt.im/LIdUGr
官 方 微 博　http://e.weibo.com/cptcm
天猫旗舰店网址　https://zgzyycbs.tmall.com

如有印装质量问题请与本社出版部联系（010 - 64405510）
版权专有　侵权必究

出版说明

　　近代著名医家裘庆元先生编辑的《三三医书》（又名《秘本医学丛书》），不仅保存了大量珍贵的中医孤本秘籍，而且所选书目多为家传秘本，疗效独特，简练实用，自1924年刊印以来，深受中医读者欢迎，对推动中医的发展起到了积极的作用。1998年中国中医药出版社组织有关专家、学者对此书重新进行了整理出版，使此书得以更广泛的传播，影响日增。

　　然而，美中不足的是，原著三大卷，洋洋近五百万字，卷帙浩繁，所收的99种书籍又都随意编排，没有分类，给读者阅读、研究带来极大不便。有鉴于此，我们又对原著重新进行了整理编排：

　　1. 根据原著所收99本书每本书的基本内容，按中医学科重新进行分类编排，分为《医经秘本四种》《伤寒秘本三种》《诊法秘本五种》《本草秘本三种》《方书秘本八种》《临证综合秘本五种》《温病秘本十四种》《内科秘本六种》《外伤科、皮科秘本九种》《妇科秘本三种》《儿科秘本二种》《咽喉口齿科秘本四种》《针灸、养生秘本三种》《医案秘本十五种》《医话医论秘本十五种》，共15册，改为大32开简装本，分别刊印，以满足更广大读者的需求。

2. 全书改为现代简体横排。每本书的整理仍以上海书店影印本为底本，以现存最早刻本、影印本或近期出版的铅印本为参校本。除系底本明显由刊刻、抄写等导致的错误，经核实确认后径改（不出注），以及因版式改动，某些方位词如"左""右"相应改为"上""下"外，目录根据套书内容做相应调整，其余基本忠实原著。原书刊印时为填补版面而增加的"补白""告白"之类也予以保留。

限于水平，加之时间仓促，整理编排难免有错漏，欢迎读者批评指正。挖掘整理出版优秀的中医古籍是我们的重要任务之一，我们将一如既往，继续努力，为传播、弘扬中医药文化、知识做出更大贡献。

中国中医药出版社

2018 年 3 月

内容提要

  《三三医书·外伤科、皮科秘本九种》包括《集验背疽方》《外科方外奇方》《发背对口治诀论》《瘰科全书》《灵药秘方》《疠科纲要》《外科学讲义》《解围元薮》《伤科方书》等九部著作，论述了常见外科、骨伤科疾病的证治方药及整复手法。

  《集验背疽方》介绍了背疽的总论、证治、方药和饮食调摄。书中方药简便验廉。《外科方外奇方》论述了常见外科疾病如疔疮、臁疮、癣疮、痔疮等的证治，并根据药物作用如内消、化毒、去腐、收口等列药方及制法。《发背对口治诀论》主要阐述对口发背的局部症状和全身状况，判别善恶，随证施治，后附《外科秘法》、对口方及存济堂药局膏药方。《瘰科全书》阐述了瘰疬之病机、辨证、内外治法、方药、食疗及食忌调摄。《灵药秘方》按经辨证，收载外科丹药五十余种，并详述配伍、制法和用途。《疠科纲要》论述疮疡的病机、辨证、脉状、治法及内服外用方药六十余首。

  《外科学讲义》主要论述外科痈疽、疔疮、杨梅疮毒、痔疮、臁疮、皮肤病等病证的辨证、治疗，精选诸家学术经验之长，共收载内服外用方剂百余首。《解围元薮》为作者在家传治麻风病的基础上，广集当代名医及民间治诸风病证之经验总结。本书广论风病，对麻风病的病因病机、症状、鉴别诊断、辨证治疗论述尤详，是我国早期麻风病著作。《伤科方书》主要详述各主要骨与关节损伤的整复手法，理论与医方并重，收历代治伤效方五十余首。

本书集疮疡、皮肤病、骨伤科病为一体，理论治法方药俱全，内服外用、整复手法具备，对读者学习和掌握皮外骨伤科疾病大有裨益。

作者简介

裘庆元（1873—1948），浙江绍兴人，近代著名医家。16岁时进钱庄当学徒，因患肺病，遂发奋专攻中医学，并广收医籍秘本，造诣日深。后渐为人治病，每获良效，名声大振。

逢国内时局动荡，遇事远走东北，得识日本医界名士，获睹大量祖国珍本医籍，深慨祖国医籍散佚之多，乃有志于搜求。民国初年返绍，易名吉生，遂以医为业，以济世活人为己任。当时受外来文化影响，民族虚无主义思潮泛滥，中医药事业处于危急存亡之秋，先生毅然以复兴中医为己任，主持绍兴医药联合会，与何廉臣、曹炳章等创办《绍兴医药学报》，兼编《国医百家丛书》，并任绍郡医药研究社副社长。1929年废止中医事起，先生赴南京请愿，积极参加反对废止中医药的斗争。1923年迁居杭州，成立三三医社，出《三三医报》。先生深慨罕世之珍本秘籍，人多自秘，衡世之书，人难得见，叹曰："医书乃活人之书，何忍令其湮没，又何可令其秘而不传。"于是，或刊广告，或询社友，征救全国收藏之秘籍，得书千余种。乃精加选辑，于1924年刊《三三医书》，共3集，每集各33种，每书各撰提要，使读者一览而知全书概况。

后先生又精选珍贵孤本90种，于1935年复与世界书局商定，刊行《珍本医书集成》第一集。其第二、三集编目虽已确定，但因抗战爆发，被迫中止。

外伤科、皮科秘本九种

医
书 三
三

医 三 下册目录
书 三

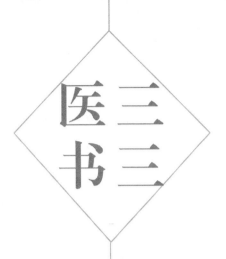

外科学讲义

清·刘丙生 辑

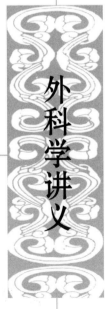

提要

外科为十三科之一，自来颇鲜善本，惟徐批陈著之《外科正宗》、窦氏之《疮疡经验全书》堪称名著。然是私家著述，不合学校之用。京江刘吉人前哲，殚精医学，内外兼长，清端督考医，先生名列优等。本社曩刊《察舌辨症新法》业已一再毁版，即系先生大著。是书独摅心得，精选众长，外科应用之学详述无余。外此，若疗毒、霉毒、疥疮、痔疮，论列尤精，末附小儿丹毒各方，颇便病家。

目录

外科学讲义

刘丙生吉人编辑

裘庆元吉生校刊

外科心法要诀

凡看初起之毒，看其颜色有晕无晕。如有晕，分几色者，重症也。有头高起，根脚不过一寸者，疖也，阳毒之小者，易治，溃脓则愈矣。如夜间痛甚，不可小视，其来虽小，其患则大。每有变为疽者，在背部，更宜慎之。根脚红坚，有二三寸大者，虽高起有头，痈也。虽系阳毒，其来源深远，难治。若脚根散漫，平肿无头，日痛轻，夜痛重者，阴疽也。如系紫泡，颜色灰暗，疔毒也。在手足指节，平肿无头无泡者，如颜色灰黑，脱疽也。四边硬、中心软者，将溃之兆也。如颜色红紫，与皮平等，不肿而痛者，红痰也。颜色淡白，与皮平等，不肿而软，按之酸痛者，白痰也。皮色如常，皮内坚硬，如鸡卵形圆者，恶核也。连皮坚硬，按之如石，皮色如常者，石疽也。此以上皆初起之看法也。

已溃之毒，一孔有脓包，兜挤之，脓出者，痈疖也。无孔或孔多平烂，横开蔓延，根脚散大，颜色紫暗者，疽也。溃如烂柿者，痰也。翻花起肛口者，误用升丹也。颜色由紫转红者，吉兆也。由红变白灰者，欲腐烂也。红腐之外有白色一围，白色之外有灰色一围者，此乃不保身命，犯淫念色欲之戒所致也。有脓由稀而变稠者，顺症也。有脓由稠而变稀者，逆证也。由脓而变成水者，败症也。用药当则水变为脓，由稀而稠，收功自易也。用药不当，则稠脓变为稀水，收功必难。颜色红活，淡若牙龈，形中榴子者，此名新肉芽，收功之象也。形若坍塌江岸，坡口向里者，此将崩溃陷象也。形如新涨沙滩，坡脚向中攒聚者，此将长肉之兆也。总之，断无紫暗、流水，收功之外症。若用药之后，色变紫暗、灰暗，所出清水，医者切宜猛省，别求良法，方免错误。此以上皆溃后之看法也。

痈疽分治总纲心法要诀

痈疽者，外症之总名也。其小者为疖（大不过一寸之径），大者为痈（二三寸大者，高起有头）。高起有头，溃脓有包，挤之脓出者为痈；平肿无头，扁塌不起，尖顶溃后，平烂横延者为疽。亦有高起如覆杯、如小馒，首不起尖顶，根脚如有绳收束，头上平圆如大围棋子、小豆饼，溃后中心深凹，四围起肛口者也，亦阴疽也。疖，阳毒也，其根浅，其来源少，易治（内服清凉之剂，外用陈升丹、九一丹，贴太乙膏、万应膏，脓头出，自易收敛。此指根脚在一寸径之内，高起，尖顶有头者而言，若平而有头，疽也）。痈，亦阳毒也（根脚坚肿在二三寸以外，有头高起尖顶，若平肿不起尖顶，虽小亦疽也），根深，其来源远大，难治。《内经》有初传热中，末传寒中之文，故有始实终虚者，亦有毒实人虚者，有始末皆虚者（未溃已虚，既溃更虚，脉芤血虚，脉涩弱，气血两虚，脉细弱，气虚，法当甘补，甘温益气），有半阴半阳者（湿热相兼平等，治宜平剂，内用《金鉴》《正宗》活命饮、八珍汤等法，外用忌疔散、擒王散、万应膏等法），有全阳者（如脉数、舌宣、红肿，有头初起，宜清解，溃后防虚，宜兼扶正），有阳毒发于阴部位者（如囊痈、横痃、鱼口痔疮、海底漏、骑马痈，大脚内侧腹下胸腹等处是也），有兼阴毒而发于阳部位者（如伏兔疽、环跳疽等类部位则阳，而病则有兼寒湿痰凝、气血凝滞者）。疽、阴症也有气血凝滞而发者（如范增因恚忿发疽而死），有淫痰凝结而发者（如红痰、白痰、痰核等是也），有气血不足，死气而发者（如石疽、脱营等症是也）。（诸书有以红白辨阴阳虚实、分别痈疽治法者，然予每见有初起不红之疽，因治不得法而变为红紫平烂者，甚有紫暗、灰暗色者，彼已经误治，颜色已变，将又从何分别乎？法当问其初起之颜色、形状以定之。盖白疽误用凉散之药，冰凝气血，其色必改变红紫灰暗矣，法当用阳和膏或小散阴膏贴之。如石疽、脱营之症，其脉多弦细紧涩，按之如引绳，如循刀，坚而不移，往来不利，法当内外温补，虚甚，用血肉有情填补之法）。有介乎痈疽之间，实因内症不解发于外而为病移者（其外症形势介乎不痈不疽之间传变症候，亦不与古人痈疽定论相合，必先问其外症未起之前曾有他病否。但此种病移之外症，多由阳明当下不下证传变而来，但有暑热燥淫之异耳。治之之法，务在得其内症之根由，对症施治，除尽病根方愈。外亦勿用痈疽古法末药敷掺之，但用温和膏药贴护其外，慎毋用凉血、败毒、提脓之法。若外用凉药遏其内邪外解之势，则绵延难愈，横烂浸淫，脓水多稀，累月经年，杳无全愈之日矣）。

痈疽所发部位分别难治易治论

痈疽发于大肉间部位，不在紧要穴道者易治，发于紧要穴道者，难治，如伏兔疽、环跳疽、偏脑疽、井泉疽、肾俞发、肺俞发、膏肓发、心俞发、肝俞发、膈愈发（即心胞络俞也）、脯肠痈、鱼口、便毒、囊痈、悬痈、腋下核、天府云门核、百会疽等类，治法稍差，每易致命。其外仍有由内痈外溃者，如肝痈、胃痈、肺痈、肠痈、缩脚肠痈。或发于背俞，或发于腹募，皆难治，治法稍乱，即无全愈之时，夭枉者多矣，医者不可不慎。

此外，又有一种难治之症，虽不致命，而治法稍差，亦有损伤肢体成废之患。如胫踝生七眼疽、脱脚疽，手足指生脱疽、足心生涌泉疽、膝前生犊鼻疽，膝后生委中疽，皆有令人成废之患，医者亦不可不慎。若在妇人，更有乳痈、乳核、乳岩之症。乳痈易治；乳核宜速消散，若溃则难治；乳岩则郁抑之气所发，积久而成。如先富后贫，气血亏虚，则与石疽、脱营之症无异，不能化软、消散无形，溃即成岩壑之状，每多不治，温补之或有二三收功者，医者不可不知。男子横痃，生于胯下，名曰疝筋。初起如新张弓弦，坚硬横亘于毛茎之侧。《全生集》止有角针煮粥一法。然有因阴虚而发者，药犯攻伐之品则变成坚硬如胁骨状，惟补之则消。若误用刀针、升降散药，溃即难敛，每多殒命。此症古书多不载，且无补法。瑞曾经历治数人，用补获效，消化硬骨于无形，始信药当如神，医者贵在善于化裁，能于无法之中思得妙法，以补古人所未备，斯可以为良医而造福于后世矣！大凡痈疽生于足太阳、足阳明经穴者，其来势虽小，其长大则易，以二经气血俱多，一有停滞，壅塞最易。其来源涌猛，故其膨胀力最大，法当预防之，以针刺其上下青脉管，令出血以分消之，无使充塞一处，则易治矣。

治法总论

凡治毒初起，即归一人，顺手医去，自易见效。如毒患已久，曾经数人，治不得法者，必须考究其初起何因，是何颜色形状，一向所服何药，外用何药，孰效孰不效，仔细问明，辨清阴阳虚实，兼诊脉察舌，辨清面色吉凶，方可着手。用药当分初、中、末三传之异。如阳毒初传，宜散热解毒，通经络，以图消散。中传，宜排脓托毒，调和气血，以图逐毒成脓。末传宜温补外托，以图易于收功。若纯阴之毒，则始终皆宜温散、温补，一切清凉寒凝之药不可轻投，并忌外敷凉药，冰凝气血，致妨消散长肉之功。

刺法开刀论

凡刺毒必须待脓透熟时方可刺，若开刀太早则泄气，反痛甚。凡刺毒，必辨清有脓无脓，如皮色绉黄，用手按之，随手而起者，有脓；按之手起而不复者，无脓，不可刺。重按乃痛，脓之深也；轻手按之即痛，脓之浅也。至于开刀手法，刀口不嫌阔大，深则深开，浅则浅开，如开鱼口、便毒、背痈、脐腹痈等宜浅开之，若遇肉厚处宜深开之。

开处宜就下，勿使兜脓难愈。《内经》有燔针、劫针刺以刺大痈脓之深者，有剑锋针以刺深脓，三棱针以刺浅，用刀不若用针者，易于收敛也。

痒痛论

凡毒痒者，有湿痒，有风痒，有虚痒，有血行之痒，有长肉之痒。初起之毒，血行之痒易消；溃后之毒，长肉之痒易敛。初起之痛，有实痛，有虚痛。实痛者，风、寒、湿、热、痰、血壅滞而作脓也。虚痛者，日轻夜重，气血虚，不胜毒也。坐久而痛者，血不行也。行久而痛者，气血虚也。下午痛者，血虚也。寅时痛者，肺气虚也。有薄衣压之，觉重而痛者，大虚也。

臭气论

阳毒有臭气，常也。阴毒有臭气，必流血，乃气血大败之候，多不治。阳毒有臭而生蛆者，须用生猪油，捣寒水石末贴之；或用清油调杏仁末涂之；海参，焙，研末掺之。

疮溃无脓论

凡疮口无脓，有干湿二种。其干而无脓者，有气血皆虚，不能化脓者。治宜补托，以有脂膏，血肉有情之物润之。有风湿寒气闭塞而无脓者，其人必无汗，脉紧涩。法当用辛甘温药小和之。有误服白术，闭塞毒气而至无脓者，四边必坚硬。宜清热泻火，通经活血，凉润之药以解之其湿而无脓者（谓有水而无脓），此阳气虚，犯阴湿之气而然。宜四君、八珍等汤内服，外用温和膏药贴掺之（阴疽易犯此弊，一经误治即有水无脓矣）。阴疽之干而无脓者，止可外用海浮散以引之（散以去油乳、没为之，善收疮口，却能引脓）。阳痈无脓而疮口干燥者，可以生肌玉红膏外搽以润之。亦有将愈之时无多脓者，纵有脓，亦不过黏于膏药上，随膏而起，疮口现粉红色，则将结长真皮之候，收功易在旦夕矣。

胬肉翻花起肛口论

凡痈疽结核溃后，疮口有胬肉者，多因开刀太早或挤脓太早，用力过猛，以致伤其好肉所致。亦有毒将愈时，未避风水，新肉僵结而成胬肉者，需用大力子草膏、乌梅膏贴之，自可平复。翻花起肛口者（谓中心凹，四围起罗圈、圹坟起，其色有淡紫），有因误用市上所卖坏升丹而起者，有因阴疽误用痈法治之而起，有因过服补涩药而起，有因多上生肌玉红膏而起。如肛口紫硬黑暗，乃闭住瘀血故也。阳毒用《全生集》洞天鲜草膏贴之，阴毒用《全生集》阳和解凝膏贴之，即可化软、化平，生肌收敛矣。惟足大指旁爪甲缝中生甲疽，胬肉挤出如蟹眼者，需以乌梅炭敛之，法用乌梅肉煅炭存性，退火气，研细干掺之。

溃后疮口流血论

凡痈疽溃后，疮口流血不止者，有血败而流血者，有气血两虚而流血者，皆危候也。法当以蒲黄炭、乌梅肉炭研细，干掺之，或发灰、陈棕灰亦可，降香灰亦佳，惜难得，便用须预先藏储之，内服大剂归脾汤。亦有误针而出血者，宜内服托里散，外以明矾、枯矾末掺之。

溃后疮口紫黑红白论

痈疽溃后疮口如变紫黑者，无他坏症，必是过用铅粉、黄丹所致。如面部曾用之者，长肉之后皮色必黑，甚不雅观，故面部尤忌。若久患不敛，不因丹药而变为紫黑者，败症也，急宜补托，宣通气血，令转红活，外用温和膏药贴之。亦有因触污秽而致者，檀香末掺之。

湿热毒发，红肿坚紧，按之有指印，纯湿者，皮色不变，气虚者，不甚红紫，按之有指印，当补中益气。疮口四围白色，腐肉未尽也。围红白相间，色如牙龈者，将愈之象也。

脓出形色气味论

脓出有宝光者，顺症也；脓出无光，暗若淀粉稀糊者，气血被毒气薰灼，郁久而出也，此项脓必有秽气。脓出黄白成条，拉之难断者，吉兆也，元气精血尚旺，能胜毒也。有挟花红色，有黑如紫血条者，但有光润之色，皆顺症也。气味重浊，阳毒常有，阴毒则忌。总之脓宜干稠，不宜稀薄。若流黄水、清水或如桐油者，轻则成漏生管，延绵难愈；重则崩陷随之，宜急补托为要。故曰：得脓者生。脓实气血所化，以御毒气外出者也。如内症得汗能排泄邪气，由皮毛管而出，同一理也。脓稠厚者，气血旺；稀薄者，气血衰。观出脓、出水，即可知其症之难易、吉凶矣。

化管去多骨填久漏法论

疮本无管，因不自重生命，遗精滑泄等弊，秋金燥气袭入疮孔之中，致脓老成管，或一孔，或二三孔。如有管，孔之四围必有白线圈隐见于红肉之中，此方是有管之的确证据。如无白线圈，虽久漏之孔，亦不得以有管目之，但补漏可耳。古法如降丹线、三品一条枪等法，皆不可用。因此药陈者难得，人不堪其痛苦。瑞曾亲见数人误用此法，因疼痛不止，因而抖战全身，震动而死者，故引以为戒，别求良法以治之。治用鼻涕虫，身上稠黏涎，用熟石膏末洒虫上，然后用筋刮之，刮下，乘其潮润，用人发染之，染白，悬而阴干之，收藏待用。遇有管之证，先以发通之，探其深浅，如其分寸剪染过白发，插入管中，则人不觉痛，而管自化为脓，从孔中出矣。此涎有腐烂性，纸布等物着涎则易腐烂，瑞故因而用之，有效。去多骨亦以此涎干之为末，干掺之，深者以自来风吹入，如难化难入，加豆桔灰少许，甚效。豆桔灰有腐物刺激性，多用则痛，然其性易过，解之易耳，得脓水流出则痛止矣，陈者尤佳。此法较稳于古法也。古有用蜣螂炭去管、去多骨者，然亦有疼痛之患，当预藏储以待，勿临时煅炭，乃可用之。但收藏待用，须加冰、麝少许，否则生虫而无用矣。一方用蜣螂炭一钱，干姜末五分，配合研细如飞面，收贮待用，名曰推车散。去管、推多骨，皆可用之。疮孔久不合者，为漏孔。如其人饮食操作如常，此必由病移而发，留此一孔以出病气者也，不必补之。补塞之后反不能食，虽漏无妨。如其人面色白洁，或色妖艳，或无血色，精神困惫，饮食少进，不补必将成瘵症矣。法当用炮透山甲，研极细末，每服一方寸匙，鳝鱼羹下。若在下部海底者，兼用猪腰汤下。海底漏更加龟鹿二仙胶烊化服。此乃任督交接之所，非此不补，用二胶补任督，使内气充足，由内长至外，较之但补其外者功效虽缓，而无崩溃反复之变。故补塞其外，不若先补塞其内者之稳固也。古有金枣丹一法，用红枣去核实，以红信阴阳瓦焙烟尽，存性，闷熄，去火气，收贮听用，填塞久漏之孔，有效。惟海底至阴之地未敢轻易一试也。

生肌长肉有干长湿长二法论

干长者，不贴膏药，但以末药干掺之，令其结痂，痂落自愈。但此痂必听其自落，如被衣物挠绊，内未收干，则必须重长，再结痂矣。此干长一法于不可贴膏处用之，如耳鼻窍内及呆肉之上，可以收功。若在活肉有摺纹，不时伸缩运动之处，则断断不能收结矣，于是有湿长一法。凡活肉有横纹之处，非湿长不能收功。湿长者，用膏药贴之，贴至红肉生、白皮嫩，白皮变成与各处皮色一样，然后去之，则无疤痕形迹矣。今世俗之人谬谓：贴膏药有疤痕破象不肯贴者，实非贴膏药之故，乃去膏药太早之故也。去膏药太早，仍需结痂干长，若再损坏碰去，其痂重结，则必有不满之处，而疤痕成矣。瑞故谓干长不如湿长之平复也，彼有外症形迹存留者，但问其结痂未结痂，便知愚见不谬矣。彼去膏药太早，以致结痂落痂太早以致不能平复如旧，而反归罪于贴膏药，相习成风，以讹传讹，亦中国民智之不开，无研究事实之能力也，安得为医者人人能破其惑焉？今著论于此，亦止有厚望于同学诸君耳。

生肌长肉内托药有温补、平补、滋补三法论

小毒人实者，原无取乎补托。若大痈、大疽，所出之脓水既多，虽少壮之人，亦必取资于养料，况年老衰弱者乎？此补托之法不可不急于研究也。阳痈之毒生于湿热、火热，血中炭氧二气大多凝聚于一处，则生火毒之痈。血中氮炭氧三气太多，凝聚于一处则发湿热相兼之阳毒，毒既成矣，消散已迟，于是蒸灼血液，变坏筋肉之组织纤维而成脓矣。脓成停蓄，瘀积不去，新肉不生，故须穿溃之，脓出则虚，身中之白血球，变化为赤血球以补其空罅，重行组织筋肉纤维以弥缝其缺陷，皆白血球之功能也。此白血球即中医所谓之营气以司经营组织之天功也，营气亏者，收功必难。此补托之法首重养营也。赤血球者，卫气也。赤血之中有纤维如透明之肉线，所以组织肌肉、皮肤以御外侮者也，排毒化脓全赖其力。而助之者则有氮气排泄火毒之功能，则全仗痰气也，排泄湿热之毒，全仗氮氧二气也。中国平补之药皆取其富于氮氧二气也，滋补之药皆取其富于氮氢二气者也。氧为少阳，身中有形之定质，皆氧气为之。氢气为少阴，身中有形之流质，皆氢气为之也。至于阴疽须用温补者，以氮炭聚于一处，变化不速，血流太缓，凝结而成阴疽。温补之药富于炭氧，能发热力，可使血行加速，使凝结者速行解散，腐败者速行变化组织，速补其缺陷也。植物之

补品，不如动物之捷速。植物所含之滋养料。与人身之滋养料化合，是间接之化合也。动物之滋养料与人身之滋养料化合，是直接之化合也。故中医有用血肉有情填补之大法。人身之滋养料属于阳者，如铁、硫、磷、钙、氧、淀粉质，所以培补有形之定质，发温度热力之阳气者也。属于阴者，如蛋清质、氢、氧、糖，所以补有形之流质，以养阴气者也。故阳和汤内用鹿角胶，补阳者用鹿茸，补气者用富于淀粉质之人参，补血球发温度者用铁，或用富于铁质之何首乌，补磷质者用鹿角霜，补硫磷钙用血余炭，补蛋清汁者用玉竹鸡卵，补氢气用富水素冬、地，补糖质用甘草，皆中医不言化学，而自有暗合化学之妙用也。至于外用生肌等法，如三仙丹，西名汞氧氢粉，西名汞绿二，九一丹，即熟石膏合三仙丹，乃阳毒普通所用之药而最有效验者也，亦取其培补。钙氧使速于变化，脱腐生肌耳，如山莲散用鲫鱼羊屎。牙疳，用狗屎、猪头骨。补漏，用陈年旧琉璃。阴疽，用狗牙、白胡椒。阳毒生蛆，用猪油、炉甘石。取其动物所含铁、硫、磷、氧以增长其肉芽生发之力耳。阴疽，用桂附末、炮姜炭等，外掺之，亦增长温度，使速其变化耳。其所以外掺亦等于内服者，亦以皮肉有吸收外气之力，故得补益之功效等于内服也。兹将血肉有情动物补品开列于后。

平补气血，补漏攻脓外出：鳝鱼，去血，洗净，白水煨之，食羹。

微温兼称气血：羊肉汤。能化石疽，令软散托脓。

滋补气血，体热者，用猪肤汤、猪蹄汤、猪腰子汤、鸭羹、燕窝。

平补，不寒不热：海参、鸡卵流质。

大温补气血：鹿茸、鹿角胶霜。

大滋补：龟肉汤。

外用生肌长肉药亦有温补平补滋补三法论

滋补之药，如黄蜡膏、玉红膏之类是也。温补之药，如参茸膏、象皮肤等类是也。平补之药，如大补延龄膏、参芪膏、八珍膏等类是也。干掺之药，如八宝丹，平补者也。附桂散，温补者也。珠黄散，滋补者也。此以上皆气血衰亏，久不收口，补之以图速于长肉生肌，免成漏崩陷者也。虽然，外补终不若内补之功，从内补者，气血渐渐生长，自内达外，所长之肉，皆结实而无崩溃反覆之虞。外补者，终恐其内气空虚，时或有壅塞崩开之变，故治外者必先实其内，清其源勿徒塞其流也。业疡科者，须三复斯言。

新增内外阴阳互用心法论

《外科正宗》《金鉴》二书方法夹杂，多寒热牵制之方，王氏《全生集》始别阴阳、痈疽分治，用热则内外皆热，用寒则内外皆寒。近时又有传治阴疽法，内服用温热，外贴用清凉者。瑞因此而悟得一法，觉大痈之毒虽属纯阳，火毒自内向外，而考其来源深远，根深蒂固，内连脏腑，甚至大热如火灼，红紫光亮如炙焦，口渴，脉洪，振指有力，舌黄起粒，热势显然。若外用清凉消散解毒之膏药敷掺，是犹车薪杯水，非物无济于事，而且有害，病重药轻之故也。所用清凉解毒之区区者，岂能深透入脏腑哉？亦徒遏其火毒外攻之势，反致横延腠理、糜烂脏腑耳！法当内用清凉，逼火毒速向外达。外用温热，使火毒易于同气相求。如此变化古方而改为内寒外热之治，收效者累矣。彼执定古法，外用痈药治之者，瑞亲见其害而绝未见其利也。前车之覆，后车之鉴，瑞故用心省悟而得此法焉，敢以公诸同道。

新增平补滋补二心法论

古外科、痘科惟有温补一法，其方多以参、芪为君，补血惟以归身、鹿胶为主。然当火毒方盛之时，误用外科清凉之末药掺之，每有变成腐烂下陷之弊。若此时不补则陷者固无由托起，补之则热邪上亢，甚有呕吐呃逆之虞。此仅恃参、芪、归、胶为补药耳，故有两难之弊。参、芪甘温益气，填中助热，在所不免，参、芪呆滞，归、鹿太温，诚不合拍。瑞因此思得一法，改用动物平补益气、托毒外出，则莫若鳝鱼羹之最善矣。鳝鱼蠕动之物灵于参、芪，可免呆滞之弊，且鳝鱼之力善攻土成窟，以之补托毒陷之孔，虽深不见底者，服一二日，即可托之使平，其效累试累验，诚能有参、芪之功，而无参、芪之弊者也。至于滋补一法，古方惟恃生地、熟地等类。然遇阴疽之症，如服温补过剂以及体热阴虚之人，补托之功效尚未能全收，燥渴之烦热忽然又现，当此之时，不补则不能收长肉之功，温补则不敢犯以热济热之忌，生地、熟地，又嫌其呆滞而伤阳，枸杞、山萸，尚恐其药轻而效缓。因思得一法，改用血肉有情之动物，如龟肉汤、海参汤、猪腰子汤、燕窝汤等类，可以滋润，血液自得以资生，绝不寒凉，性质无殊于平补，阴疽用之无害，阳毒通用咸宜，是诚于两难无法之中增一从权补救之法，立功累矣，敢告同人。

新增外科禁忌心法要诀

凡患外症者，无论其毒之大小，皆切忌遗精、滑泄、妄动色念，犯之重症者，立时有崩陷腐烂之忧，每多不救。虽小毒疮粒，亦必耽延时日而后收功，过七日元气来复，方能生肌长肉。慎之，戒之。

凡患外症者，无论其毒之大小，皆切忌饮酒，犯之则气血泛涨，发红流血，复肿、复疼之弊蜂起矣，不可不慎。

凡患毒者，忌食五辛，以其发散、耗损气血故也，疔毒尤忌。

上身患毒，切忌用白术，犯之干燥无脓，气闭作痛。委中、腨肠生毒，切忌用黄芪，犯之则足不能伸，致成残废。

伤寒时毒，切忌用芪、术，犯之头项肿大。

开口之毒，切忌用角针，犯之恐有翻花起肛之患。面上切忌用黄丹，犯之恐有黑癍难去。

皮薄肉消之处，切忌用升降二丹，犯之痛甚，易生胬肉。

腹部鱼口皆空而无骨之处，切忌用降丹点头，犯之最易深陷伤膜；用甘草、黄芪切忌炙用，犯之动湿热疮口，最易红肿浸淫。

患疮、痛疽、大毒者，切忌郁怒，怒则有崩裂之变，郁则气血凝滞，妨碍生肌长肉，化腐排托之功。凡掺上末药，切忌多少不均，法当用蓬笔头干染于笔毫之上，敲之，去其多者，至敲振落下如微尘式方，对疮口，敲之务使敲落之末药厚薄平均，无过厚不到处，方易收效。

凡掺上末药，切忌研工不足，微点太粗，化合不易，且有令人疼痛之弊，务必研之极细，状若飞面，以手指研之，觉细腻无物，甚于腻粉，方易奏功。否则粗而无用之质点，不能与人身皮肉化合，徒劳皮肤吸收之力而增其痛也。

凡贴膏不可太小，不可太大，需照疮之形状大小略加一围，贴于外圈好皮之上，则安贴稳固，不致移易他处矣。切忌时时揭开，时时更换，反觉徒劳而无益也。盖人身之生肌长肉，以及生毛发须眉等件，均在子午二时，重症日换二次，须子午二时前一时换之可也。当子午二时，切忌揭开换膏上药，反致妨碍生长之功。

凡用升丹，切忌用市间所卖者，火力未过，必有疼痛翻花起肛之患，须自己收藏地下年久者，方可乳细收功。降丹亦忌新者，总之以不用降丹为佳，《全生集》王氏之法，无一用之者。可见其弊多利少，为良医者所不取也。

凡患痈疽初忌食黄鱼（又名石首鱼），犯之断难活命，内痈疽尤忌，虽愈后十年二十年，犯之即复发，不可不信。《全生集》有终身忌食之说，慎之！慎之！

外科脉候

浮数之脉，应当发热，反恶寒者，痈疽之症，若有痛处，痈疽所在。

洪大之脉，血实积热，痈疽洪大，病之进也。

未溃痈疽，不怕洪大。已溃痈疽，洪大可怕。未成脓者，洪大可下。脓溃之后，洪大难医。若兼自利，必损其躯。

数脉主热，浮表沉里。诸脉紧数，应当发热。反恶寒者，痈疽之症。数脉不时，必生恶疮。肺脉数者，亦必疮疡。诸疮洪数，必有脓浆。

痈疽脉实，得此可下。初病不忌，下之则愈。溃久人虚，大不相宜，咬牙寒战，邪实正虚。毒气攻里，必损其躯。疮口吐沫，危在旦夕。

滑脉多阳，或热或虚。痈疽得此，血液有余。未脓可消，已溃托里。

散为血虚，有表无里。洪滑粗散，疮家大忌。疼痛烦渴，肢体沉重。正气已虚，必然难治。

长脉有余，阳气充实。伤寒得之，自汗而解。长而兼缓，胃气之脉。痈疽得之，是为吉兆。

芤主血虚，血已化脓。已溃得之，脉病相应。但补其血，可保无虑。

弦为肝脉，弦洪相搏，内寒外热，欲发痈疽，血已凝结。

紧脉主积，气血凝结。痈疽得此，其痛必剧。

短脉主虚，气血不足。痈疽脉短，寿命必促。滋补填补，庶几可续。

涩主血虚，气不流通。痈疽得此，滋补收功。

沉脉为阴，毒气在里。痈疽得此，其根深远。

迟为虚寒，阳气不足。痈疽脉迟，阳和补托。溃后脉迟，温补自愈。

缓脉和平，为有胃气。缓而兼长，痈疽易治。缓而兼短，补托为是。

弱脉无力，溃后不忌。气血两虚，补托是宜。

微主真微，气血虚极。气复者生，邪胜者死。痈疽溃后，亦有微脉。微而和者，将愈之象。

细主不足，宜细分别。浮细而数，阴虚内热。迟细而沉，必变阴症。

虚似谷空，软而无神。已溃未溃，皆宜八珍。补气补血，以保其真。

牢脉紧强，阴亏之象。瘰疬结核，必难消散。石疽脱营，必难收效。溃后见之，更不必治。病脉相反，大逆之象。

促脉为阳，痈肿是宜。阴疽见此，必是病移。

结脉为阴，阴疽初结。阳痈见之，病移可决。

当用补托，不可妄用攻泻，无待言矣。即如浮、滑、弦、洪、结、促等脉，此中最有疑似，亦不得以全实论治，必须详审精确，或攻、或补、或温散、或凉泻，庶不致误。齐氏曰：疮疡之症，若不诊脉，何以知其阴阳勇怯，气血聚散，吉凶生死，是脉学，亦是外科，断不可不深究者也。

又曰：脉洪而数者实也，细微而数者虚也。

薛立斋曰：痈疽未溃而脉先弱者，何以生肌长肉，收敛必难，非补托得法，断难收效。

外科忌见诸症

凡患外症者，最忌饮食不香，呕吐，呃逆，咬牙，寒战，抽搐，手指蠕动，妄言妄见，大汗不止，烦躁口渴。疮口如蟹吐沫，脓溃之后，将生肌之时，忽发寒热。疮口忽然流血，舌短，神糊。有一必非吉兆。

上外科脉二十二种，大凡微弱、虚细、迟缓、短涩者，必气血皆虚，精神不足，俱以上忌见诸症，共十五种，见有一二样，即难存活，医者不可不慎。

外症部位所属经络论

凡毒见于背中行与胸部者，属督脉。见于背之两傍，离脊椎中行一二寸者，属足太阳经。见于鬓之两旁及耳前、耳后者，属手、足少阳经。见于眉际者，属手、足太阳经。见于颐颊，绕口者，属手、足阳明经。见于腮颔，属手阳明经。见于颧，属手太阳经。见于巅顶，属督脉与心经。见于穿裆者，属督冲任三脉聚会之所。见于腿之外侧，属足三阳，内侧属足三阴。见于手背外侧上至肩，属手三阳经。手心内侧白肉，属手三阴。见于胸中行，属任脉。乳内，属阳明。乳外侧，属少阳经。乳头，属厥阴肝经。逐部推求，经络穴道无误，治疗自验。

又腹部属大肠、小肠。右胁属肝，脐上心蔽骨下折中之处，属胃。中脘、乳上三肋间，属肺。两乳内稍下，属心。手大指，属肺。食指，属大肠。中指，属心胞络。无名指，属三焦。小指内侧，属心。外侧，属小肠。股腿后面踹腘后跟，属膀胱。前面外侧在大骨之外者，属胃。大骨之内者，属肝。腿内相并处，属脾。腿外侧，属胆。

又，五脏六腑之俞穴在背，募穴在胸腹。若有毒发本脏之痈疽也，喜其外溃，亦有内溃者，皆可治愈。所忌畏者，又不外溃，又不内溃，而溃于腠理层次之中者，必致周身痈肿而死，百无一活。

今以背俞言之，背上三椎下两旁各开一寸半者，肺之俞也。五椎下两旁各开寸半者，心之俞也。四椎下两旁各开寸半者，厥阴心胞络之俞也。七椎下两旁各开寸半者，血之所会，名曰鬲俞，亦心胞络之俞也。九椎下两旁各开寸半者，肝之俞也。十椎下两旁各开寸半者，胆之俞也。十一椎下两旁各开寸半者，脾之俞也。十二椎下两旁各开寸半者，胃之俞也。十三椎下两旁各开寸半者，三焦之俞也。十四椎下两旁各开寸半者，肾之俞也。十六椎下两旁各开寸半者，大肠之俞也。十八椎下两旁各开寸半者，小肠之俞也。十九椎下两旁各开寸半者，膀胱之俞也。诸俞云者，即转输之输，输送紫血中之炭气外出之所也。古时字尚未多，故以俞作输，古书借用之字，如此类者，甚多。四书五经之中，多用假借之字，不可不知。凡见毒之起点起于何穴，即知何脏何腑所发，对症施治，经络脏腑无误，自易奏功。若已长大，蔓延数穴者有之，又当以其中心点论穴，方能有效。

再论胸腹之各募穴，乳上三肋间陷中去胸中行各六寸，穴名中府，又名膺俞，肺之募也。心蔽骨下一寸，穴名巨阙，心之募也。人字骨下心蔽骨尖，穴名鸠尾，膏肓之原，心胞络之募也。直乳下一寸半，二肋骨间，再横量间乳外一寸半穴名期门，肝之募也。季肋端肘尖尽处，穴名章门，脾之募也。季肋下尽处，带脉上一寸八分，去脐中行七寸半，穴名京门，肾之募也。腋下三寸，复向前一寸，三肋端，去心蔽骨七寸五分，穴名神光，亦名辄筋，胆之募也。阳明胃经挟脐下行，行至当脐中心两旁各开二寸，陷中穴，名天枢，又名（长溪谷门），魂魄之舍，大肠之募也。心蔽骨下，脐心之上，折中之处，穴名中脘，胃之募也。脐心下一寸，穴名阴交，又名横户，当冲在少阴之会，三焦之募也。脐下二寸，穴名石门，又名丹田。命门亦三焦之募也，禁针灸，犯之绝孕。脐下三寸，穴名关元，小肠之募也，禁针，针之堕胎，以三阴任脉之会也。脐下四寸，穴名中极，又名气原（玉泉），亦三阴任脉之会，膀胱之募也。诸募云者，即募化之募，取资养之料，由此吸收赤血管内之养汁，由此吸入各脏腑以荣养脏腑诸组织者也。凡见毒之初起占于何穴，即知何脏何腑所发，对症施治，认辨无误，自易见功，但恐医者不明经络穴道耳。

以上部位经络穴道皆见于《铜人针灸》诸书。此实中国古时生理解剖之学术，为医者必需之元素也。无如今之业医者、教者、学者皆不以此学术为重，以为不习针灸科，可以不学。殊不知医者本源，根本之学在此，无论内外各科，皆不可不熟习于心者也。今中医腐败达于极者，皆以此等根本之学，尚未会研究之故耳。本源未清，其流必乱，无怪动手便错，贻笑于人。而诸书考究穴法者亦只有散见于各经络，而无总会之明文，其所指之部位、取定穴道之法，又不言简而易明。瑞欲力矫时弊，故将诸家考正之语磨炼简洁而明白易于记忆，又将五脏六腑，十二经之俞、募各穴，汇聚于一篇，诚为后学之津梁，可以收事半功倍之效。若精于针灸之术者，原可无需瑞另费笔墨矣。

外症对经用药论

手太阴肺经各部位，用桔梗、薄荷、升麻、白芷、葱白为引经之药。平和取桔梗；凉散取薄荷；温散取白芷、升麻、葱白；收敛用五味子、诃子；内补用北沙参、潞党参；润用麦冬、玉竹。

手阳明大肠经各部位，用葛根、白芷、升麻、石膏为引经，平和用葛根；温散用升麻、白芷、凉散用石膏；泻热用大黄（须酒炒）；凉血用槐、芩、地榆。

足阳明胃经各部位，用药同手阳明。凉血用知母、侧柏叶；润用玉竹、生甘草；补用潞党、生黄芪。

足太阴脾经各部位，用升麻、桂枝为引经。补脾阴用酒炒杭白芍、山药；补脾阳用甘草、干姜运脾化痰；去饮用桂枝、茯苓、陈皮、半夏、神曲。

手少阴心经各部位，用石菖蒲、川黄连、细辛为引经。平和用石菖蒲；凉泻用川连、莲子心、连翘；温通、温散用细辛；败火毒用犀角、牛黄、灯心、竹叶；败湿毒用川黄连、黄芩、黄柏（皆酒炒）；补用朱砂、阿胶、鸡子黄；温补用龙眼肉、酸枣仁（炒香）。

手厥阴心胞络用药同心经，亦可与厥阴肝经参用。

手少阳三焦经各部位用青蒿、佩兰梗、柴胡、黄芩、山栀、丹皮、赤芍、地骨皮，上部上行柴胡、青蒿，下部下行兰青皮。凉用栀、芩、丹、芍；温用故纸、胡桃、苁蓉。

足少阳胆经各部位，上行用柴胡，下行用青皮。寒泻用龙胆草；温补川芎、当归、酸枣仁、山萸肉。

足厥阴肝经各部位，上行用柴胡，下行用青皮。和解郁抑用制香附；温补用川芎、归身、酸枣仁；凉泻用羚羊角、杭白芍、丹皮、青果。

足少阴肾经各部位：温用羌活、独活、附子、细辛、肉桂；凉用地骨皮、细生地、犀角、败龟板、知母、川黄柏；补用猪腰子、羊肾、海参；泻用木通、泽泻。

足太阳膀胱经各部位大致同肾经。但上达巅顶用石菖蒲、藁本、羌活；下达腰际用杜仲、牛膝、木瓜。

手太阳小肠经各部位：温用藁本、羌活、葱白；寒用细木通、赤苓、滑石、黄芩。

督脉各部位：温用鹿茸、鹿角胶霜；寒用猪脊髓、大黄。

任脉各部位：温用小茴香、甘草梢；寒用败龟板、龟胶；头部宜加藁本，石菖蒲；项部宜加白芷；胸部宜加橘络、桔梗；胁部宜加制香附、橘络、青皮、柴胡、金橘叶；腰部宜加杜仲、桑寄生；手部宜加桂枝；手指宜加桂枝尖、忍冬藤；腹部宜加橘络、制乳香、制没药；足部宜加牛膝、木瓜。皆宜少用一钱，以为投使引经之用。合阳阴二毒之治法者重用，不合者亦少用几分，以约入病所，神而明之，存乎其人。

此篇若深于研究药物之性者，原可不必另费笔墨，无如后学未曾深究，今欲其速成，不可不标明其大概也。

以上皆外科各门通用之法，且活泼灵便，无胶柱鼓瑟之弊，学者诚能融会于心，辨症用药，自可得心应手。此下则各专门之治法，此症之法不可以移治他症者，故曰专门，如疔疮、梅疮、疥疮、火丹、牙疳、下疳、瘰疬、结核、骨槽风、阳痈、阴疽、喉症、痘毒、癣癫等类，皆有专门秘诀、专门经验之学术者也。兹特条分缕晰，罗列各门，以飨后者。

疔疮总论

疔毒乃外科迅速之症，倘治之不急，多致不救。疔者，言其状如铁钉之在肉腠，其形虽小，其根则深，其患则大，其走散膨胀之力杀人最速，其疮最恶，其毒最烈，皆由于恣食膏粱厚味，积热而成。或感中蛇虫及疫死牲畜之毒所致。毒有深浅之殊，部位、形色尤有缓急之别。凡疔毒所发，有二种类，一为火毒独发，一为兼火兼湿而发。单火毒者，色红心黑；湿火兼气所发者，紫暗灰色、有泡。其发于手足、少阴经穴者，极重。两厥阴、两阳明经穴者，次之。如少冲穴、涌泉穴、大敦穴、劳宫穴等处，皆有红丝。人中、虎口、眉心、颧骨、口角，凡阳明经过之处，皆易散大，若不指明分别之法，恐人多疏忽，贻误为害不小。生头项胸背者最急，生手足骨节者稍缓。一疔之外别生小疮，名曰应候；四围赤肿而不散漫者，名曰护杨；四旁多生小疮者，名曰满天星。有此三种者势缓，无此三种者势急。又看初起时至三五日间，由白色而至青紫色，疔头溃脓似蜂窝，内无七恶等症为顺；若初起之时似疔非疔，灰色顶陷，形如鱼脐，青紫黑泡，软陷无脓，内见七恶等症为逆。此辨疔之大略也。总之，凡患疔毒，贵乎早治。内忌服辛热之药，恐反助其毒势也；外面忌敷寒凉之药，恐其逼毒内攻也。膏药不宜早贴，需在将溃、已溃之时贴之，取其呼脓长肉，以御风寒，压力棘刺而已。初溃忌用生肌药，恐毒气未尽、反增溃烂之痛苦也。溃后不宜补早，虽见其虚，亦只可平补而已，尤须斟酌。忌食姜、酒、椒、辛、鸡、鱼、鹅、羊、牛、马、海参、荤腥、辛辣、煎炒、油腻，生冷、猪肉等发物。切戒气怒、房劳、臭秽、行经妇女等项，犯之必至反覆，绵缠难愈，慎之！慎之！

五疔分别诊断法

五疔者，即心、肝、脾、肺、肾五脏所发之毒也。一曰火焰疔，多生于唇口及手掌心指节间少冲、劳宫、中冲等穴。初起止一点红黄小泡，痒痛麻木，甚则寒热交作，头晕、眼花、心烦、发燥、言语昏瞆，此属心经之火毒而成也。二曰紫燕疔，多生手足骨节及腰胁筋骨之间，大敦穴之毛际生者，其痛最剧。初生便作紫泡，次日即破，流血水、串筋、烂骨、疼痛，苦楚备至，重则眼红目眛，指甲纯青，舌强神昏，睡语惊惕，此属肝经之火毒而成也。三曰黄鼓疔，多生于口角、腮颊、眼胞上下及太阳正面之处。初生止一黄泡，光亮明润，四围红色缠绕，如牛痘之灌满稠浆。发时便作麻痒绷急，硬强似铁重，则恶心、呕吐、肢体木痛，寒热烦渴，此脾经之火毒而成也。四曰白疗，多生于鼻孔及两手臂臑之处，及太阴肺经所过之地。初生仅一白泡，顶硬根突，麻痒疼痛，破流脂水，易腐易陷，重则腮肿，咽焦，咳吐痰涎，鼻掀气急等症皆见，此属肺脏火毒而成也（治法同鼻疗）。五曰黑魇疗，多生耳窍牙缝之间，及胸腹腰肾偏僻之软肉、脚心等处。初起仅生一黑癍，小泡紫暗色，毒串皮肤，渐攻肌肉，则顽硬如钉，痛彻骨髓，重则手足青紫，惊悸沉困，软陷而成深孔，目睛透露，此属肾脏火毒而成也，治法同耳疗。

红丝疗治法

此疗多生于手足诸骨节间及跗踝掌背之处，初起形如小疮，渐生红丝红线，红气如带，上攻手臑、腿膝，寒热交作，甚则恶心、呕吐、迟治必攻至心腹，不可救矣。急寻红丝尽处，用针挑断出血，再将初起疮粒上亦挑破出血，即用蟾酥丸擦入，以万应膏盖之。如轻者，用拔疗散搽之。亦可内服黄连解毒汤，加生大黄一钱五分、葱白五个，煎服。再将头上发中寻觅见有红发一根，即行拔去，以绝其根株，免致贻患。

羊毛疗治法

初起恶寒发热，状似伤寒，当看其前心后心，起有紫黑癍点，或如疹子者，急用针挑破，刮出如羊毛，方是疗苗。前心后心共挑数处，用黑荞麦研末涂之，内服五味消毒饮取汗解，次服化疗内消散。轻者，外用拔疗法，重者，再用疗毒内治要诀各方选用。又羊毛疗急救法。初起一小黑点，其迹颇微，内有长毛数茎，即发寒热，心中极不好过，烦燥懊恢，其毒最易攻心，往往一晕而死。其现症之初，颇似伤寒，若误投发散之药，即无救矣。慎之！慎之！治法：用磨亮铜镜一面放胸口扑打三四下即取，竖起即有长毛二三茎，随镜光而出，即可愈矣。如不得铜镜，仍有一法可用。酒坛上泥头，如无，即用黄泥亦可。用酒和泥，令干湿得所，以不沾手为是，搓成团，如鸡蛋式。将泥蛋在胸口上滚擦，往来数次，其毛即随泥滚带而出，剥开泥团看有毛，再滚数次，以毛尽为度。再用紫花地丁草一两，水煎服，渣敷患处。

鱼脐疗治法

其症四面发赤，中央黑色，取丝瓜叶连须、葱、韭菜等分，同入石钵内，研烂取汁，热酒和服，以渣敷贴患处。如疗在左手，贴左腋下，在右手，贴右腋下。疗在左脚，贴左胯，疗在右脚，贴右胯。疗在中，贴心脐。用帛缚住，候肉下，红线处皆白，则毒散矣。如有潮热，亦用此法。须令人抱住，恐其颠倒，则难救矣。

又，鱼脐疗黑皮已破，黄水流出，四围浮浆，用蛇蜕烧灰存性，研细，鸡子清调敷，极效。又法：用银朱和为丸，如芡实大，每服一丸，温酒下。

血疔治法

凡疔疮血出不止者，此为血疔。用真生麻油一杯，服下即止。外用百草霜，黑鱼鳞各一钱，焙，研末以掺之，或黑鱼鳞三片贴之。

蛇头疔治法

生十指头。用小泥鳅一条或蟛蜞虫捣烂，敷之。又，白及研细末一钱，蟾蜍三分，和匀，用鸡子清调涂之。

暗疔治法

未发之先，腋下忽然肿硬，散漫无头，次肿及阴囊睾丸，突兀状，如筋头，身发寒热，筋脉拘急，肿处焮痛，此暗疔也。治法：忌用针灸。先以蟾酥丸含化，令尽，以冷水漱去毒涎，再用三粒，以葱白三寸，嚼烂裹之，黄酒送，盖被取汗。如无汗，饮热酒催之。若仍无汗出，系毒热结滞，急用霹雳火法。取大石子，火上煅红，放桶中，以醋淬之，将患处覆桶上，厚衣密盖，薰之，勿令泄气。热气微，再加添烧红石子，加醋淬之，务使热气薰蒸至汗出，其毒减半。再用大黄一两、白芷三钱，共研细末为丸，每服三四钱，葱头三个，酒煎作汤送下，盖被取汗，大便行通，其毒即解。

内疔治法

先发寒热，渐次腹痛数日，间忽有一块肿起，如积聚痞块者，是内疔也，治法同暗疔。

凡暗、内二疔，人所易忽，本属难辨，慎勿误作伤寒、杂病治之。若遇初起时即牙关紧闭者，急用蟾酥丸三五粒，葱白煎汤，研化丸药，徐徐灌之。凡人暴死者，多是暗疔、内疔之火毒使然，宜急取灯，遍照暴死之身，若有小疮一点，即是其毒所在，宜急灸之，急以夺命丹或蟾酥丸研化，水调灌之。亦有复苏者，再照前法以清解余毒。

附录：《千金方》载疔毒十三种

一曰麻子疔，肉上起头，大如黍米，色稍黑，四边微赤，多痒，忌食麻子，衣麻布衣，及入麻田中行。

二曰石疔，其状皮肉相连，色乌黑，形如黑豆，硬甚，刺之不入肉内，阴微疼，忌瓦砾砖石之属。

三曰雄疔，其状疔头黑，似螺靥，四畔仰，中心窝，疮疱浆起，胀溃，有黄水出，孔大如钱孔，形高，忌房事。

四曰雌疔，其状疮头稍黄，向里黡，亦似灸疮，四畔起浆，心凹，色赤，大如钱孔，忌房事。

五曰火疔，其状如汤火烧灼，疮头黑黡，四边有浆疱，又如赤粟米，忌火灸烁。

六曰烂疔，其状色稍黑，有白斑，疮溃有脓水流出，疮形大小如匙面，忌沸热食、烂臭物。

七曰三十六疔，其状头黑浮起，形如黑豆，四畔起，大赤色，今日生一，明日生二，至三日则生三乃至十数。若满三十六数，则非药所能治矣。如未满三十六数者，尚可治。俗名黑，忌嗔怒、蓄积、愁恨。

八曰蛇眼疔，其状疮头黑，皮上浮，形如小豆，状似蛇眼，体硬。忌恶眼人看之，并妒嫉人见，及毒药。

九曰盐肤疔，其状大如匙面，四边皆赤，有黑粟粒起，忌咸食。

十曰水洗疔，其状大如钱形，或如钱孔大，疮头白，里黑黡，汁出中硬，忌饮浆水、洗浴、渡河。

十一曰刀镰疔，其状疮形如韭菜，长一寸，左侧肉黑如烧灼，忌铁器、刀针刺之，可以药治之。

十二曰浮沤疔，其状疮体曲圆少许，不合长而狭如韭菜，内大黄，外黑，黑处刺之不痛，黄处刺之则痛。

十三曰牛犊疔，其状肉疱起，掐不破。

上十三种疔疮，初起先痒后痛，先寒后热，热定则寒多，四肢沉重，头痛，心惊，眼花，若太重则呕逆，呕逆者难治。其麻子疔，一种始末惟痒所录，忌者不可触犯，如触犯者，即难救治。其浮沤疔、牛犊疔。二种无所禁忌，纵不疔治，亦不能杀人，其状寒热与诸疔同，皆以此方治之，万不失一。欲知触犯与否，但见脊强，疮痛不可忍者，即是触犯之证据也。

治十三种疔方

以春三月上建日采枸杞苗叶，夏三月采枸杞枝梗，秋三月采枸杞子，冬三月采枸杞根。皆用四季月上建日，如春三月建辰，即用上旬甲辰日为上建，夏三月建未，即用六月上旬未日，秋三月建戌，即用九月上旬戌日，冬三月建丑，即用十二月丑日。上建者，亦交节之后第一建日也。取苗叶、枝梗、子、根，皆曝干，若得五月五日和合大良。如不得依法采者，但得一种亦可。修合用绯绢一片以裹药，取匝为限，用乱发鸡子大一团，牛黄梧子大一粒，反勾棘针二十七枚为末，赤小豆七粒为细末。先于绢上薄铺乱发一层，再将牛黄末等铺发上，即卷绢作团，以发作绳，十字缚之，熨斗中急火热之，令沸，沸定后自干，即刮取，捣作末，绢筛以一方寸匕。取枸杞四味末合捣，绢筛取二匕，和合前药末一匕，合令相得。又分三分，每早、中、晚，空腹服一分。

治疔毒通用方（齐州荣姥所传者）

白姜石一斤，嫩黄色者　牡蛎九两，烂者　枸杞根皮二两　钟乳二两　白石英一两　桔梗一两半

上六味各捣末，绢筛之，合和令调匀。先以伏龙肝九升为末，以清酒一斗二升搅令浑浑然，然后澄取清者二升，和药捻作饼子大，径六分，厚二分，其浊滓仍置盆中。铺饼子于笼上，以纸一张盖盆上，将笼放盆上，以浊酒之气蒸之，仍数数搅盆内浊酒，令气散发，经半日药饼子干，乃用瓦坛收贮之，一重纸，一重药饼，铺垫好，勿令药饼相连著。密以泥封坛口，三七日干后，以纸袋贮之，干处悬挂之。用时以针先刺疔疮中心，深至疮根，并刺疮之四围，令血出，以刀刮取药饼细末，如大豆许，纳疮上。若病重困者日三次、夜一次其轻者，日上一二次。轻者半日一日即可将疔根烂去，重者需二日根始烂。出当看疮浮起，是根出之候，勿停药，仍上之。此药甚为平稳，能令生肌长肉，易于平复。如其疔疮在口咽、胸腹中者，其外必有肿异之相，寒热不快，疑是此症。即刮药饼末如二杏仁许，以饮或清水和服之，日三服，夜一服，自然消烂。或以物剔吐根出即愈。若不出，亦能自愈。当看精神自觉醒悟爽快者，便可勿药。

修合此方以五月五日、七月七日、九月九日、腊月腊八日

皆可修合。如急需用不拣日亦可，但不及以上良日所合者之功效神速也。

合药时需清洁焚香，不得触秽污、产妇、行经妇女、孝子、残废、笃疾、五官肢体不全之人，及六畜鸡犬等物见之为要。忌房事、猪、鸡、鱼、牛、生蒜、葱、芸苔、胡荽、酒醋、面、葵等物，若犯诸忌而发动者，取枸杞根汤和药服。

赵氏治疗方

姜石二十五两　　牡蛎十两，崔氏方止用七两　　枸杞根皮四两　　茯苓三两

上四味各研末筛和合，先取新鲜枸杞根皮，切六升，水一斗半，煎取五升，去渣，内白狗屎末二升，搅令调匀，澄取清者，和前药熟捣，捻作饼子，阴干听用。遇病者，先刮取药饼末以待用，两尖针或三棱针当疗头直刺疮根，疮痛彻拔出针，以刮好药末塞针孔中，拔针出即纳药，勿令歇气。并遍封疮口上，疮起胀后，用针挑疗根出，重者半日以上即出，或已消化无形，不出亦愈，勿忧其不出也。

其疗在内者，外当有肿处相应，恶寒发热，疑是内疗，以水半盏，刮取药饼末如梧桐子大五枚，和服之，日三服，夜一服，即自消矣。若须根出，服药一日，即以鸡羽剔吐，即随吐而出。若不出疗根，亦自消烂矣。

外疗，日敷药三次，根出后仍敷此药，生肌长肉收功。若犯诸忌而发者，取枸杞根皮切碎，三升，以水五升，煎取二升，去渣，刮药末一钱，和枸杞汁一盏服之，日二三服，并单饮枸杞汁两盏更妙。又以枸杞汁搅白狗屎末，澄清取汁服之更良。所言白狗屎者，即狗食骨后消化而出，故其屎色白如石灰状，直言狗屎白可也。依前法择日修合者尤有神验。曾有一人忽患喉中痛，乍寒乍热者，用此药治之即愈，用治痈疽亦效。

治麻子疗犯禁即死方

用胡麻、独烬、针砂各等分为末，醋调敷之。

又方

用针遍刺四边及中心涂雄黄末于上，可立愈。

又方

马齿苋二分　石灰三分

二味同捣烂，加鸡子白和敷之。

又方

铁衣末和人乳汁，敷之立愈。

又方

以小豆花为末敷之。

又方

以人屎尖敷之立愈。

又方

以四神丹一枚当头安上，经宿即根出矣（方在第十二卷中，录载于后）。

治一切疔肿方

取苍耳根、茎、苗、子，但取得一样即可，烧为灰，醋泔淀和如泥，涂上，干即易之，不过十度即拔出疔根矣，神良。余以正观四年，忽口角上生疔，求甘子振母为帖药，经旬不愈，余得此方涂之，得效。后常合此药以救人，无不愈者，故特记之。后世疔肿之方殆有千数，皆不及此，虽齐州荣姥方亦不胜此，以此物造次易得，且价廉，易于修合也。

又方

以面和腊月猪脂，封上立愈。

又方

取蒺藜子一升，烧为灰，酽醋和，封上，经宿便愈。或针破头，封之更佳。

又方

以艾蒿一担烧作灰，贮于竹筒中，淋取汁，以一二合和石灰如面浆，以针刺疮中至痛，即以浆点之，点三次，其根自拔，亦大神验。正观中治得三十余人，皆效，故录之。

治鱼脐疔法

疮似新火针，疮四边赤，中央黑色，用针刺之，若不大痛者即杀人。方用腊月鱼头灰和发灰等分，以鸡溏屎和傅上。此疔见之甚小，而能杀人，医者不可忽略。外治方不用发灰，但以鸡子清和涂。

又有一种鱼脐疔疮，头白色似肿而痛不可忍者，须先以针刺疮上四畔作孔，捣白苣汁滴入孔中。

治赤根疔方

用白粉熬黑蜜和，涂之良。或捣马牙齿末，或烧灰用以腊月猪脂和傅之，即可将根拔出。

治犯忌疔疮方

用芜菁根（俗名诸葛菜）、铁锈。上二味各等分和捣，以大针先刺疮作一孔，复削芜菁根如孔粗细，染铁锈于根上，插入孔中。再将所捣者敷上，仍以方寸绯帛涂贴之，有脓出即换之，须臾根出立愈。忌油腻、生冷、醋酒、五辛、陈臭、黏食。

又方

烧蛇蜕灰，以鸡子清和，涂之愈。再蛇蜕如鸡子大一围，以水四升，煮三四沸，去渣，顿服之，立愈。

又方

取苍耳苗捣汁，饮一二升，渣傅上即差（以上皆采录《千金方》）。

附录：治疗验方

取苍耳梗内之虫，于立秋后五日内提取者更妙，不拘多少，捣极烂。再用土贝母细末，看虫之多少，酌量加入，再捣如泥，令干湿得所，捻为丸，如绿豆大，临用捏扁，贴疔上，外用膏药盖贴，次日疔根即拔出，随膏药起矣。

又方

用牛粪晒干研细，水调，敷疔上，其毒即渐消，不走入脏腑矣。

又方

用陈梅干一个　荔枝肉一个　银朱一钱

共捣烂，敷之。

又方

用陈年粪坑内黑砖数块，带水，磨细末，同生甘草汤和服，服后大便下黑水，即愈。

治疗疮胬肉凸起者方

用乌梅肉煅灰存性，研末掺之，即收。

治疗疮误食猪肉走黄者，法在不治方

急捣芭蕉根自然汁，服之可救。

治疗疮走黄急救方

乡僻无药处，急取鸡溏屎涂肿处，可暂保无虞，再以药对症治之。或令人饱食，饮酒数杯，口含凉水向针破疗头上吮出恶血，水温即吐之，再含凉水再吮，如此数次，至痛痒方止。此治疗绝妙之法也。

治疗毒走黄经验方

凡患疗毒者，如手足暴冷，六脉暴绝，不省人事者，是走黄，毒气攻心，闭塞元气，不能宣通也。仍宜蟾酥丸汗之，再进煎药。

煎方用犀角片三钱，羚羊角片二钱，此二味先煎脓汁，再加入桃仁、金银花、连翘、黑山栀、当归、生甘草、赤芍各三钱、川连一钱五分、苏子、防己各一钱、生大黄一两，弱者止

用八钱，入前二味浓汁内，再煎一沸服，服后取下血水或黑紫血者，可救，如无血者不治。

治疔疮不破则毒气内攻方

其症手足不住，烦躁发狂，呕吐欲死，急用甘草节、绿豆粉、朱砂各等分，为细末，每服三七钱，开水调下即安。

又方：用蝉蜕研末，蜜水调下一钱，仍以津调和蝉蜕涂之。

疔疮内治活法要诀

五疔虽属五脏，要皆纯火之症为多，兼湿者少，内治之法惟在审其轻重，汗之、泻之、清之、解之、消之、散之而已，但用药必须从脉、从证。脉浮数者，散之。脉沉数者，清之、下之。表里俱实者，解表攻里两用之。麻木，或不痛，或大痛不止者，宜灸之，更兼攻毒，不可颠倒混施，无太过不及也。凡疔疮初起，先宜汗之，若误用他方发汗，非徒无益，反有走黄之害。故惟用蟾酥丸为疔毒之汗剂（见十一卷痈毒诸方），如法取汗，汗未透者，再以葱酒催之。毒重者，可再进一服。如得汗后，毒气未尽解。恶寒壮热仍作者，五味消毒饮治之。方用银花三钱，野菊花、蒲公英、紫花地丁、紫背天葵子各一钱五分，酒、水各半煎服，再取汗。如发热、口渴、便秘、脉沉实者，黄连解毒汤治之（方见十一卷备用门），加生大黄一钱五分，葱头五个，清之。

疔疮外治要诀

书云：疔疮先刺血，内毒宜汗泻，禁灸不禁针，怕绵不怕铁。又云：治疗贵及早，汗泻无颠倒，下灸上宜针，阴阳须熟晓。凡针入绵软不知痛者，为逆证。

凡疔生项以上者，三阳经受毒，忌用灸法，初起急用挑疔法，令出恶血，疔根脱出为妙。如项以下生者，三阴受毒，可用艾灸，以杀其势，火日不可灸。如灸之不痛，亦须针刺出血，以蟾酥丸擦之，如旁肿顽硬，推之不动，用针遍刺顽硬处，令多出恶血，外涂金箍散，否则必致走黄。

束疔金箍散方 治疗疮针刺后，余毒走散作肿，用此围敷。方用：

郁金 白及 白蔹 白芷 大黄各五钱 黄柏 绿豆粉各三钱 轻粉五分

共研细末，生蜜调如膏后，涂疗肿周围，箍束余毒顶上，插后方。

立马回疔散（治阳毒生疔走黄）

干蟾酥 白丁香 硇砂 轻粉各一钱 乳香六分 雄黄 朱砂 麝香各三分 炙焦蜈蚣一条 金顶砒五分，炼法详丹药门共研细末，面糊拌为丸，如麦子大，先用银针挑破，当顶出血，拭干浆丹，插入孔内，疔自枯烂。

挑疔法

凡挑顶疮，须用铍针，取其尖锋平正，先要当头刺开十字口，搽上拔疔膏。少顷，疔必发长，再将铍针当顶直刺入，以到根上好肉，知痛为度。针入，坚硬如铁者，顺症也。再挑疔根，用细毫针或缝衣针，取其尖小利便也。先出紫黑血，再挑至鲜血出，务要挑断疔根，以知痛为止，随填入拔疔散，上盖万应膏。过三四时，拨出旧药，再换新药。倘药干无水，不作痛者，此挑法未能断疔根也，再深挑之，不留根，必以上药知痛、药入水流为挑尽也。至三四日后，疮顶干燥，再换贴琥珀膏，待疔根脱出，换九一丹掺之，四围涂黄连膏，外盖，贴白膏药生肌收口，无后患矣。

拔疔散方（治诸疔针破之后，即用此搽之）

用硇砂、朱砂各一钱，另研细末，食盐、白矾各一钱五分，研匀，放锈铁刀上，将刀烧红，待盐，矾二味煅枯，择丁日午时合硇砂、朱砂、盐矾共研细末，研至极细无声，收贮听用。每用时，取少许搽疔针孔上。

拔疔饼子（可以拔疔根浆疔根除去）

用蓖麻子一粒，去油，滴乳香一分，去油，共研细，用枣肉泥拌捣成大饼，再捏为小饼，贴疔上，外以膏药盖之三四时，即将疔根拔出。

又方

用鲫鱼鳞，用手刮下，不可见水，阴干，收贮听用。用时以银针拨开疔头，将鳞一片贴上，以清凉膏药盖之，过一宿揭开，其疔即连根拔出，再用九一丹或生肌散收功。

拔疔膏方（治一切疔毒）

用去油乳香、没药、血竭、人言、儿茶、飞净青黛、蟾酥、象皮焙燥，各二钱，麝香六分，冰片四分。

共为极细末，再乳至无声，用枣肉泥拌和诸细末，捣槌千下，拌和极均匀，然后为丸如芡实大，朱砂为衣，磁瓶收贮听用。每用时取一丸，加蜜少许，调均匀如膏，涂于疔毒顶孔上，以膏盖之，一宿即消。如毒盛，明日再涂一次，如有寒热、口渴等症，内服梅花点舌丹数粒取汗，无不立效。

拔疔红膏方

银朱三钱，水飞，晒干　蓖麻仁二钱　嫩松香五钱　黄丹一钱，晒干　轻粉五分共捣成膏，以银针挑破疗头，用红膏一小团，安膏药破头处贴之，疗即拔出。或富贵人畏痛者，不挑破亦可。并治无名肿毒，已成、未成、已溃、未溃，皆效。

又方

用蟒蜒虫五钱，银朱一钱，雄黄八分，冰片一分。

共捣如泥，搽患处，可立消。另以菊叶汁饮之，极效。

神验疗毒回生丸

雄黄三钱，研　　大黄三钱，研　　巴豆去心皮，三钱

以上三味共和一处，用石臼、石杵椿捣如泥，以飞罗曲陈醋煮糊，同药捣极细、极烂，为丸，如凤仙子大。病重服二十三丸，轻者二十一丸，再轻者十九丸，总以单数为率。放舌上，热水送下。服后打嗳则愈。如腹泻更好，待泻三四次，以井花凉水饮一杯则止。如病重不省人事，将二十三丸用热水化开，从口角边灌入，服后将病人扶起端坐，令药入腹中，片刻即便醒苏。至轻者可以不服。初服药时勿饮凉茶、凉水、生冷凉物，恐解药性，不得泄泻也。忌鸡、鱼、葱、蒜、牛、羊、犬肉并煎炒、烤炙、辛热、饮酒、房事百日。

治猪嘴疗法论

姚理堂曰：疗疮一症，《外科正宗》论之最详，以五疗五色分为五脏所发，而主方惟一黄连解毒汤，在平常之疗未尝不

效。独有一种疔，发唇部，其唇肿若猪嘴，坚硬无脓，唇之内外又细粒黄泡无数，作寒作热，神气不定，七八日间七恶之证叠见而不救者屡矣。吾每见此症，医家但知用黄连解毒汤及犀角地黄汤治之，百无一活。惟用追疔夺命汤及雄麝汤二方者有救，此二方为治此疔之妙药，遵而用之，屡见奇效。

追疔夺命汤方

蝉蜕　青皮　泽兰叶　羌活各一钱　防风一钱五分　黄连二钱细辛三分　僵蚕二钱　鲜首乌二钱　草河车　藕节各一钱五分

加葱、姜少许，用水煎，入酒一杯和服，服后盖被取汗愈。如大便闭结者，加生大黄二钱。

雄麝汤方

地丁根即大蓟，黄花、紫花全用，洗净，二钱　白芷　牡蛎　牛蒡子　金银花　山栀　僵蚕　芥穗　青木香　茜草根以上各二钱甘草一钱

用酒水各二碗，和，煎至一碗，去渣，再加入雄黄末、乳香末各一钱，麝香末二分，和均服。如大便闭结，其人体气壮者，再加生大黄二钱，芒硝一钱，此方孕妇忌服。

夺命丹方

治疔疮、发背诸大恶症。

蟾酥酒化　轻粉　麝香各五分　枯矾　寒水石煅　铜绿　乳

香　没药各一钱　朱砂三钱　蜗牛二十个

诸药研细末，同蜗牛捣成泥。加酒糊为丸，绿豆大。每服二三丸，温酒送下，或葱汤下，无论麻木、呕吐、昏愦、病重者服之，立可回生。不痛者知痛，痛甚者即减痛，昏愦者即苏醒，呕吐者即止，已成者即溃，未成者即消实，有夺命之功。诚外科之至宝也。

蟾酥丸方

真蟾酥酒化　轻粉　铜绿　枯矾　寒水石烂　制乳香　制没药　雄黄　胆矾各一钱　朱砂三钱　麝香七分　蜗牛二十一个

各药研细末，同蜗牛捣烂如泥，为丸，绿豆大，每服三丸，用葱白五寸，令病人嚼烂，吐于掌心，男左女右，将丸裹于葱白内，吞之，热酒送下。盖被取汗，如过一小时无汗，意再进一服，以热酒催之。修合宜五月五日，忌妇人、鸡、犬见之。

黄连解毒汤方

用黄连、黄芩、黄柏、山栀各等分，水煎服。

梅花点舌丹方

治疔毒、阳痈、喉齿口舌热毒及小儿急惊。惟阴疽、慢惊不可用，孕妇忌服。

制乳香　制没药　真硼砂　明雄　真熊胆　真血竭　葶苈　真沉香　上梅片各一钱　当门子　朱砂　犀牛黄各二钱　破大珍

珠三钱

以上共为细末，另用真蟾酥二钱，以人乳化开、和匀，捣诸药末成泥，共为五百丸，如绿豆大，金箔为衣，蜡壳封固。每用一丸，入葱白内，打碎，酒送下，盖被取汗三个时辰，毒消而愈，外敷亦可。

杨梅疮毒总论

痘毒自于父母先天相火而生，杨梅则因本人后天相火而成。中国古时无此二症，及汉时马伏波将军征南，凯旋时，兵士染二症者多，始入中国，其毒盛行粤省。由粤省传来，故又名梅毒曰广疮。杨梅者，以其疮形似杨梅之颗粒之大，故又呼为大疮。今西医译名花柳毒，云有二种，一曰软性，又曰慢性，一硬性，又曰急性。言其传染，有毒菌二种，为传染之媒介。一种微菌形似杆状，有形似球杆、亚铃者，此硬性、急性之菌也。一种微菌形似毫毛，或似柔丝者，此软性、慢性之菌也。其实硬性者，即中医所谓少阳相火，火毒一气所发也；软性者，即中医所谓湿热相兼，兼火兼湿，二气合病也。今将瑞二十年经历之症，诊断之法及治法条分于后。

杨梅疮诊断及治法

此毒有因宿妓传染而来者，有祖父遗传而发者，有因衣被等物传染者，有因大小便时传染者，其症有因相火一气，不兼湿毒者，有因相火热毒兼挟湿毒者，有因妄治妄泻，克伐太过，伤及元气、津液、精血而成内陷者，有因误服轻粉、三仙丹、甘汞等劫药而成结毒者。何谓结毒？曰：梅毒属阳，轻粉、三仙丹，甘汞等劫药，皆水银制成，水银属阴毒之品，阴毒、阳毒二气凝结一团，清之不可，温之不可，故曰结毒。杨梅虽重易治，结毒虽轻难治。其脉数大有力，鼓指，有相火一气之火毒也，舌苔黄厚而腐，颗粒如鱼子，虽体无完肤易治，以增液承气汤加土茯苓下之。其脉数大而软如绵包者，此兼湿气与相火合病也，宜加苦寒以泻之。苦辛以和阳气，淡渗以通水道。其脉芤虚涩者，元气、阴血不足也，宜先以清补滋益之，以防内陷，托毒外出。其脉弦细而数，兼紧涩或劲者，恐已误服轻粉等劫药，阴阳二象并见。如有饮食不香，筋骨酸痛，肌肉麻痹，如蚁行瑟瑟之处者，必已误服轻粉、甘汞等劫药而成结毒之症无疑矣。治结毒之法惟有用物类相感之理，收水银法而已。以轻粉、三仙丹、甘汞，西名：各息的，皆用水银制成。甘汞者，东洋名词也。各息的，西洋名也。皆用生水银同石粉制成中国轻粉。三仙丹皆用水银与火硝、明矾煅炼而成。水银、硝、矾三味煅炼而出，颜色红黄，故名三仙，红者名曰红升丹黄者名黄升丹。若三味再加食盐煅炼之，其色即白，故名曰轻粉。若水银、硝、矾、盐再加入硫磺煅炼之，则颜色正红，名曰银朱，皆水银之变化而成也。中国下流人物多用此四物，以为治毒之秘方，便称毒门专科，以诈人财物，而下愚之人喜其价廉而功效甚速，虽遍身破烂，七日便可收功，竟有明知其害而甘用之者。只顾目前之速效，罔恤将来之倒发。有颓筋坏骨之惨祸，并能遗传人种，贻祸子孙、外孙。而以此方渔利者，亦必得阴谴恶报之结果。我辈殷鉴昭然，绝不敢妄用，以坏心术。慎之！戒之！良以水银纯阴之性，虽火煅炼百次，亦能复还原质，本性极难消灭，故有隔代杨梅之说，父传子不发，子传孙而复发者，盖其所服之劫药有轻重。故其倒发之期有近远，服之轻者，发作之期近，服之重者，有终身不发。发作即死，世有暴死之速者，心中稍觉难过即死。死后身上皮色青白，如银灰色者，针之不入，即此劫药毒发所致也，所生子女难免遗传。治之之法，轻者可愈，重者难医。法用开口花椒，去子，或十四粒，或二十四粒，开水送之，如吞丸状。次日便出，看之花椒合口而下，是已服劫药之凭证也。由是每日吞之，或三十粒、五十粒，多寡听病人自酌，服至花椒便出不合口而止，外以金针取穴道，深内，针久留之，引水银气吸针上，徐出针，缓缓间日针之，取尽水银气方止。凡服劫药者，牙龈必肿，口必流涎。一二日，其气深入阳明经，可知凡病传入阳明，即不再传他经。用金针取穴之法，亦惟有取二阳明经穴而已。

治梅疮通用疏风解毒汤

治初起结肿筋骨疼痛

土茯苓二钱　白鲜皮炙焦　皂角子　金银花　防风　木通
木瓜　苡仁各二钱

水煎，加酒一杯和服。血虚者加归身，气虚者加黄芪。

化毒散

治遍身破烂，臭不可近者，兼筋骨疼痛，毒气方盛者。

大黄一两　炮山甲　归尾各五钱　炒僵蚕三钱　蜈蚣炙焦，
一条

共研细末。每服二钱，酒调送下，日三服。

保命败毒丹（治梅毒攻咽喉，遍身肿痛，溃烂，浸淫成片，臭不可近者）

用蜓蝣虫二十条，加入白糖，捣烂，再加青果末，拌如泥，为丸，芡实大。每服三丸，井水冷和化服。无须另用他药，诚有起死回生之功，不可轻视。

五宝圣灵丹

朱砂　明雄　珍珠　琥珀　滴乳石各等分　冰片少许

研细，研时先用飞罗面入乳钵中研，将乳钵孔隙泥住，后入药，乳至极细无声。然后收贮，每服一刀圭，土茯苓汤下。

八宝圣灵丹

即于前方加西牛黄、犀角尖、羚羊角各等分，乳细，服同前方。

简易圣灵丹 治杨梅初起，无力服前方者。

用羊角、核桃壳二味，烧灰存性，取等分，研细末，每服一钱五分，用酒调下。早晚各一服，服至四日后，毒从大便出，如血如脓。半月毒尽后，量人虚实，虚者即以八珍汤调理，以善其后。

金蟾脱壳酒

用大虾蟆一只，口内入明雄黄末三钱，陈酒五斤，共入瓦瓶内。封固，勿令泄气。隔水煮三炷香，取起，随量温服。盖被取汗，避风七日，汗衣、汗被皆能传染，急取新者换之。将汗衣、汗被送入长流水中，勿遗害于人也。

鹅黄散外治方

用轻粉、熟石膏、川黄柏各等分，加梅片少许，乳细无声，收贮听用。用时先以生黑豆、生甘草节各等分，煎浓汤，去渣。先薰后洗，洗净，以此散掺之，或用麻油调涂之。如翻花杨梅，再加入明雄末和乳掺之。

凤蜕散 治杨梅下疳，溃烂腐臭者。

用孵蜕鸡子壳一钱，轻粉四分，黄丹一钱，梅片三分。

共乳极细，频频干掺之。

搜毒五虎丹

用全蝎三个、蜈蚣一条、斑蝥三个，皆去头足，露蜂房一个、蛇蜕一条，共煅存性，研细末。加生大黄末并面糊，和为丸，如绿豆大。每服一钱五分，酒下，取下恶物。此方能搜剔骨髓筋骱之毒，毒重者，用之内服以泻之。

红枣丸

红枣三斤，以杉木作柴煮之，煮熟，剥皮，去核，取烧过杉木柴柈炭，磨细末，和枣肉捣均为丸，如弹子大，每日任意食之，不可间断。虽疮毒满身，或服过轻粉、甘汞等劫药，及一切丹石隐药，致成结毒倒发者，虽毒穿顶、额、鼻梁，溃烂不已，多年不愈者，服之大有奇效。此至稳至当，治杨梅毒第一方也。愈后再服一两月，以绝其根。忌醋、酒、辛、疏发物半年。

大黄汤

大黄一两　穿山甲　川厚朴　白芷　大风子仁　花椒　甘草各三钱

水煎和酒一杯，服令毒气从大便出，七日全愈。

铅壶酒

治误服轻粉、甘汞等劫药以治杨梅者，收效虽易，然其毒引入经络、骨骱，或口齿破烂，或筋骨酸痛、挛缩，久而溃烂，经年累月，甚至终身不愈，致成残废者。用黑铅六斤打成壶，内盛好烧酒十五斤，土茯苓半斤，乳香三钱，封固，隔水煮一日一夜，埋土中七日，出火毒，早晚随量饮之。用瓦盆接小便，看有如粉出者为验，服至筋骨不痛乃止。

疥疮总论

疥有三种，有干疥、湿疥、脓窠之异。干疥颗粒密而小，色红，多隐于皮内，摸之棘，搔破有血。此君火之气所发也，肺胃、肝肾、心胞、血分热也，其脉细数、沉数，舌质红，治宜清凉血分。湿疥粒如珍珠，光亮有水，湿热平等者。亦有红盘，湿气独发者，根无红盘，脉缓滑而大，治宜甘辛淡法，从太阴脾经主治。脓窠亦有红盘者，亦有无红盘，亦如上法分别治之，其颗粒较大如豆式者，则兼阳明胃经肌肉之分，其根较深于干、湿二疥矣，若大如龙眼，如杨梅者，则当从杨梅疮治法。如用一扫光合掌丸治之者，其效虽速，必变他症。有疮愈而变为疟痢者，有变为疮蛊、浮肿者，有变为大痈疽者，不可不知。

其变为疮蛊者，周身浮肿。古有蟹黄酒发之之法，疮发肿消而愈，但此法遇脉滑而不芤涩者可用。若其人阴血已虚，脉已变为细数芤涩，是热已伤阴，营血已耗，岂堪再用此破血之蟹乎？蟹为介虫，属金，得燥金之胜气最足。故当西北风起，九月菊黄之时，则正是蟹肥之候。以治湿热相兼，湿热平等之疮蛊则诚是有利而无弊。若以治火热之疮蛊，则恐有竭阴之弊，兹改用增液承气汤加薄荷、麻黄，微辛以开其表，不致冰凝内陷足矣，疮发去之。

治疮之法重在治内，毋徒治其外。清其源，毋徒塞其流也。试观痘疮重症而能如期收结者，以发毒托浆之力也。若如治疥疮之法，外用败毒之药敷掺，遏其毒气外出之路，有能生活者乎？今人治疮，但期速效，用药搽洗，内服防风通圣散等法。往往服数斤，延至一年、半年不愈者，皆坐此弊。此无他弊，皆毒气留连肌肉之间，不往不来。欲外解而不能，欲内泻而不可。何也？疮本由表外解之症，轻而易愈之物，譬如贼逾墙欲遁，乃内服通圣散、大黄、芒硝等药下之，内由六腑而走，是将逾墙之贼拖下，由内宅开后门使出也。其难易平险，不待智者而可决矣。今之医疮者，不先以扫清内毒为急务，而但令病者忌发物。是欲以纸包火，掩耳盗铃，欺人欺己之计也。今瑞将瑞之心法为后学正告之，诸疮皆由于湿热酝酿而成也。病气已达于微丝血管、真皮、假皮之间，在表之邪即在表逐之，使出则事半而功倍矣。古法多云疮家忌汗，汗之则痉者，此汗之之法，是专指伤寒太阳症诸汗剂而言。若温热、湿温门中所用辛平、辛凉、辛寒、辛温等法，则有可以采用者甚多。如审其湿重者，则藿香正气散即可以汗之，以逐其肌表湿气。若湿热平等者，麻杏石甘汤、翘荷汤亦可用。活法在人，善治温病者不烦赘述矣。或湿热交重者，非煎剂数帖所能胜任，则有正治之蟹黄丸法存焉。或用蟹煮食，或以蟹炸油，如弄菜作面饺食，不惟不忌蟹，且重赖之，以治湿热。初食七日内虽觉疮重，再七日则自然收结，亦如痘疮之如期而愈矣。瑞于久疮不愈，皆以此法治之，可收计日成功之效。阴虚者，以海参和食，如作菜状，虽多食无害。盖一补一泻，治湿热不伤阴，补阴不助湿一法，而两善备矣。

再，蟹之一物，其凉而燥，且富于淡轻三之原质，能令湿热之气由毛孔而出。古人用治疮蛊，大有功效。惟其性燥，故不宜血虚之人。今以补血滋润之药配之，使燥去湿热而补其所耗之血，去瘀滞污秽之血。而复生新血。故治疮毒，无不愈者，且愈后无复发之患也。其正本清源之法，莫过于此。但需说明先发后净之理，令病者慷慨乐从而后用之，以决其疑而坚其信耳。

洗疥疮诸癣方

取生乌头十枚，切片煮汁，洗之即差。出《千金方》。

治恶疮乌头膏

乌头　雄黄　川芎　升麻各五钱　杏仁十四枚　胡粉一分
巴豆仁七枚，去皮　黄柏五钱　防己三分　黄连五钱　松香　乱发
各如鸡子大一团

上十二味，切以猪油三斤急煎，令乱发化尽，去渣停火，待稍冷，以乳、细珍珠末加入，以箸搅之令和匀，听用。

用时先以温酒、泔水洗疮，拭干乃敷之，敷过再以赤石脂、黄连末干掺之，治诸恶疮皆有效。

痔疮总论

痔疮之因，多由于阴气不足，而后湿热之毒气方能乘之。不然，湿热为人人多有，疾何处不可生疮，而独入于此至阴之地乎？肛前、肛后乃任督二脉交会之所。肛左、肛右乃督脉、精道分歧，夹走前阴合一之所。又稍外，少阴肾与膀胱经所经之地。肾气不虚、任督充足者，焉得患此？患此者，皆好色之徒，肾气亏虚，任督二脉来源缺乏，则湿热乘虚注之。今之人又加烟酒二物为痔疮之先导，此痔病之所由来也。其痔疮亦分三种：一曰内痔，外面无形，可见而生于直肠之内，每有脓血自肛门而下。二曰外痔，生于肛门前后左右，甚者环绕肛门，孔粒甚多，故俗有九头鸟肛之目。三曰不内不外，半在肛内，半在肛外，每当便时，督脉括约以助司收放，则肛门几撮时，则疼痛异常，最难忍受者也。瑞当二十五时，会亲身尝此痛苦。苟无的确良方以速收其效，则必致痛伤胃腑，饮食难进。故以补肾为主，不必治毒。但使肾气足，自将毒气排泄于他处，而痔患自可不期愈而自愈。瑞亲自治验，由己及人，罔不应手，故敢以公诸同学。

诊断及治法

凡脉象洪滑而数者，易治古方多可采用。脉象弦细而涩者，难治古方清热治湿之法多不见功。必重用血肉有情，填补肾经精血，而后有效。盖清热治湿败毒之法，但能治有余，不能治不足。彼既脉已弦细而涩，精血不足，阴虚之象已显。若再清热利湿败毒，用苦寒之品，未有不竭其阴者。阴虚，正气不能排泄，正气不来助药，药焉能治病乎？反适足以伤人耳。脉象如此，正虚邪陷，可知故。必重补其阴，使正胜邪却，而后能有效也。已溃者固尝如是，而孰知未溃者，欲消散之，亦莫不如是。补之然后能消也，愈坚愈硬，愈肿大者，愈欲补之而后能软小也。此理在初学，原不易明晰，即身亲之而后知学问。必须由经历实验，而后得也。凡人九窍中，有小肉突出为痔。故有耳痔、鼻痔、牙痔等名，不独肛门一处为痔也。凡肛门之痔，有数种状，亦不一。其未破者曰痔，已破之不收功者曰漏，故有痔漏并称者。

——肛门生数疮，肿而突出，脓溃即散者曰牝痔。

——肛门边突出小肉粒如珠，如鼠乳时流血脓者，曰牡痔。

——肛口颗粒累累，且痛且痒者，曰脉痔。

——肛肉结核，有血或发寒热，每遇大便必脱肛者，曰肠内痔。

——酒醉后即肿痛、流血者，曰酒痔。

——犯走泄后即肿痛、流血者，曰色痔。

——每逢大便后，即流血不止者，曰血痔。

——肛门肿痛，遇怒即发者，曰气痔。

《千金方》亦有五痔之名，一曰牡痔，二曰牝痔，三曰脉痔，四曰肠痔，五曰血痔。又有寒、温、劳、湿、气五种，五痔之名，遇寒、温、劳、湿、气五者即发。治以蛇蜕主之。牡痔，生肉如鼠乳出肛门中，妨碍大便，以鳖甲主之。牝痔，从肛门孔中起，外肿五六日即溃出脓血，以刺猬皮主之。肠痔，每大便即挺出，久乃缩入，以母猪左足悬蹄甲主之。脉痔，大便时出清血水，露蜂房主之。五药各等分，研筛极细，随其病加主药三倍之，每早以井花水服送半方寸匕，病甚者，旦暮服之亦可。

凡痔疮皆禁走泄、冷食、生鱼、肉菜等百日，愈后亦需禁忌百日，方不反复。外用野葛烧灰，一刀圭搽之，忌食莼菜。

通治五痔槐子丸

槐子　干漆　吴茱萸根　白皮各四两　秦艽　白芷　桂心　黄芩　黄芪　白敛　牡蛎　龙骨　雷丸　丁香　木香　蒺藜　附子各二两

上十六味为末，蜜丸，梧子大，每服二十丸，米饮下，日三服。

又方

桑耳作羹，空腹饱食之，三日效，槐耳亦效。

又方

取槐树根煎水洗浴之。

又方

用熊胆涂之。

又方

用鼻涕虫捣和陈京墨涂之。

痔疮痒极，不可忍者，全蝎不拘多少，烧烟熏之。

痔疮痛极，不可忍者，木鳖子磨汁涂之。初觉痛甚，少顷即痛止肿消。

内痔不出用唤痔散方，用草乌细末，口津调，点肛门上，痔即翻出，然后乃可用药掺之。

内痔肿痛，用猪大肠六两，蚯蚓十余条，同煮融，去蚓食肠，极效。

枯痔散

专治内痔，大如茶杯，形如一菌，粪从菌心而出，极痛，上面如盆，四边高，中心凹，下如菌根。粪后用温水洗净，以洞天鲜草膏，摊如菜碗大，中剪圆孔，将一边剪开，如小儿所带围嘴式套于齿根藕向下贴于菌根四围好肉上。将好肉围护，免沾药汁，用此散二三分，以口津调稀，用笔圈于菌之四围，菌心凹处即肛门之孔，不可沾药，沾则大痛难忍，日夜圈二次。

方用红砒，放旧瓦上，火煅至白烟将尽，取起。每一料用净末一钱、枯矾二钱、真乌枚炭二钱、净朱砂三分，共研极细末，收贮听用。初用不肿，五六日后出臭水，水出尽，痔即干枯，停药。轻者七八日愈，重者半月收功，无不神效。慎勿以有砒毒而不敢也。

消管丸

方用：

苦参四两　酒炒川连二两　当归　荜澄茄　槐花各一两　五倍子五钱

各研细末，用小鳖二个，约重八九两者，真柿饼四两，二味共烂煮，去骨、蒂、核，同前药末捣为丸，如梧子大。每早空心服四钱，开水送下，其管自能退出。

以上二法，乃林屋山人经验方也。

胎元七味丸

专治痔漏，无论久近，通肠不通肠者，皆能除根。

方用

男孩脐带三个，瓦上焙干，存性　陈棕七钱，数十年者佳，烧灰存性

西牛黄三分　槐角子五钱，肥大者，瓦上焙干、存性　刺皮三钱，酥炙
象皮四钱，酥炙　地榆三钱，晒干

共研细末，酥油和为丸，如麻子，若不成丸，糯米粥少许
即可为丸。每服七分，开水送下，三日化管止痛，七日平满，
血清脓止，十日除根，可不复发，真奇方也。

退管丸

方用：

当归　川连　真象牙末　槐花各五钱　川芎　滴乳香各二钱
露蜂房一个，槐树上者极佳，榆树上者次之，煅存性

共研细末，黄蜡，溶化，二两，和之为丸，如梧子大。每
早空心服三钱，漏芦煎汤送下，至五日，漏孔内退出肉管，二
三指长，剪去之。再服，再出，再剪，管尽肌生而愈，真神
方也。

补漏丸

方用：

夏枯草八两　甘草节四两　连翘四两，去子，为末　金银花二斤
煎浓汤法丸，每晨空心服三钱，淡盐汤送下，初起者一料
全愈，年久者两料除根。

还原蛋

方用白煮鸡蛋蘸真象牙末，空心食之。每日二个，分二次
食之（假象牙不效）。有人患痔漏多年，服至半月除根。

洗痔方

用臭梧桐根煎水，用瓦罐盛之，乘热先薰后洗数次，亦可除根。此物叶大如桐而厚，上面青黑而光，叶背紫色而毛，气味极臊，六七月开小紫花，簇叠盘缠成丛，阴湿处多有之。

外搽痔疮膏

方用：

槐皮　楝实各五两　甘草　白芷各一两　当归三两　桃仁六十枚　赤小豆二合

各药捣成粗末，以炼成猪油一斤，微火煎至白芷黄色，去渣再煎成膏，摩搽疮上，日二次。

腿面廉疮论

凡小腿前面有刀口骨，此骨棱上皮薄肉薄，如有破烂，极难治愈。以其上至足三里穴，下至下廉、条口穴，故有廉疮之名，俗名小腿前面骨为廉骨。其成疮之因不一：有生小颗粒抓破成疮者，有因生紫泡而成者，有因生紫泡长一寸，宽如韭菜之刀镰，疔溃后而成者，此种极重，难治。有不因生疮而被物划破而成者，亦有因撞碰跌打而成者，此二种初起无湿热之毒。其因撞碰跌打而成者，则有热血瘀滞凝结，切忌用清凉败毒之药，以致冰凝难愈。亦有因内症病而成者，如胃病当下不下，变为病，移生于小腿者，此则不可求其速愈，愈则胃病而不能食矣，当下去病根，疮则留之，以泻病气，缓缓听其自然收功，不可勉强治之，以求速效。其因血瘀者，但用温和活血散瘀膏药贴之，不可上药，因药多不合用故也。如用药则可以浮海散掺之。其被物划破者，始则无毒，继则湿热乘之下注，亦绵缠难愈。若再误用提毒升丹，此处肉薄之所，易于翻花起肛，色变红紫。亦有用丹石散者，虽愈，之后皮色有黑斑，用桐油敷者亦有黑斑难退。凡患此者，切忌久行久立，犯之则湿热随气血下注，更加难愈，此症虽不杀人害命，而久患多年者颇不乏人，实缠绵之症也。

此症切忌手抓，水烫走泄，欲速愈者，不可犯之，宜忍耐痛痒，严守禁忌，方易收功。犯酒色二字者，倍加痛苦，不可不慎。

白油膏

专治数十年廉疮并坐板疮秃疮，及一切诸疮久不愈者，皆效，百发百中，真神方也。

方用：

桐油二两　防风　白芷各一钱五分

放生油内泡一夜，入锅内，慢火熬枯，去渣，将油再入锅内，熬至欲沸时，用熟鸡蛋一个，去壳，放油内炸至深黄色，去蛋用油，再慢火熬炼，待油极明时，能照见人须眉，入白蜡六分、黄蜡四分熔化，赶紧用竹纸十余张，乘热浸油内，拖过提起，一张一晾，晾干，于冷风处，令毒火吹尽，然后贴之，贴上顷刻，脓黏满纸，再换再贴，如此十余次，数日脓尽，肉满生肌而愈。如脓多者，再合一料，则改用黄蜡六分、白蜡五分，不得稍有增减，增减则不效。

黄香膏

治廉疮如神，并治一切痈疮皆效，久不收口，亦能成功。

方用松香二斤，白水煮透，取出，放冷水内，接洗数十下，再煮再洗九次，倾于石上，待冷取起。每用一两，加轻粉三钱，银朱一钱，研细。白蜜少许，炼老成珠，加菜油少许，其上倾热搅匀。看疮之小大，捏作饼子，贴疮上，用绸条缚之，一周时取下。用滚水泡之，搓洗极净，再翻转贴之，周时再取下，再洗再贴，只须一饼，直贴至疮愈，不必更换。疮好之后，此饼洗净收存，遇别人患此疮仍可与贴。仍照前洗净，再贴。疮愈仍可洗净收存，再用。若一饼医过三人者，此饼更有效验。治过十人，其效更速，真神奇矣。

夹纸膏

专治廉疮。

方用：

樟脑三钱　铜绿一钱

用猪板油和药，捣烂如泥，以油纸夹之，贴患处一二日，翻转贴之，三四日脓尽而愈。如四日后脓尚未尽，再换一贴，无不愈者。

治腿足浮肿破烂似廉疮而非廉疮者

方用生黄豆一把，自己将口漱净嚼烂，敷之数日全愈。

治廉疮浸淫多孔方

方用凤仙草全株，煎水洗之。

治人面疮方

此疮生于两膝或两肘尖，形如人面，眼口能动。

方用：

雷丸三钱　轻粉　真茯苓各一钱

共为细末，敷上即愈，石室方也。

又方

用贝母末敷之亦效。

凡患此者，必有冤孽恶报，宜令悔过，以赎前愆，而后可以治之，否则不必传方也。

秃头疮治法

头为诸阳之首，生疮虽是热毒，忌用冰凝气血之凉药敷掺之，其干而无脓者，用凤退散治之。

凤蜕散

方用孵蜕杂子壳，烧灰存性，研至极细无声，用麻油搽之。

千层疮治法

此亦秃疮之类，生在头面，愈而复发，生生不已。故名千层，以其白痂如白癫皮也。方用橄榄核烧灰和鸡蛋油敷，极效。

香黄散

专治瘌痢疮，并治头面下颏黄水疮，皆效。

方用松香二两研末，入葱管内，用线札定，水煮融化，取去葱，再研细，加黄丹一两，无名异一钱，炒，宫粉一钱，炒，轻粉三分，炒，共为细末，香油调搽。

下颏羊须疮治法

用小红枣烧枯存性，研细，麻油调搽，甚效，或旧棉絮，胎发烧灰，麻油调搽，皆效。

耳外湿疮治法

鸡腰膏敷之神效鸡腰膏方

方用：

大雄鸡腰子一对，蒸熟去皮　　枯矾三分　　头梅片一分

共捣融，敷之，能治小儿胎毒、旋耳疮、秃疮，并治一切湿疮。

取鸡蛋油法

用煮熟鸡蛋干黄入铜锅煎焦，以滚水沃之。则油浮于水面，取起待冷，退火气，听用。

治阴痒生疮方

雄黄　矾石各二分　麝香半分

三味共研细，掺之。

男子阴蚀疮方

用猪肉煎汤洗渍之，用黄柏、黄连末涂之。

洗阴下生疮方

用地榆、黄柏各四两，煎浓汤洗之，亦佳。

流火游丹总论

此症皮内忽起红色，且痒且肿，燉然如火灼，皮内或如热水浇，或如虫蚁行，皆血热为之也，血中炭氧成分过多，则发此症病。气达于微丝血管，而由皮毛而出俗名起火，有大头火、蜘蛛火、蛇缠火、蚂蚁火等名。俗有用红纸燃点着收火之法，轻者亦有效，重者则非符咒所能愈。在小儿则名之曰游丹，医家亦称之曰流火。《千金方》名之曰丹毒。瑞之岳母曾起大头火三次，初二次皆以符咒红纸燃点着收之效，愈后十日又起，至第三次用符咒红纸燃点着收之不效，复更数人收之亦不效，头面肿大如斗，目闭不能开。瑞诊其脉，数大有力振指，用爱增液承气汤下之，加地骨皮。服至四五剂，大黄用至八钱，乃出黑粪一大堆，如牛屎，然后能消肿，渐有效验。此症肿极之时恶寒特甚，初下仅出稀水，加重乃转溏粪，用大黄至八钱，黑粪下，方有效，可见头面肌肉属于阳明也。

《千金方》论丹毒，一名天火，肉中忽有赤如丹涂之色，大者如掌，甚者遍身，有痒有痛，且无定色。有血丹者，肉中肿起，痒而且痛，微微虚肿如吹状，隐疹起也。有鸡冠丹者，赤色如鸡冠色者，而肿起大如连钱，小者如麻豆粒状，肉上粟粟如鸡冠，一名茱萸丹。又有一种水丹者，遍身热起，遇水湿之搏结，丹晃黄赤，色如有水在皮中，喜著股及阴处，此虽小疾，不治，亦能令人致死，治法用：

升麻膏

方用：

升麻　白蔹　漏芦　连翘　芒硝　黄芩各二两　蛇蜕　枳实各三钱　萴藋四两　栀子四十枚

上十味微捣末，水三升，浸半日，滤去水，以猪油五升煎，令水气尽，去滓，再熬一滚即成膏，以敷治诸丹毒皆用之，日三敷之。并治一切诸疮痈疽，皆效。

治丹毒单用各药

水苔　生蛇蜕　生地黄　生菘菜　芸苔叶　护火草　五叶藤　豆叶　浮萍

以上但以一味单捣涂之。

大黄末　栀子末　黄芩末　芒硝

以上但以一味水和涂之。

又方

用沟渠中水藻菜，捣烂，敷丹上，厚三分，干即易之。

又方

用芸苔菜捣烂，厚敷之，随手即消，如余热未尽，再敷三日以绝其根。

五色油丹（俗名油肿，若犯者多致死，不可轻视）

方用牛屎涂之，干即易。缚母猪枕之卧，片刻效。

赤流丹肿毒方

方用榆根白皮细末，鸡子清和敷之。蒲席灰，鸡清敷之亦可。

治小儿丹毒方

捣马齿苋一握，取汁饮之，渣敷之。

又方

浓煮大豆汁涂之良，亦无瘢痕。

又方

用腊月猪脂和釜下墨敷之，干即易之。

治小儿五色丹毒方

用猪槽下泥敷之，干即易之。

治小儿白丹

用猪屎干之烧灰，鸡子清和敷之。

治小儿赤丹方

用芸苔菜汁服三合，渣敷，或芸苔子研末，鸡清和敷之。

治小儿赤丹斑驳方

用津唾和胡粉，从外向内敷之。

又方

用铜铁屎研细，猪油和敷之。

又方

用屋内灰尘和腊月猪脂敷之。

治小儿火丹赤如朱，走皮中方

以醋和豆豉末敷之。

又方

以鲤鱼血敷之。

又方

猪屎水和绞汁，服少许良。

治小儿天火丹、肉中有赤如丹色者，大者如手，甚者遍身或痛或痒或肿方

用赤小豆二升研细末，鸡子清调如泥，敷之。干即易之，并治一切诸丹毒皆效。

又方

用生麻油涂之良。

治小儿透骨火丹方（此丹多生于足踝者是，能烂肉见骨）

用大蒜捣烂，厚敷之。

治小儿殃火丹方（此丹生于两胁及腋下者是）

用伏龙肝细末和油敷之，干则易之，若入腹及阴，以护火草取汁饮之。

治小儿尿灶丹方（此丹初从两股而起，及脐间，下走入阴，龟头皆赤）

用桑白皮煎水浴之。

又方

李根烧灰，田中水和敷之。

治小儿朱田火丹方（此丹初从背起，渐至遍身，一日夜即成，疮如枣大，正赤色）

用棘根煎汁，洗之。已成疮者，用赤小豆细末掺之；未成者，赤小豆末，鸡子清和敷之。凡方中用鸡子清者，皆取破损鸡子，完全不破者反不效。

治小儿天灶火丹方（此丹从髀间起，小儿未满百日，犯行路灶君，则搽下流，令阴头赤肿血出）

用伏龙肝细末，鸡子清和敷，日三次。

治小儿野火丹方（此丹遍身皆赤）

用青黛和麻油调敷，甚效。

《外科学讲义》终

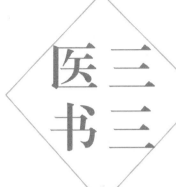

医书 三三

解围元薮

明 · 沈之问 撰

提要

《解围元薮》四卷，明沈之问辑，黄乐亭参订，为疯癞二病之专书，分疯三十六种，癞十四种，集方二百四十九。条分缕晰，明白畅晓，疯、癞二病可无忧矣。本书为越州某老医所藏，视如拱璧，曹炳章君以重资向某医购得，而毁于火，未克流传。嗣某医老病缠绵，呻吟床第，资财已尽，病亦垂危，请何廉臣先生诊视，竟以此书为酬。本社以他种书籍向何氏换得，亟付梨枣，以供同好。

目录

解围元薮·卷一

明·沈之问先生辑

锡山黄钟乐亭甫参订

绍兴裘庆元先生校刊

风癞论

四时酷烈暴、悍贼邪，风也，为病最甚，残害最剧。古人称疠为恶疾之首，患之变败形质，顽固不知所之。

酷，恶毒也。烈，凶猛也。暴，速也。悍，刚也。皆风之质也。春夏多有旋风，秋令多有飚风，冬有严寒，皆煞疠之邪气也。经云：冬至之日，有疾风从东南来者，名曰贼风，最能伤人，犯之不可解，俯仰动作不可得矣。按之应手而痛，烙熨则爽，时刻抽掣，击剥疾火，冲荡气血，轻者结为瘰疬，重者聚为偏枯。若遇热郁抟凝，则变为附骨痈疽。如寒湿凝滞，深入脏腑，久则积成风疠，人皆不知。阴阳和平，寒暑适时，则疾病不作；若天地变驳，风湿舛逆，是为不正之气，则人感而病焉。《说文》云：虫入几中曰风。故风动而虫生，虫无风而不育。诸虫皆八九日而化，感八风之邪气而成形也。《灵枢》云：从东南来者曰弱风，其伤人也，内舍于胃，外在肌肉，其气主体重。从正南来者曰大弱风，其伤人也，内舍于心，外在于脉，其气主热。从正西来者曰刚风，其伤人也，内舍于肺，外在皮毛，其气主燥。从正北来者曰大刚风，其伤人也，内舍于肾，外在骨与肩背之膂筋，其气主寒。从西南来者曰谋风，其伤人也，内舍于脾，外在肢腋，其气主弱。从西北来者曰折风，其伤人也，内舍小肠，外在手太阳之脉，脉绝则溢，脉闭则结而不通若死，其气主关格痿愆。从东北来者曰凶风，其伤人也，内舍于大肠，外在两胁肋骨下及肢节，其气主强劲洞泄。从正东来者曰婴儿风，其伤人也，内舍于肝，外在筋纽，其气主经。乃煞疠之邪气，非时暴悍酷烈之毒，中于人身，即生诸虫，滋蔓为害。自古圣贤避色如避寇仇，避风如避矢石，鲜有大病。而人不畏避，妄肆纵欲，荒色内虚，恶风乘假而入，故多疾病。黄帝云：八风之毒，百花犯之无色，百谷伤之不实，草木触之枯瘁，禽兽中之颠狝。水御之狂越，土蓄之崩裂，人中其邪，则成麻疯。虫生脏腑，啖肌髓，餐血液，形态丑恶，神思昏迷，遍身疮秽，先儒曰疠，即此候也。中古分为风、疠二名，内驻曰风，所感深；外著曰疠，所感浅。风甚于疠，而疠轻于风，形气本源则一类也。又曰风入脏腑，久注脉络，数年之后，发于肌表，由渐而变疠，一伤人即发疮莎，至见败形。故风疾发迟死速，疠病发速死迟，大害皆然。江北燕冀呼疠为炮疮，南人拟其名而曰杨梅疮，又曰广东疮。盖闽广间有室女过疠，即生蛲虫，发为恶疮，莎毒极盛，其气易于传染杀人，因此滋蔓于世，相感而生。

充塞脉络之内，输散分肉之间，荣卫不利，肌腋膶膜，气聚不通，使血淤不流，筋骨弛缩，肤体腐烂，脓莎淋漓，眉须脱落，手足痿痹，趾指堕折，寒热麻痒，或如棰楚如擎掌，如挛如缚，如拶如夹，瘌瘰肿酸，荼毒疙瘩，百恶对骈，集得之所由，有五充贮而满也。分肉，腠理也。输，运纳也。膶，结滞也。膜，胀闷也。瘀，凝寒也。弛，涣散也。缩，拘急也。莎，污浊也。淋漓，黏污也。耗，败脱也。痿，半边罢软不举也。痹，顽痛也。指，手指也。趾，足指也。麻，不知痛痒也。棰，击刑也。擎，牵绞也。掌以木为刑床，杰住不容转动也。挛，筋缩也。缚，绳缚也。拶，刑其手指。夹，刑其足踝。此皆痛而难忍者，言风疠有此异常之恶候也。瘌，手指屈倒，不能执物也。瘰，肌肤枯槁也。肿，高起也。酸，骨节麻痛难动也。疙瘩，颗块也。此言风疠之形势也。足少阳胆，其荣在须；足少阴肾，其荣在发。冲脉、任脉，为生经之海，谓之血海。其别络上唇口，血气盛则荣于头面，须华发美。若血气衰则脉络虚耗，不能荣润，故须发颓落也。风入荣卫，关节壅闭，气血不舒，皮肉不仁，肤腠浮肿虚胀，自觉如坚厚之状，痛痒不知，故曰大麻风。《病源》曰：风疠之相感，皆由恶风寒湿、房劳嗜欲、醉饱露卧变驳所成，二者病源无异，患害之由五条，明列于下。

一曰风水阴阳所损

地脉方向、吉凶之理曰风水，星历盈虚曰阴阳。如修筑安葬，竖造开凿，植伐之类，皆有年命相问，神煞禁忌，犯于幽冥，测然致病。巫人之本命元辰为害，遍身酸痛，走注痿痹。金神七煞为害，偏枯，口眼歪斜，半身不遂，软弱痿困。白虎为害，浑身块瘰，肿痛臭恶，浓血淋漓。天罡大煞为害，蛊胀满塞，迷闷瘫痪。八煞将星为害，奔走狂越，逾垣上屋，嗷号悲笑，无伦暴恶，持刀斗勇。五土猖鬼为害，噤晕昏迷，腹大肢软，痈疽疫疠。太岁月将时日星辰为害，变异不测，无所防禁，俗之风水、阴阳所损，不可医治，其谬之甚！夫阴阳神煞，不可渎其无而辟慢之，亦不可信其有而谄媚之，皆惑于偏也。且妖邪之祟，若触犯于人，不过一时之间，岂有终身随而为祸之理？亦因人气血不正，受其邪气而病生焉。若调其气血，清其思虑，则神正而复元，使邪气渐消而安矣。故云燮理阴阳以和元气，大道君子也。医家十三科之内亦有祝由一科，以符水咒诀禳辟邪魅妖氛，而归揖正气。巢元方云：脉邅迟伏，或如鸡喙，或去或来，此邪物也。若脉来微弱，绵绵迟伏，不知度数，而颜色不变，此邪病也。若脉来乍大乍小，乍短乍长，为祸脉也。若脉两手浮泛细微，绵绵不可知者，但阴脉亦细，此为阴骄阳跻之脉也。其家会有患风病死者，乃若恍忽亡人为祸也。若脉洪大弱者，社祟也。若脉来沉沉而涩，或四肢重，土祟也。若脉来如飘风，从阴趋阳，风邪也。若脉一来调，一来速，鬼邪也。若脉有表无里，邪祟为害也。以寸为表脉，以关为里脉，有表无里者，乃两头有而关中无也，曰隔绝不至之脉也。若尺脉上半不至关为阴绝，寸脉下半不至关为阳绝。故曰阴绝而阳微，死而不治，此名妖怪之脉，乃气血神思受邪而见于脉也。然皆虚妄之谈，亦巢氏《病源》并诸典籍考究者，姑书之，以补不足之论。

二曰源流传染所袭

人禀父母精血而成形，受天地造化而为用，故触天地不和之气则病焉。若父母素患恶疾，必精血有毒，交感于胚胎，传至于儿女。凡风劳病人，皆有恶虫于脏腑，代相禀受，传染源流。故曰传尸须于幼年未曾发病之先，预常服药，使蛲虫内死，不得长养，滋蔓延育为害。若至长大婚配，耗散精神，亏损气血，病作而难治矣。今人焉肯于未病之先，延医调治哉！故使病剧无疗，临危措手，咎在微时不治之故。若其人未染恶疾之时，所生儿女必无传疰。若既生恶疾之后，所生儿女，定难免之。先君谕之曰：吴中有一富翁，患疠病，吾治愈，久生一女，适人不久，其夫染大风，其妻终身无恙，而毒气遗疰于夫，实大异也。又有一人风病而死，其妻无病，再适于人，其后夫即患前夫之疾无异，数年而死。其毒不遗于妻，而妇人受毒在脏腑，于交感之中，移疰男子以受害。想其毒初在交感淫欲中来，原在交感淫欲中去，可不畏哉！又有一人风疠而死，生三子一女，皆患风而死。又有一风病人之女无恙，适于人，生一子，幼即患风者。不传于女，而传于甥。古云：世有恶疾不娶，信可警哉！又有一徽商，三代痨病而死，第四代之子于髫龀时，即随母舅往两广为商，并不回家。其父在家劳瘵，既死之后半月，其劳虫飞至广内，到其子店中，其子偶出赴席，其虫径入房门上锁内，有一老仆窃见此虫，即以物塞其锁门，急报主人，忙将湿泥厚固锁上，连门撤撬下，烈火焚之，木皆成灰，锁已进开，其虫犹活，取出捣烂，煅之，后方免祸。其传尸之恶如此，宜预防之。姑录以告将来君子。

三曰气秽蛊疰所犯

他人之毒，传之此人，曰疰，因其秽恶之气触感而成也。若人血气虚，脾胃弱，偶遇恶疾之人，闻其污气，或对语言，而病人口内之毒气冲于无病人之口鼻，直入五内，则发为病。又如恶疾人登厕之后，而虚弱人或空腹人随相继而圊，则病人泄下秽毒之气未散冲上，从无病人口鼻直入于脏腑。其如清晨未饮食之时犯之，祸不旋踵，百难逃一。如汗气相传、痢疫相染者，亦一类也。闽广之间，造成蛇蛊、符水、魇痈之毒，最能害人。有患恶疾之人乍死，毒虫皆从七孔中出，一遇生人，则飞蛊潜伏为害。昔人从古墓经行，内葬恶疾之人已久，死骸腐化，其虫疰人，发为大疠而死。故有九疰之说，皆由体虚而受飞蛊传尸之毒，或风寒暑湿之邪客于荣卫，注于经络，阴阳失守，随气游行，而成大害。一曰风疰，乃人死三年之外，神魂化作飞尘，著人成病，皮肉掣振，游变不定，一年之后，毛发落，颈项痛，骨立肉解，目痛鼻酸，齿蚀，发为蚝风则顽痹，或如蚝螫，或痒或痛。二曰寒疰，心腹满闷，懊痛呕沫，三年之后，大便出血，青白色，腰脊强，发为绝风，则不觉绝倒。三曰气疰，如失神机，妄言谵语，百日之后体重，乍来乍去。一年之后体满，失颜色。二年之后，变吐作虫，难治，发为颠风则披发狂走，打破器物，或发狂风则嗷干语哭。四曰生疰，心胁转痛无常，三日后，体痛移易，牵掣冲绞心胁，一年颜赤目红，二年吐逆不利，变虫难治，发为列风则身生疮，眉毛脱落。若发罩风则举身战动，或口鼻㖞斜。五曰凉疰，心下乍热乍寒，一年四肢重，喜卧，噫酸，体浮肿，皮肉黑瘦生游，目黄，爪甲唇青，发为害风则口噤、面㖞，肢软。六曰酒疰，体气重，热气从胸胁上下，无处不痛，一年四肢重，喜卧，善哕噫，体酸，面浮肿，往来不时，发变大风则脑肉裂，目系痛，恶闻人声。七曰食瘵，心下鞘（音报）痛，懊恢彻背，一年羸瘦，皮肿体黑，从脚而起，脐内时常绞痛，发为水风，啖食、眠卧汗出。八曰水瘵，手足肿，百日体黄发落，两目失明，一年难治，三年身大水盛，生虫不治，发为湿风则头痛欲却中，发为柔风则手足眼鼻游肿。九曰尸瘵，体痛牵掣非常，肉白血勒（音衲），喉如吞物，发为汗风则骨节痛强。此九瘵之病，乃癞风毒之根，华陀、东垣诸先圣皆论之，惟巢元方最详，故纂著于卷帙。

四曰保养失度所发

忍饥劳役，醉饱入房，纵欲毒怒，忧愁思虑，妄想贪嗜，邪毒蕴积秽浊，外荡乐佚，内耗真元，以致火热之邪冲激脏腑。凡烙肉、生菜、怪味之物，入腹皆变为虫。水土不服，沙冰岚瘴，皆为留毒，久而不散，积成麻疯，发则变形。养生禁忌云：醉卧露湿，必生癞疾。又云：鱼无腮者，食之五日生癞。夫人为万物之灵，生于天地之间，宜惜身命，保养元神，永延长命。古之圣贤，以道德奉天寿，至百岁为常，后世之人，以六欲七情为事故多夭折殇殂，忤违天地赋生大恩矣。巢氏云：凡病四百四种，总而言之，不出五种风毒所成：一曰黄风，二曰青风，三曰赤风，四曰白风，五曰黑风。人身中有八万尸虫，共成人身，若无八万虫，人身不成不立，复有诸恶病横诸风生害。人身所谓有五种风生五种虫，皆能害人，黑风生黑虫，黄风生黄虫，余皆仿此。此五种恶气生五种毒虫，害于人身，名曰疾风，入于五脏，蚀人脏气，其虫无数，在人身中食骨髓，来去无碍。若食人肝，眉睫堕落；食人肺，鼻梁崩倒；食人脾，语声变散或哑；食人肾，耳鸣啾啾，沿生疮，或如雷声；食人心，膝虚肿，足底穿烂，难治。夫心乃君主之位，不受邪触，故应死。其脉来徐去疾，上虚下实，是其候也。

五曰感冒积郁所生

风寒暑湿燥火之气，为天地之六淫。若不避忌，感其郁蒸，或逞勇悍，乘汗渡河，踏冰履霜，醉饱当风，房劳入水，露卧湿席，或时炎暑，喜卧藤竹，漆床凉簟，柳木台几，湿冷之气，逢迎汗液，入于肌肤，邪毒渐深，克剥荣卫。初起麻木，久变尸虫，蠹啮肌体，则风癞生焉。皆人自轻身命，纵性妄为，轻犯天地阴阳，五运六气，积成大病。不惟煞疠之气宜避，即四时敷和之气，亦宜谨守。若纵房劳，气血弱而复犯之，即发为害。巢氏云：汗出入水，冷透肌体，或饮酒而卧湿地，或当风坐卧树下，及湿草上，或身痒搔之，以乘疾风迅湿，渐生疮痞，经年不瘥，即变风癞。病机云：八方氤氲，鼓邪害人，若客经络，久而不去，与血气相击，则荣卫不和，湿邪散溢，面色败，皮肤伤，鼻柱坏，须眉落。八风者，西北乾方，尊之曰老公，乃乾称父之意也，名曰金风。一曰黑风，二曰旋风，三曰风。其发病之由，奄奄忽忽，不觉得之，七年后眉毛堕落。东北艮为少男，名曰石风。一曰春风，二曰游风，三曰乳风。遇中此风，体顽肉坚，斑白如癞，十年后眉毛堕落。正东为震长男，名曰青风。一曰终风，二曰冲风，三曰行龙风。若中此风，手足生疮，来去有时，朝发夕发，五年后眉毛堕落。正北坎为中男，名曰水风。一曰面风，二曰瓦风，三曰敖风。偶着肌体，春秋生疮，淫淫习习，类如虫行，游走无定，十年后毛堕落。西南坤为老母，名曰穴风。一曰阴风，二曰胪风，三曰脑风。初受此风不知痛痒，亦不生疮，渐成白癞。十年后眉毛堕落，东南巽为长女，名曰角风。一曰因风，二曰历节风，三曰膀胱风，此风有虫，三色，头赤，腹白，尾黑，三年后眉睫堕落，虫出可治。南方离为中女，名曰赤风。一曰大风，二曰摇风，三曰抖风。若中此风，身体游游奕奕，心不安宁，肉色变异，十年后眉睫堕落。西方兑为少儿，名曰淫风。一曰缺风，二曰明风，三曰清风。此风发时，百日后体肉蒸热，眉发堕落。皆由内伤七情，真元失耗，气血衰弱者感之，如调养固密，何由致此哉？

受病所在经络

先中于手太阳、足阳明胃经，其次延及手足太阴，不发病者何也？盖肺主皮毛，而遇风寒，足太阴脾主肌肉，而逢湿热。百骸流注，六经传遍，皆因三焦相火热甚制金，不能平肝木，肝独胜而生风，故相克侮，以致肺金脾土皆亏，风热寒湿诸毒化生九虫，钻啮脏腑。手阳明大肠之络，环交口，挟鼻孔，出于迎香，贯于齿缝，而下肺膈。足阳明胃之络，亦在鼻额，齿中而行，挟脐气冲，风气皆由出入，故先中焉。手太阴肺，其窍在鼻，主一身之皮毛。足太阴脾，其窍在唇，主一身之肌肉，亦风气之门户，故风病多见唇鼻烂坏也。是以金燥而恶寒，土卑而忌湿，故寒热作也。风湿内扇，诸火皆动，金气有亏，木无所制，木旺而侮土，脾乃受伤，而肺无滋养，子母俱弱，则风木独旺，心火炎炎，血热妄行，其所积秽恶、邪毒、风、湿、火相扇，化生九虫，吃蚀脏腑，则为癞风。食肝毛脱，食肺鼻崩，食脾声变，食肾耳鸣，食筋节解，食肉痛痒，食皮顽裂，食脂起疱，食心而死。《内经》备言肠胃为市，无物不受，无物不包。饮食不谨，朝伤暮损，积久成热，湿热相积，诸般奇虫，各从五行之气而化生，亦如腐肉生蛆，腐草化萤之理。《外台秘要》载有九虫，食人脏腑：一曰伏虫，长四寸许，为诸虫之首。二曰蛔虫，长尺许，人常生之，多则贯心杀人。三曰白虫，长四五尺，子母相生，形势转大，亦能杀人。四曰肉虫，食人之肉，令人烦闷。五曰肺虫，其状如蚕，令人咳嗽。六曰蛔虫，状如蛤蟆，令人呕，吐逆善哕。

七曰弱虫，又名肠虫，状如瓜瓣，令人多吐。八曰赤虫，状如生肉，令人肠鸣。九曰蛲虫，状如菜虫，形至微细，居广肠内，即胴肠也，多即为痔瘘，甚则为漏游，剧则为风疠。因人疮处已发，痈疽癣瘘，病疥龋蚀。若元气壮实，未为大害，稍有虚损，遂侵蚀随之。其虫动而变生多病，如噎嗝、痨瘵、癫风、蛊胀之类。又有螺鼠、应声虫奇怪之类，未易悉举，虫之为害大矣哉。

中于手少阴，面目舌赤，翕翕然发热，喑不能言，久乃生虫，蚀心则足底穿，膝虚肿，浑身溃烂，涎脓腥秽者，荣血先死矣。

舌乃心之苗，君火妄动，必舌枯无津液也。火气燥金，故音哑而发热。虚火下流，热毒注肾，直出涌泉，故肿痛，循膝节而至足底穿烂，无可救疗。心主血，火炎内泛，则浑身肿腐，皮肉伤残，不能聚敛。毒入于心，血泛无制，七年不治。中于足厥阴，面目多青，恶风自汗，左胁偏痛，久乃生虫，蚀肝则眉发焦耗，满身生黑斑。若指肿挛痪堕折者，筋死矣。

木泛形色于外，肝气已败，湿土无制，故恶寒、自汗，其络循阴器，布胁肋，上入颃颡，肝脉见左关，故左胁偏痛，眉发焦脱者，血不滋养，气不充润，如木无水灌而枝萎叶落也。生黑斑者，乃肾水泛上也。指屈趾烂者，如木朽、根枝死也。瘰挛者，正谓肝木干枯也。肝病多痒痛，风木动摇故也。三年成大患，筋死不荣，为病已剧。

中于足太阴，四肢怠惰，皮肉眴动，身体虚黄，久乃生虫，蚀脾则音哑肤瘰。若麻木不仁者，皮死矣。

脾络注心循臂，故四肢倦。土败不能安堵，故肉眴动振跳也。气弱不磨谷食，故怠惰不思食味，或食息则四肢不收。血液阻涸，不能周济，故哑而瘰。脾属土恶湿，其气既败，不能运动矣，故发麻木。然麻乃不仁，与平常皮肉不同，按之如隔一纸。木乃肉内唧唧然，不知痛痒而酸楚之至也。盖麻是气虚，木是湿痰、死血为病。既麻又木，乃气虚湿聚，血络枯涸，昼夜不行，绝不充润于皮肤也。经言湿生痰，痰生热，热生风。丹溪云：湿热必生风，风甚则生虫。正如腐草化萤，湿热之气乘风也。病人于脾，则肿胀多水，非是湿热生风。因有湿热在内，则风乘隙而入也。六载病成，十五年不治。中于手太阴，面颊浮白，口燥喘急，久则生虫，蚀肺则鼻梁崩塌，若眼断、唇翻、失音者不治，乃骨死矣。

金性燥，故口干。火热煽之，故发声喘急。其窍在鼻，虫蚀肺，故山根崩折，剧则鼻柱烂落。金败不能生水，肾气必虚，故目暗干枯，皮急绷而吐。痰气泛漫于脾中，故唇厚而翻。热气聚于会厌，故失音声也。如金器碎，则无音律。骨属金，故髓枯而骨死。病入肺经，皮枯不仁。三年之后难治。

中于足少阴，面耳黧晦，腰脊引痛，小腹隐隐不利，久则生虫蚀肾，则耳鸣啾啾，沿睃生疮，或痒或痛。若割切不知痛者，肉死矣。

肾水泛上，故变色，或灰或黑。耳乃肾之窍，水枯精乏，故耳热生疮。腰脊引痛者，虚极也。津液既绝，为病酸麻不知痛痒。肾邪最速，一年即成大患矣。

中于足阳明，额多汗，膈塞不通，餐寒则哯唊（音噎）唊（音儋），久乃生虫蚀胃，散蛊周身，则皮痒浮游。若欷歔蒙昧，食减倦怠者，气死矣。

胃络循于目之上下，故额多汗。脾胃气弱，五谷不消，膈臆填满，上逆呕吐。气血不通，皮肤自痒。神魂离散，臆满则欷歔不爽。肠气既败，疲倦恶食也。经云肠胃为市，无不包藏，热积于中，必泛形于外，胃腑受毒，势由虫瘴，肤体胀肿虚浮，二十年不治。

癞风之害根于六淫中，于六部发为六邪，部各六种，症名三十有六。

六淫，即风、寒、暑、湿、燥、火，乃天地六欲不正之气也。六部，即心、肝、脾、肺、肾、胃也。六邪，即痛、痒、麻、烂、胀、惫之六病也。胃居脾之下，为受盛之司，藏纳五味，故多受毒，与五脏同。风癞异名，六部每各六种，故有六六三十六件，由八八有六十四卦也。

天时毒气，脏腑混淆，互伤舛痊，变症源当。然肺病则痛，胃病则痒，肾病则麻，心病则烂，肝病则挛，脾病则脓。

　　金之气燥，故作痛。土之气湿，遇阳乘之，则为沙尘，故痒。遇阴乘之为泥淤，则软水之气寒，阳荡之则麻，阴凝之则木，皆不知痛痒也。君相二火，能败诸物溃烂。风木之性，动摇牵引，缩伸为挛，其五脏六腑，荣卫肺络，充贯人身，联络相继，淫邪中人，则周身沿蠢，岂有止于一脏而别经不伤之理？其先中之经络与后中者，在轻重之间耳，但一脏受病则余脏难免其伤。且如麻木、肾病也，殊不知麻乃风气乘之，木乃湿兼寒也。外虽不知痛痒，而骨肉间反知痛痒者，乃肾病重而肺病轻也。麻而软痿无力者，脾肾相殊也。麻而足长短、手挛者，水不滋木，肝受病也。麻而溃烂者，水火不相济，上犯于心也。又痛乃肺病，如痛久而瘫者，母不能顾子，脾气害也。痛而麻木者，母弱难扶其子，肾气亏而受毒也。痛而觉痒，搔之则痛极难忍者，胃气虚而毒气入深也。痛而溃烂者，肺不能生水以制火，而金火相刑也。余可以此例推。

　　感于不测，贮于无稽，曰癫曰风，异种类聚。

　　心主血，肝脏之毒伤血分，则心肝发病，肺主气，凡风疬皆因气闷而生。肾藏精，色欲房劳为害。脾胃通连而藏谷气，其醉饱、五味之伤在此。故风之为病，惟在心、肝、脾、肺、肾、胃之六经受邪，其余六经不能容受，不被所伤，无所干犯，故风疬不由此而起。手少阳三焦乃无形之腑，厥阴包络乃附系之经，阳明大肠、太阳小肠，为出入之门户，足太阳膀胱，僻居下元，少阳胆乃清净幽闲之司，邪毒之气皆不伤犯而藏蓄。况肺之窍在鼻，气从而入。脾之窍在唇，味从而入，病始之由多是气味之感，故先见于皮毛之间。《病源》曰：六部各有风病六种，共三十六种，皆由六欲七情、寒湿风热邪毒之气传痊肤体，周流百节丝络交错。凡中伤者，非在一经，非发一症，故治法方药浩汗弥常，取效者惟灵宝大药，名平分家产方，最为王道，治三十六种风皆有全功。其次止东华玉髓水制黄香丸，又名黄龙丸，小还丹等数方而已。亦能治诸风，其余一方止治一症，若以他治，如水浇石，罕有取效者。而大风之外，又有癞疮十四种，后世因其病势、颜色之多端而巧立名色以惑人，上古止言风癞，并无奇异繁名。凡言脏腑如此，特其先惑之由耳。若病一发，譬诸风水，随处充满，流荡百骸，各经传遍，无不至焉。

三十六疯六经分属

其大麻、蛇皮、脱跟、鱼鳞、邪魅、血风，发于心经。

大麻风

夫大麻风者，乃诸风之长，初起时发于身手，按皮肤如隔一纸，洒淅不仁，或遇阴雨，或至夜间，则肌肉之内如漉漉然，或痛或痒。渐至皮肉坚顽，剜切不知，身体虚肿。此症最易穿烂，手足拘挛，臭恶废弛，由于纵意妄为，不避风寒暑湿，六欲七情，使荣气虚、卫气实，邪入于肌肉，气血滞而不通也。此症以大麻汤并夺命丹、神仙换骨丹、珠云散、夺命还真丹等药治之。又云大风者，初则体气薰热，气从胸中上下，无处不痛，四肢重，喜卧，善哕，噫酸，体面浮肿，往来不时，久而脑胀，肉裂，目系痛，恶闻人声，危矣！

蛇皮风

此症起于手臂股腿之间，皮肤进裂，形如蛇腹之纹，隔寸乔断，流出血水，或痛或痒，蔓延遍身。此症最速，势迅而凶，若不即治禁戒，十难救一，皆由性悍逞勇，暴妄太甚，触冒风湿，蓄之不散，致犯心火，焰焚肺窍，遍败五脏，耗伤元气，用火龙散、奇效良丹等方治之，兼以大补之剂大料，紧服之。如妄行点刺、薰蒸，即死无逃矣。

脱跟风

此症初起，脚后跟并两踝下发水泡，或皲裂迸开，或生小疮，或痛或痒，或生肿塞，久而穿烂，延至足底，俗曰草鞋风。遂至延于足趾头上下及趾丫内生疮，痛痒淫烂者，俗曰鱼腮风，即一类也。与漏蹄风不同，此由酒色太过，不避寒湿，败伤气血，或辛苦之人，寒湿凝滞，酿成热邪，以致心火泛流肝肾，风邪毒疰脏腑，用苦参丸、大消风散、大龙散等药，禁戒酒色，大补气血，免成漏蹄之害。

鱼鳞风

此症初起于遍身干白，浮痒麻木，渐生小疮，变成梅花大片，如刀刮鱼肚之皮，或如蛇背之纹，痒而搔之则痛，或出黄滋水，冷热皆怕，或如榆树蜕皮，大小不一，俗又称为榆皮风。则延烂成疮，浑身腥溃，脓血黏秽，皆由耗散气血，元阳虚败，寒湿风邪，漫流肢体。又遇暴勇、忿怒、房劳、五味乘其侮而深入脏腑，最能害人。宜以大消风散、一粒金丹。火龙散等药治之。此乃心经毒疰腑之害也。

邪魅风

此症初时偶尔好悲、如醉、狂言、惊怖、向壁悲啼、错词、歌笑或不言语，梦寐喜魇，或与鬼交，乍寒乍热，心腹满闷，气短不食。古云气疰，又名狂风。走入神庙妄言谵语、时号嘻笑、体满失色、久而瘫痪、身痛危顿。此由风水、阴阳所损，偶为鬼魅、妖邪、惊恐触心，或忧思妄想，以致邪迷心窍，损败心液耳。速用搜风顺气丸，疏风散气，镇心补血，安养元神，兼以内助，扶救气血可愈。

血　风

此症初起于皮肉之间，如血灌周身，充满肌肤，如被杖之状，或生血泡浮肿，或朝夕来去，阳气乘之则早盛暮平，阴气乘之则晚凶早减。或衄血、吐血、咯血，或喜卧、哕噫、吞酸，或齿缝中时，流血、面肿、目疼、脑裂，或生红片如钱，麻痛，或肿处穿，即流血不止，或大便出血，血亏则手足挛蹙，血乏则形变，神焦渐死。乃心毒流于肝经，火炎血泛，邪热太甚，风湿外驰。由于乘风行湿，醉饱房劳，好勇斗狠，入水迎风，或忿怒饮酒，或忍饥竭力，以致邪毒攻击，疲困倦软。宜以补旧汤、铅汞膏、二八济阳丹等件散邪降火，清气养荣之饵救之免死。

其鹅掌、鼓槌、血痹、糙糕、痛风、癞风发于肝经。

鹅掌风

此症先于手心并指丫间生紫白癣，麻痒顽厚，抓之有白皮鳞屑，搔后又痛又痒，汤沃则爽，每于汤中爬破，或苍或红，曰乖癞。其形俨如鹅鸭脚皮，故以名之。或生于足面及穿鞋处，混如鞋面而生，俗云鞋带疮，又名鞋套风，其实即此风也。久则穿溃、秽烂、脓臭、延及遍身，败恶弥甚。乃因劳心焦思，饥饱肆欲，汗露纵力，风湿伤血，或暴怒冷餐，火邪入肝，心肺戕害，日渐虚损。发于肝家，故先起四肢、四末，次伤及根本也，不可轻视，最耗真元。以大消风散、二八济阳丹、小枣丹，用心调治。另有一种指甲浮薄，隐隐如见血痕，不痛，而作拘急不爽，名曰鹅爪风。久则烂去爪甲，指头脱落，大害难救。每日清晨未梳洗，取自己眼脂涂之，久则自愈，名曰还神丹。内治以清阳、散风、摄血之药，久服可愈，除此再无他法。

鼓槌风

此症初起于肘膝间，酸痛，怕见寒湿、风冷，行步艰难，俗医皆认为寒湿脚气。久则肢胫屈弱，骨节大痛，腿肉渐去、渐小，膝踝胀大，趾指酸麻、痛烂、堕落，或皮肉紫黑，形如鼓槌，故有此名。由感冒、雨露、劳倦、卧湿、恣食、生冷丧败气血，风湿无制，邪伤荣卫，肝血无拘流注，脾肾液竭精枯致，使筋骨不荣也。以神仙换骨丹、独圣丹、枣灵丹等药治之。另有一种怪症，四肢节骱如脱，止有筋皮相连，不能举动，此名筋癣风。风病之内，或多杂之以黄藜芦酒浸一宿，焙燥，研末，名独胜散。每服三钱酒送下，久服自愈。

血痹风

此症初起时，常疲倦，汗出，卧寐不时摇动，形体如被风吹，淫奕倦怠，或时攻击而痛。久渐发出紫块，肿胀，痛极则痒，酸软而麻，痒极则痛，或时穿烂臭恶，跛挛败形，日夜叫号。乃由体虚而风邪深入阴分，气血为风邪所击，肌肤弛缓，皮腠疏开，风邪暴侵，肝家受病，至心气煴郁，脾湿并疰，故生毒虫、蠹蚀肌肉也。以补旧汤、铅汞膏、二八济阳丹等剂，治之庶免变传无治。

糙糕风

此症初起于眉棱骨上，或起面颊间，发生痦瘟，穿烂为疮，开大如钱，或遍身先发小疮，遂变为烂，其症但有脓水流出，变成干堆，黏污结秽，积厚甚腥，汗流涎黏，沾着之处，即烂为疮。从首至足，身癞、眼坍、鼻折、唇翻，又名眉风。由贪酒、好色、不避风湿，肝血凝结，心火泛蒸，阳气堕散也。急以补旧汤、苦参丸、大消风散等药服之，外用淋洗，擦药，大补气血为主。

痛 风

此症初起于身肌骨节间，游变抽掣疼痛，昼夜无所休息。手足不能屈伸，坐卧不能转侧，或筋缓无力，或伏床瘫痪。阳气虚则夜静昼极，阴气弱则日轻夜重。病久则衣被不能着体，湿气盛则汤沃稍爽，但浴一次则病增一分，风气胜则火煴而略缓，离火更凶。病久则加浮肿，或哕踠不食，或疮烂不能收敛。乃由房劳太过，忧思妄想，六欲七情日损气血，风湿邪毒伤惫肝液。邪传脾胃，荣卫枯涸，以致精髓败绝。或郁蓄私念不得发泄，激荡气血而成，或勇怒、饥饱、伤感、疾风、迅雨、逆塞充漫四肢、经络，为之行痹也，其痛转展不定，又名旋风。治以大定丸意通圣散，阳起圣灵丹，神酿丸等药服之则可。

癫　风

此症为狂病也。狂妄不精，筋挛作振，肢体牵掣，号叫不已。或屋檐骇走，或歌舞哭笑，毛瘁色败，皮肉肿胀，寒热交作，或哕呕、咳吐、气痉云。颠风一发，跳入神庙，妄言神鬼，披发狂走，打破器物。百日之后，变吐作虫，手足痿躄、屈曲、痛麻，变症百出。经云：凡人身之气血为正、为内，天时之风寒为邪、为外。若居处失宜，饮食不节，使脏腑内损，气血内虚，风邪则外伤之矣。肝藏血主魂，悲哀恸中则伤魂，惊恐忿怒，积郁狠毒，气血败亡矣。以夺命还真丹、四魔丹等药主治，再以养神摄血为要。

其半肢、软瘫、紫云、干风、刺风、痒风，发于脾经。

半肢风

此症上下酸疼，或左或右，注于身之半边。如酸如痛，如

麻如木，如困如痴，倦怠废弛，或虚肿，或作挛拳，或骨髓抽
掣，或遍身游变，或振抖若惊，或痿败。若瘫在左则死血凝
滞，在右则痰涎淤脂，或曰偏枯，或曰痿痹。久则眼瘡、唇
歪、背偻、肢软，叫号而死。乃寒湿痊于骨节，风邪克败脾
土，肺肾无根，贼邪自胜也。以救苦回生丹、二八济阳丹，兼
以大补元阳，养血调气，壮本则愈。

软瘫风

此症初如痛风之状，或作寒热，或麻痹不仁，精神疲惫，
渐渐肢节倦败，怠惰困乏，骨节痛缓，手足无力，身如柔绵，
或肿或瘦，拘缩挛急，或节间鸣响，或怕风寒，遂成瘫痪。水
疰云：手脚游肿作痛，四肢不收，古称骨痿，即因痹也。由风
冷贼邪中伤髓液，脾土不固，五脏无本，以致血气亏乏。以神
仙换骨丹，搜风顺气丸，二八济阳丹等选治。

紫云风

此症世多有之，身生紫赤黑斑如钱，延晕如云雾之状，非
疥非癣，形似麻癞，或稍作痒，人不为怪，视之如常。久而肿
起，微见形状，渐觉麻痒，抓之则痛，或有皮起，手足捉硬，
嘴唇微厚，眼胞微肿，或日日羸瘦，或时肠游隐隐，口眼歪
斜，肢困力倦，皮肉浸淫，不时跳动，间或几处剧切，不知毫

毛脱落，脉络闭涩，痿软瘫痪挛曲，变成烂麻，难治。盖缘危败迟而人不为异耳。初起时，又有错认为汗斑，忽而不治。由七情蛊疰，元气损伤，感冒秽毒，积久虫钻五内，酒色财气，郁忿暴怒，风寒暑湿，煎酿成之。脾、胃、肝、肾精血衰败也。以搜风四七丹，二八济阳丹，久服有效。

干 风

此症身无痛处，惟生灰白斑点，与常皮肉略异。肌肤干燥，手心、足底发热，身体渐瘦，血液干枯。初视轻易不治，久则气消、血枯、倦困、气短、减食、无精，若周身干瘦，皮肉不仁，已难治矣。由大怒、大忿、大勇、大怯、战兢、惊恐，或酒色过度，或抱怨不舒，风湿不知而自中，寒暑不避而暗伤，妄餐努力，忍饥劳神，以致脾土败坏，闭塞元神也。以神仙换骨丹，二八济阳丹，神效追风丸，救苦回生丹，升天脑麝散等方，与紫云风一般选用。此种又可用蒸、洗之法，须行气、补血、大养元神，以活肤膝。

刺 风

此症皮肉间不时蓦然如锥刀所刺，霎然掣痛，寻摸则不知。甚则如割剜皮肉，淫跳振跃，闪然走痛，流注不定，或骨节间如火烧熨烙，酸痛难忍，久则不能动摇、行履，甚则衣被不能着肉，眠卧不能翻身，若经转侧刺痛几死，挛困而愈，由体虚腠开则暴风入里，邪气与正气交争，风湿击驳。急服迅药，逐去邪毒，则愈。若少懈怠，则大病成矣，不治。宜以一粒金丹、小枣丹等方择治。

痒　风

此症浑身淫痒，蜉蝣不息，犹如腐木细虫行于肌肤，皮肉跳动，搔之不止，汤沃不息。久则气血衰败，津液耗竭，痒入骨髓，搔破成疮，弥烂方止。又曰淫风，曰蝻子风。内有细虫着人，其痒不见其形。由不择居处，不节饮食，湿热自炽，风邪并蠹，脾胃亏乏，化生九虫，钻口齿、肺、肝泛伤脾胃。以大消风散、六神辅圣丸、二八济阳丹、防风通圣散选治。另有一种，遍身皮里，浑浑如波浪声，痒不可忍，搔之即血不止，乃风气复遇火热而奔走肤腠，名曰气奔。用人参、苦杖、青盐、细辛各一两，水二碗，煎数沸饮之，连进愈止。又有血不荣于腠理，以致体虚作痒，火焅汤沃，少息，复作丹溪，以凌霄花末一钱，水萍末七分，四物汤加黄芩煎汤调服。

其白癜、载蚝、历节、壁泥、疹风、哑风，发于肺经。

白癜风

此症初无痛处，但皮肤麻木，生灰白斑点。久如涂垩、顽愈，又变亮赤色，即曰紫癜，患之不治。亦有终身无害惟，形状怪异者。又多有损败气血，遍身皆然，神瘁精疲，减食，憎寒壮热，怫郁困怠而死者，由淫毒伤肺金，气泛于外，以克肝血，毛发枯萎也。以枣灵丹、玉枢丹选治。又有夏日身生紫白斑点，汗出则痒，秋凉少息，年复增之，赤曰紫癜，名汗斑也。酗酒，房劳，感受风湿，邪热搏于皮肤，血气不和而发，又名历疡，又名汗黯，皆一类也。以雄鸡内肾调麝香，浴出敷之。用新青布衫紧着，睡一夜，大汗出，明早热汤沃之，其斑俱脱在汤内，不发矣。

载蚝风

此症偶然把搔误触皮肤，卒然极痛难忍，正如夏洞载蚝螫人之状。久则转侧动摇之间皆痛，走注游变，如斜刀割刺肌肉，叫号不已，若及遍身，无可救矣。由乘汗入水，踏冰履霜，不惧寒湿，以致心火泛焚，肺经毒注脾络，以致毫毛不舒，荣气掣缩，毛尾拳曲，倒插肌肉，以大消风散、枣灵丹等方治之。风疰，云人死三年之外，人魂代作飞尘，着人成病，皮肉掣振，游变不定，发落，颈项痛，骨立，鸣解，目疼，鼻酸，齿蚀，顽痹，如载蚝螫也。

历节风

此症于腰膝、腿肘、肩膊之间，麻冷酸淅，渐觉走疰，抽掣疼痛，肢节肿大、挛瘰，举足不能，甚则手指、足趾节节酸痛，俗名鬼箭风。祷祀求神，养成大病。皆由妄性肆欲，保养失节，感冒所致，六淫荡败，血枯气衰之故。肺主皮，肝主筋，肺、肝受伤，血气不运，亦曰白虎风。多发于肘、膝、臀、胂之间，人唤为鹤膝风。惟在节骱间病也，又曰缠肢风。其在肢节间病也，大人称为著痹。宜以定风散、驻车丸、救苦回生丹选之。

壁泥风

此症身生灰白色片，如陈壁土状，呆燥无光，无所痛痒，人不惊心。殊不知肉死不荣矣。乃素性矫暴，或郁忿动劳，不惜保养，妄冒六淫，寒湿风毒，滥伤诸脏，虚火兢起，克伐肺金，泛形于外，以致皮毛枯槁，形容憔悴，血液不运，手足软痿也。若遍身皆然而死，此为风症之恶疾。故凡风之白色者，皆不易治，以补旧汤，奇效丹等方治之。

疹　风

此症初生瘾疹，形如麻豆疥癣之状，或痛或痒，乃暴勇之时，或微醉之际，乘风露卧，或浴后肌肤疏畅，即被风邪所犯。复有邪毒不正之气并寒湿相乘，注于肌中，则邪热之气结于腠理，逢阴雨即凶，晴暖少缓，屡瘥屡发，久则连片穿烂，使肺毒并心，戕贼气血，以大消风散、小枣丹、玉枢丹等方治之。又有一种面上风癣，初起瘖痛，似疥非疥，似癣非癣，多感于春秋之时，或痒或痛，或作寒热，渐成细疮，黄脓腥秽，滋水滴流，黏处即变成疮，延蔓倏息，名曰吹花疮，又曰吹花癣，妇女多生之。此乃肺受火炎，蕴积风热毒秽之气，阳邪上升，故发于面部。如在眉头间起者凶，但飘逸俏俐爱洁者偏生之，或暴妄偏执骄傲者，或阴毒固感戚者，或醉卧乘风御湿者，或恣食糕果、油腻、炙煿者，皆患之。倘又使阳火贼风冲激，则势愈盛，若不速治，被风火湿邪袭之，妄为疬风，延入发内，则不能治矣。急以清心顺气，散肺火祛风解热而止淫邪，方可除根，否则虽愈必发。

哑　风

此症音哑无声，肺气者，音声，五脏清明之气皆贯于窍而为五音。若温融和润则阳气调匀，真声通畅，若风湿阴邪持于阳分，凝滞津液，使气道不调，清声闭塞。会厌是音声之门户，悬雍为发音声之关节，若风邪触于关户，橐籥闭塞，激动痰火，轻则声嘶而喉破，重则语哑而失音，五火皆动，肺金伤败。以救苦回生丹、夺命还真丹，兼以凉血生津，降火祛邪，养气和肺之药服之则可。

其冷麻、漏蹄、虾蟆、核桃风，水风、热风，发于肾经。

冷麻风

此症初时麻木，久渐坚顽，剜切不知，或冷痛，或节骱酸痛，怕见霜露，不能入水，汗液不出，或遇秋冬，愈觉抽掣不能动履，血闭不流则生水疱，穿烂成疮，手足软曲，肌肤弛缓，筋骨懈惰。由酒色过度，肾水枯竭，或劳怒之时不避寒湿，风邪中深，内气不固，毒从外寇，病极则瘫痪，痿败憔悴而死。以奇效丹、二八济阳丹、六神辅圣丹等方选治，再以收湿补血之剂佐之。

漏蹄风

此症于当脚底中央踏不着实处，乃是涌泉穴内生小水窠，淫痒搔破则流黄水。疑是水窠疥疮，视为微疾，久渐成疮，内生蛊蚀，烂秽不敛，渐至对脚背上穿烂流脓，一身之气直注下流，无所关阻。津液气血下败不收，俗名穿心脚底风，死者多而活者少。因初不速治之咎也，由劳役太过，风湿乘袭，色欲太盛，肾水耗竭，愈伤心主，妄想纵肆，贪淫无厌，忧思克念，气血难聚之故。以苦参丸、奇效丹、火龙散等方选治之。

虾蟆风

此症身生瘰块，大者如拳栗，小者如弹丸，凸起高低，麻冷疼痛，肘后酸劲，或癣癫小疮，紫黑肿胀，形似虾蟆之状，俗名癞麻风，穿即成疮，流脓臭秽，由酒色荒淫无度，伤败肾水，又遇水湿、寒邪聚损脾络，周身败坏。以班龙八帅丹、夺命还真丹、神效追风丸择而治之生痊云，名曰纠风，使心胁转痛，体疼移易，牵掣冲激心胁，目赤吐逆，眉发耗脱，身生毒疮，皮黑瘩瘰，形如癞蛤蚆之状，南方呼为疬斯蟆也。另有一种头面、遍身肉内发起肿块，如蛇盘之状，名曰盘核，用雨湿砖上青苔药细末，水调涂之。

核桃风

此症初起疙瘩，高低块瘰，红紫垒垒，大者如栗，三五连串，小者如槐实，色如葡萄之状，颗粒皮间，乃忧思过度，房劳太甚，邪伤肾水，神无资助，风湿妄肆于肤络之表。急用火龙散、枣灵丹、升天脑麝散救治。若仍不禁戒色欲，则腰背屈曲，手足痿顿，指膝挛毁，口面腐败，鼻崩、眼坍、骨蒸、发脱而多汗，体常牵掣而强直，皮肉隐痛，喉如吞物者，害则甚矣，又名汗风，亦名葡萄风。又有一种或于手掌、指膊，或足腕、股腹、肋胁之间，或颈胲头面之上生细黑块瘰，若天明气朗则隐而不见，遇阴雨湿蒸则发之，或平日不见，一交酉戌之时则发淫痒，抓搔则痛，或天气晴明，其色鲜红，或浮白作痒，阴雨则晦黑紫痛者，名曰妒痴疮，郁火风邪荡注脏腑也，速以祛风养血、调气清阳之剂治之，不尔则成大风矣。

水 风

此症初起如水臌，四肢浮肿，饱闷痿惫，后渐周身发疱灌水，穿则为疮，脓滋腥污，霎时溃烂。若于肢节间发，则软瘫不能行动，发眉为脱，手足挛折，鼻崩唇翻，趾掌毁堕，又曰烂风。若脐中时常绞痛，饮食、坐卧、汗出，渐渐羸瘦。若肿从脚起者，害甚急矣，由酒色暴勇，性狠偏狂、怒忿气郁，荣卫败坏，精液枯涸，又被湿毒寒邪，伤损五脏，亏耗脾肾，或怒入水湿滞凝留之故。此种多是风水阴阳所损，年命神煞为祸，以搜风顺气丸、苦参丸、升天脑麝散，兼以祛邪调气、养正扶神之剂方愈。

热 风

此症初起目脱、恶风、寒战，鼻中常流黄浊涕，或咳吐脓血，鼻崩、眼坍、耳塞，而气闭不通，救迟则死。又《水疟》云：热风，即湿风，体黄，发落，两目失明，三年身大，水盛生虫，内蚀五脏津液，由劳役太过肾水枯竭，肌肤不固，暑湿、风热、暴火之气先从毛皮而入，后伤气道，肺液受亏，五火乘邪而起，此等正谓保养失节所致也。以搜风顺气丸、枣灵丹、神效追风丸等方治之，兼服大补元阳之剂。

其雁来、疙瘩、鸡爪、蝼蛔、弹泄、蛊风，发于胃经。

雁来风

此症每起于七八月间，作时则手足乖癫、燥痒，形如蚀癣，或白或紫，或顽厚如牛领之皮，搔破则血水流出，疼痛无时，交春则愈，交秋则发，按年如是，故曰雁来风，感受非时也。然疠之邪毒蠹肺金，五火交作，风湿乘之则发矣，若雁去时不愈，四季皆然，则成大风矣。以奇效丹、六神辅圣丹、升天脑麝散治之。南人呼此曰社风疮，盖雁乃春社去而秋社来也。又有一种湿癣，名历疡疮，亦于春二月、秋八月雁去来时发于四肢，软而渐大热痛，亦名雁疮，荆汉人多患之，与雁风同治。另有一种，每至秋冬则手指或遍身发红点作痒，乃寒气攻于腠理，阳气闭绝，不能发越，拂郁而作，亦名雁风。治以人参败毒散解其表，补中益气汤实其里则愈。又有一种，每于二三月乃手足生疥癣之类，名瘴疮，形如雁风，交秋风变则愈，名曰燕疮，或发于颈项之上，与雁风同治。

疙瘩风

此症初发痞瘰，五色瘾疹，遇热则痒，逢寒则痛，搔之成疮，久则寒热交作，虫啮肌体，形如蚤虫，瘢痕隐隐，在内复感寒湿，则斑烂瘫挛，难治。若发于脚背并趾头后跟，连片紫白，其脚面大胕（音行）骨俱无，名曰鞋带疮，又曰草鞋风。由寒湿风邪客于皮肤，渐入荣卫，肺金受制，脾胃空虚，土衰水贼，又遭霜露，触之即发。巢元方云：初生斑癞隐隐如癣，或红或紫，或黑或白，渐大变形，或肿或瘰，或痒或痛，久则成疮，筋骨酸痛，冷热抽搐，脓涎臭秽，肢体败烂而死。乃酒色太滥，荒淫无度，或阴毒傲慢，含蓄郁气伤肝，乏力劳神，复败肾水，又遇风湿注损胃络，遍延脏腑，致成大病，以六神辅圣丹、苦参丸、神效追风丸治之，如发白燥，癣疮从手足起者，名曰四末风，最难治。

鸡爪风

此症手足自摇，振抖无力，不能持物，举动艰难，牵引挛缩，霎时僵直或节骱麻木大痛，腿肘转筋，乃秽毒过伤也。肝胃太薄，湿热已极，血涸骨枯，肺肝损坏，亦有地理阴阳所损成患，以大麻汤、真方夺命丹、大消风散等方治之，兼补气血、清阳，养元为上。

蝼蝈风

此症渐生块瘰，三五连串，大小相贯，肘膝先见者轻，颈项胁肋先见者重，渐大成串，延长如土狗虫钻入地穴。身之病形，或作实热，或痛或痒，俗医认为栗子治之，反速其祸，久则周身穿烂而死。乃犯恶毒臭秽，不正之气，暴触胃腑，大毒伐脾，五内皆空，泛走肤络，气血亏弱，恶邪外鼓，九疰之虫毒蠹于肌表。须班龙八师丹、苦参丸、真方夺命丹、玉枢丹等方治之，再加薰洗方愈。又有一种浑身火泡如甘棠梨样，破则出水，内有石一片，如指甲大，穿则石出方愈，其泡复生不已，抽尽肌肉则死，以蓬术、三棱各五两为末，作三服，温酒送下则愈。

羴泄风

此症或肘不觉强劲，晕倒，手足无物，或舞踏牵掣，或挛拳伸缩，肢冷卧地，俗名打鸟风即此也。寒疰云：即名绝风，心腹内闷、懊痛。呕沫久则大便出血，吐涎青白色，腰脊强时，不觉绝倒在地，与癫症相似。盖人以胃气养内，灌溉经络肌肤，若肆欲醉饱，房劳忧怒，使胃气衰竭，以致经络虚耗，则筋肉懈惰，肢休弛纵，不能取摄，风邪渐搏，气血涣散，困乏痿顿，以一粒金丹、夺命还真丹、真方夺命丹、四魔丹，兼以祛风、降火、消痰、调气之剂治之，免成大风穿烂，瘫痪难治。

蛊 风

此症初起，腹大肢瘦，形如蛊毒，眼赤唇翻，久则浑身胀肿，皮内紫黑，浮大虚肿，毛发先落，形貌丑陋。后则腐烂危困，或身动战，口眼歪斜挛屈，又称为毕风，势恶危速而易于传染害人。乃气血虚损，以致九疰毒虫入于胃腑，流蠹五脏也。或因寒湿太重，血滞脉络，虚火击搏而成。以救苦回生丹、搜风顺气丸、四魔丹选治。此种亦有邪祟不正，阴阳所损之故。又有一种面上生疮，如猫儿眼睛，不放光生彩，亦无脓出，冬天自退，头背皆然，名曰寒疮，亦怪症也，由多食鸡鱼蒜韭之故，用温补之剂自愈。

夫历节、载蚝、疙瘩、鸡爪、刺风，皆痛风之类也；鱼鳞、鹅掌、雁来、疹风、干风，皆痒风之类也。

病症之类，最多如走疰而痛者，风与邪气流行也。痛在一处，定而不动者，死血聚也。抽掣游变，霎然如刀锥刺，寻之不知其所者，乃湿流关节也。夜剧昼静者，阴邪侮阳也；暮苏旦甚者，阳邪侮阴也。如遇阴雨，或至隆冬严寒则发者，寒湿抟凝也。似痛非痛，洒淅不知其处者，劳伤气血，湿痰散走也。皆邪气伤于内，与脏腑传应而作也。若痒则不然，皮肤之上浮游淫痒者，血虚，火气乘之也。外虽痒而内觉痛者，邪在表而毒注内也，烙之以火、沃之以汤则爽者，劳伤瘀血凝滞而不散也。痒而搔之又痛者，血虚热气聚也。痒生见阳则肿者，元气虚败，诸火布于腠理也。古云痛无补法，又云痒麻虚宜补，疼痛实宜泻。又诸痛无补，诸痒无泻。实乃邪气充灌经络，补则助邪为害矣，虚乃正气亏乏，泻则引邪深入而无救矣。

紫云、白癜、大麻、核桃、哑风，皆冷麻之类也；脱跟、糙糕、蛇皮、漏蹄、血痹、热风，皆烂秽之类也。

凡似痛非痛，似痒非痒，或抓刺剜切不知，或按于肌肤如隔一纸之状，或酸渐顽痴之类，皆曰木笃而麻也。凡疮痒穿溃，脓血淋漓，浊水滋黏，进裂皲破，皮内腐恶，皆烂坏之属也。

蛤蟆、蝼蛔、血风、水风、蛊风、颠风皆肿胀之类也；邪魅、鼓槌、软瘫、壁泥、半肢、弹泄，皆痿愈之类也。

凡身体虚浮，腹大如鼓，手足头面肿大，皮肉如瘫而不穿，凹凸不定，或胸臆闷塞，胁肋膜愤，气不升降，神不舒爽，皆肿胀之类也。凡手指挛瘸，腿趾跛蹩，腰背伛偻，口眼歪斜，身体痿软疲困，左瘫右痪，干瘪僵直废弛，行步艰难，皆愈坏之类也。

《解围元薮》卷之一终

解围元薮·卷二

明·沈之问先生辑

锡山黄钟乐亭甫参订

绍兴裘庆元吉生校刊

六经三十六疯总论

若夫岚瘴蒸袭，日月霾光

岚瘴乃山川郁薄、沆瀣之气，天道乖违，则弥漫充塞于六合之内，则日月蔽其光彩。如患疬风之人，湿热邪毒之气蒸袭，或服热毒之药久，则眼目昏暗，翳障注烂，自然失明也。

龙虎骄腾，波澜泛涌

云从龙，风从虎，乃阴阳物理之道。若龙虎失职，暴厥逞威，则风云倏陡，电雷交掣，淫雨滂沱，飙飓嘘吼，其波涛涌跃，泛滥狂越矣。如风疠之人不惜身命，冒犯贼邪，则气血由之而荡败，恶证由此而变更，大病既成，将何救治？

火焰昆岗兮，英华凋落

火焰昆岗，则玉石俱成灰烬矣。烟焱狂洋，草木岂能抵受？枝叶焦坠，根本伤残。如风病之人邪火内盛，则毛发须眉焦燥败脱，髓液干枯，面貌不荣，肌肤黄瘁不泽矣。

神离元牝兮，空谷传声

《老子》云：谷神不死，是为元牝。又云：元牝之根，众妙之门。人之泥丸、丹田，元神守之，如元神不守，则精气离散，病将生焉。神既不守于宫，精神涣散，元气无依矣，则声何从而响应。神气之音，元神有亏，橐籥关节危败，则音声变异矣。如风病之人邪火焰盛，致精神散乱，气血败亡，橐籥、会厌无从摄养，则语言错杂，音哑呆噤之病变，更健忘颠倒也。

蜂蠹花心而不实

草木果粟之实由花以结成，花之精灵乃心上之簌粉也。若花之粉箱有损，则不结实矣。如花发时被蜂蝶之蠹残蚀其心，则不成实，总结亦难肥大。由此，知人之元神在于精气，元神全以肾水所钟，若风病之人不惜身命，恣贪色欲，败损精液，如花之损心，则性命不能延永。

鹰馁饙裁而烂肠

鹰含诸禽之肉以养生，不食草木之类。宋王养一鹰，甚爱之，意其食肉则肥健，日令庖人剐百鸟之肉剁成团而喂之，姿其过饱，肉内又以椒辣之味和之，使其香而美也。鹰食过甚，不久肠嗦腐臭而死。如风病之人宜节饮食，澹滋味，菜蔬调养，若不谨戒而馋食肥甘香辛美味，犹鹰食饙饼，非惟不能养生，岂得苟延残命？

色如随锦流霞，邪充五内

浑身遍发斑驳红肿，赤色，黑色，五色之纹者，乃寒湿风邪，毒气流注，充满于五脏，泮涣于脉络百骸，病势已剧，内形于外矣。

形似熏煤、磊石，血溢六经

人赖气血周流充润，故肌肤滑泽，容貌光华。若面色如烟熏昏暗，或似煤炱晦黑，或块垒高低，蠡败灰尘之状，此则气血不守，内液枯焦，元气泛伤于外，精神败蠹，离脱荣卫，大病已剧。若不速救，则夭折之患立至矣。风病之质，不过痛、痒、麻、烂、惫、胀六种也。

古云：头面起者曰顺风，腰足起者曰逆风。上部先见者上必盛，下部先见者下必多。

人身十四经枝络丝系，皆环于巅顶，交于百会，气血周流，旦夕不息。五脏之窍，皆达于面。故面乃诸阳之会，独能耐寒。诸气相逼，故脏腑受病先见于头面，气血皆向上，领毒上出也。若于腰胯之间先发者，则气血凝毒搏滞关格，上下不舒，腿股厚实之处不能藏蓄。若先见病，则气血引毒垂下，而日益深沉，药力难至，不易驱伐。经云：身半已上同天之阳，身半已下同地之阴。从上发者，阳中之阳，气从上出而为顺，攻之易散，气反下行为逆，伐之难于奏效。上部先病，邪聚于上，下部先发，邪并于下。丹溪云：气受之则上多，血受之则下多。盖气之性冲上，血之性流下也。故上多病者气必虚，下多病者血必竭。风本属阳，疬本属阴，故疬疮于下部先见易治，在颈面起者必凶，又有遗毒之患。阳明胃与大肠无物不受，曰百纳之仓廪，风毒之气皆蓄于此，而发如布囊盛物，一有穿孔，皆从而泄之。风在人身亦然，如有穿烂者，则不能速敛，毒气渐出也。

导痰去湿，利气清阳，针委中，刺肿块，耗泄毒血，治要之捷，万类千方，不过如此。风湿中人，虚火随起，痰因火动，气滞不清，肿处则毒凝聚，针之使散。且如有治紫云肿块者，以小艾炷灸之，火气透入皮肤，摄引邪入走路也。委中穴在两足对膝后腘中央、曲腘两筋中，即血郄穴也，三棱针出血妙。八风八邪穴，在手足指趾本节背后交叉中，虎口内直针入三分，泻多，不灸，经络与膀胱经之委中同治疠风麻痹不仁，挛曲无力之症。

蚮附、轻粉、砒霜切忌不可妄投，参、芪、白术、芎、归尚且宜择，而用祛风、泻火、杀虫、排毒为先，补血、壮元、导滞、坚筋相济。血足风自消，气清风自散，是圣贤确论，万古之下岂能改乎？

世有妄医，用八将追魂方，内有砒霜与土狗、蜈蚣等件。又有一等粗人，妄用乌梢、赤虫连等蛇煅灰，暗投药中，与病人服，乃云以毒攻毒，其害甚大。古有醉仙散，以轻粉为主，服之或见苟愈，必使毒留脏腑，百节铸痛，至死不已。又使肿块痿顿，盖毒犯心经，则肘膝肿大溃烂，筋节脱落，毒犯肝经，则眉发脱落，皮色放光不泽。毒犯脾经，则贪嗜馋食，音哑，眼皮坍垂、失明，肉坚块瘰，口㖞头晕、疼痛。毒犯肺经，则痰涌喉痹，鼻毁臭烂，手足挛曲。毒犯肾经，则腰跛膝蹩，骨节酸痛，脑裂，阴茎烂落。毒犯胃经，则浑身疙瘩，脓秽腐臭，瘫痿胀满，或脾泄，泻痢腹痛，终身为害。风疠之人其热必盛，故血液干燥，皮毛枯脱，若加附子、川乌等热药，犹抱薪救火。人之眼毛扇扫尘埃，使不入目，故常闪，霎那动，若燥热脱落，则尘埃无所祛扫，飞入目中必常揩拭，渐致眼红坍烂而成大害。且虚火暴虐则真水必衰，若又以乌、附谬言补阳，岂不助火邪而燥其阴，肾水干涸，欲火炽盛，以速其死？又谬云用蛇蝎等药以毒攻，毒欲劫病于一时以诱财，不知癞风由毒积成，又遇毒药，以火济火，如寇遇伙，类聚混淆，反助贼邪，钻透骨髓，蠹戕元命，岂可用乎？盖风病，血虚即阴虚，庸医拟以大补为主，用人参、黄芪，不知黄芪乃补气之剂，服之反助阳邪而耗阴血。经云：血虚服气药则血愈亏，病必日增，过多则死。如水在沟潭，风卷必涸，故血虚忌用气药。人参益气，生津和中，病后仅可服之，又助太阴之火，故肺热者宜忌，况多服必有参毒发喘涌痰，总不如元参摄血归元，祛五脏之游火，为风科之要剂。白术调脾去湿，川芎为血中之气药，行血滞于气分，当归为血中之主药，活血各归于其经，始治必用之为纲领。古云：医风须补血，血足风自灭。又云：医风须理气，气清风自去。极有旨趣。壮元可不痿，坚筋可不挛，豁痰则气自清，降火则血可养，此治风三要也。

须戒嗜欲，绝女色，禁食一切动风、伤血、败气、腥鲜、辛甘、瓜果、粉面，方可延生，否则虽愈必发。

风病之人不忌毒食，乃加重之端；不戒女色，实速死之兆。故丹溪言：治五人，止一贫妇，淡薄且寡，得永天年，禁戒之专也。余皆不免再发，不守禁戒之咎也。孙真人治四五十人，终无一人免于再发，非真人不能治，盖无专心守戒者也。其猪肉、羊肉，动气发风，牛肉、驴肉，沉疴顿起，烧酒动火，面食动湿，肥甘美味皆宜忌之。惟鸟、鱼功并蚺、蛇、鳗、蜊杀虫最胜，乌鸭凉血补元，食之又助药力，凡椒、芥、葱、蒜、姜、茄，大能发病，犹当绝之。若不严戒，虽愈必寻毒而生，疥痹蚀癣之类渐滋举发，为丧命之机。

药病总说

三十六种风症不过痛、痒、麻、烂、肿、愈之类，一百八道方药皆排毒、杀虫、补血、壮元、理气之剂。诸贤秘论，各擅门墙，自古圣贤遇病立方，议论参详，各据一理，疠风多种，所由不一。且如北人刚勇而地高燥，南人风气柔弱而地卑湿，闽广多有岚瘴虫毒之气，江淮常受海水寒冰之伤，海岛风涛，山溪妖魅贻害无穷。丹溪专攻外感，理气清阳，利于南方；东垣端理内伤，导痰去湿，利于北方；孙真人、王好古、许旌阳、抱朴子等，或以杀虫排毒，或专补血壮元，或惟调气清神，各有大意，而制方无不验然。诸家各有秘旨，后人若能辨症用之，自有效验，须博览各家之术，约而选之，定合符节。如得一方便夸能治，必无皆验之理。且如五龙丸有斩关夺帅之功，千年药有起死回生之妙。瘫烂败绝者，非东华玉髓不能复其原；斑烂舛错者，舍冯夷琼浆乌能扫其迹。若合其宜，如弩发机；若违妄用，如水浇石。

黄龙丸，即水煮黄香丸，能治三十六种大风危症。乌龙丸治风症内热，痰火上攻，并周身乖癞，燥痒作痛。白龙丸，又名捕龙丸，治上半身痛风极凶者。花龙丸又名浑元丹，治腰半以下腿膝大痛者。赤龙丸即一粒金丹，治痛风遍身抽掣、日夜叫号者。千年药乃祖师邂逅张真人遗下平分家产方，又曰灵宝千年大药，治三十六种大风，十四般大疠，无所不效。东华玉髓乃大风子油膏，治烂风疮秽者。冯夷琼浆，又名推云酒，治五色疙瘩云颜麻木者，若对症用之，无不奏效，若乱投妄用，则不见功。

必须脉药相配，诊视相参。对症施治，随手获功。执方胶固，弥索何灵？

凡有一般症候，自有一般脉色，辨诊不同。古有形诊、声诊、色诊、脉诊之条，欲观其形而诊验吉凶。如头为清明之府，若倾视则神将夺矣；背为胸膛之府，若胸曲肩垂则气将坏矣；腰为肾之府，若转摇不能则神将竭矣；骨为髓之府，若不能久立、行动振掉则骨将败矣；筋络为血之帅，若挛曲不舒则血将枯矣。此为望形之诊也。欲听其音声而诊验吉凶，如语先轻后重、高厉有力则外感有余也；若语先重后轻，沉困无力，内伤不足也。此为闻声之诊也。欲观其色而诊吉凶，如青者欲如苍璧，不欲如蓝，如翠羽者生，如草滋者死；黄者欲如罗裹雄黄，不欲如黄土，如蟹腹者生，如枳实者死；赤者欲如绵裹朱砂，不欲如赭，如鸡冠者生，如衄血者死；白者欲如鹅羽、不欲如盐，如豕膏者生，如枯骨者死；黑者欲如重漆，不欲如地苍，如鸟羽者生，如煤炱者死。此为颜色之诊也。《脉经》云：疠脉阳浮弦（关上也），阴实大（关下也），两寸浮而紧或浮而洪，浮缓者易治，洪大而数或沉实者难治。脉若沉者病反在上，浮者病反在下，皆不治。此为切脉至而诊吉凶也。故曰阴阳配偶，方脉参详，此理通彻则药对症，何忧治而不愈哉？若执一死方以治诸症，非惟无益，反害于人。

然导痰去湿，如苍术、白术、南星、半夏、贝母、皂荚、茯苓、阿胶、厚朴、元明粉、瓜蒌仁、胡黄连、青礞石、银柴胡之类。

湿而臌胀痰结者，非厚朴不消。元明粉止可为丸服，不宜入汤液。湿痰成块者，阿胶专主，为末服之，若水煎服则臭而无功。皂荚打痰，从大孔出甚速。银柴胡，治肺热之神药，疠风声浊痰臭者必用之，止入丸散，不入汤液。若骨蒸寒热者，一见胡黄连即愈，亦不入煎剂，煎则无功矣。

利气清阳，如沉、檀、麝、脑、乳、没、木香、缩砂、豆蔻、益智、远志、升麻、犀角、珍珠、丹砂、牛黄、柴胡之类。

气闭则阳微，气结则血匮，诸香皆能开导幽微隐僻之郁。通达关窍气滞，非提不起，必须升麻、柴胡之属。牛黄、珠粉等件香剂能消气聚之块，止宜丸散不入汤液者，以火炒水煎则味愈苦，令人呕吐哕呃，况有诸香不宜见火之说。

祛风散邪，如羌活、麻黄、荆芥、紫萍、苦参、风藤之类。

病以风名，皆由风湿寒暑之感，若不发散邪气，何能消溶？羌活之类皆不可缺，苦参最杀风疠之虫、疮癣皮肉之虫立死，服之五脏蛲虫立去，必用药也。补血生津液，如当归、元参、红花、茜草根、紫草、血竭、鹿茸、夏枯草、桑螵蛸、原蚕蛾、生地黄之类。

元参去五脏之游火，摄血归元。红花去死血，生新血，为治风必用。戴原礼云：夏枯草为血虚所宜，桑螵蛸之补阳填精比于人参，有霄壤之功。晚蚕蛾有再生精髓之捷，血竭乃去积瘀血作痛之卒徒，故多用之。

荡涤积滞，如代赭、皂荚、雷丸、蜂蜜、人牙、千金子、人中黄之类。

油腻脂胶之积淤肠胃，非皂荚不去。代赭石名血师，专排血积淤凝，善活血不使挛曲。雷丸去积杀虫，止可用于男子，妇人服之必胀闷、腹痛、发昏，甚则颠呆，痰涎涌塞。故男子用雷丸，妇人用皂荚。

劫杀蛲虫，如锡灰、黄芽、雄黄、鹤虱、皂实、鹅翎灰之类。

黄芽，粪中蛆也，于四月内未食茄子之前收者方好，以浓茶卤养淘，炙香，方无油泛，专祛虫积。鹅翎灰最杀风疮中蚀虫，若皮内疮疥虫，非此不除。麻瘰瘫痪，如菖蒲、天麻、萆薢、防己、秦艽、豨莶、胡麻、香蛇、漏芦、石斛、苍耳草、白蒺藜之类。

血枯必痛，血凝必麻，须用补血逐血之剂，故萆薢之补阳，菖蒲之升阳，豨莶草乃风病、元气亏乏之圣药，非止瘫痪者用之。

筋挛肢软，如苡仁、牛膝、杜仲、续断、狗脊、葳蕤、白生蛇、仙灵脾之类。

风注四肢，非葳蕤不能上下左右搜逐，又能消烁诸般毒物。阳痿筋挛，非仙灵脾不能兴起，乃大补元阳之药，实救本之妙药也。

爱食瓜果者须倍麝香，耽嗜面糵者必求枳椇。曾服汞粉，定用铅磁。若进毒药，急行和解。参、芪之性不及升、柴，此特大略，博而约之。

治风之法，先散寒邪，次攻虫毒，次调元气，次养阴血。待风散虫死，血足气清之候，再拔疮秽，舒其筋而伸其挛，滋生毛发则病愈不发，补益之药，终身服之不可止，乃不刊之秘论也。若欲速不分次序，则随得随失，变驳反掌，非惟无益，必反害之。如升麻能使浊气从右而上散，柴胡能合清气从左而上达，参、芪惟能助气而反附阳邪以损阴血，风癫以养血清阳为要，故参、芪不及升柴之提散调达，开导肌表也。麝香能消诸瓜果之毒，发渴者，乃瓜果之积，用之即消。枳棋即金钩树子，能祛酒毒，好酒之人宜服之。黑铅磁石、花椒专收轻粉、水银之毒，恐庸医暗投，故宜服之，以免发毒。此用药之大略也。

近世专用大风子为良方，不知此药性猛大热，有燥痰劫血之迅力，制炼不精则病未愈而先失明也。

大风子即海松子，又名丢子，因其专能治风而名也。生于东海日出燥炎之地，故性大热，能直入肌骨，杀虫祛湿，夷人称为丢子，当果食之以治百病。盖海岛之俗食生物者，腹多蛲虫之毒，服此以荡涤之。如闽广人食槟榔以御风瘴也，其肉上白膜最能损目，其油最能败血，如生食之，伤人脏腑，其性怕酱，见酱物即消之无用，故服此者必忌酱。若得麻腐与之同服则功愈胜，须专门用之，制度有法。则功胜于诸药。若无传授而道听妄用，非惟无功，反生他害。丹溪云：大风子有燥热之毒，能败血动痰，损人之目，信不诬矣。且据富翁陈善长患风年久，求予先君治之。先君思善长耽于酒色，日不间断，必难治，固辞不药。善长密贿予家老奴，盗传制大风子之法，善长依法制度三年，共食大风子肉七十余斤，其病脱去，绝无他患。一日持礼币至予家，谓先君曰：昔年求治，力辞何也？先君甚赧颜，厚谢老奴而去，始知盗方之弊。想风病损目，难归咎于大风子，盖世之不食大风子而瞽者甚多，后人不可泥于纸上之语。

　　始以汤药宣畅，次以膏酒灌融，丸散调护，王道之常。

　　风癞之药，煎剂奇方最能速效，逐散风邪，通畅脉络，无留毒之患。第恐荡败脾胃，故不宜久服。一见病势稍缓，即进丸散以厚脾胃，其豨莶、苦参、苍耳、八宝、归术、丁公藤等膏，捷于却病补养，但恐传授无修炼之法。其药酒虽人喜服，切不可施于初病之时，且风疾初起，病尚点滴块瘰，未曾散漫，若即用药酒追排气血，领毒遍透脉络，则遍身皆病，难治矣。须待病愈之后，防其再发，宜药酒使药力钻透肢体，把截毫窍，基固神坚，邪毒不能再犯也。其脑、麝、牛黄、金石、香料不入汤液，又忌见火，惟和丸散，服之功力合宜而顺。故治风者先须汤液，次用丸膏，愈后方进药酒，为治法之序。

　　世有妄徒，盗习火劫蒸烧之术，愚人争赴戕害，深可痛也。夫风病根于脏腑，既发于外，其势已减，何又煨逼，使毒气复入？假火为祸，暂虽少爽，祸不旋踵。

　　风癞之病秽积毒，先伤脏腑，延注筋骨，譬如寇入，驱出即祸减，追上为上，何故又加蒸熨劫之，复令毒气回伏肤腠，潜入肌脉，假火郁之势，流蠹既开之孔窍，仍伤脏腑耶？且人身毫发孔窍，一见火气，百孔皆开，何气不入？旧邪未息，新邪又入。初则毒气御火，暂离肌表，必然皮毛颜色顿改，骨节酸折，疑是愈而爽快。愚人喜以为美，非吉兆也，乃新旧邪毒入钻之，故为加病之渐耳。夫病人血气已弱，再犯火毒，则气愈败，血更衰，津枯骨燥。若至二七外火熨，湿热之气在内寻注经络，充蠹脏腑，必使皮肉坚硬而酸痛，瘦弱无力，精乏目暗，肢软足蹩步涩，再不避风寒，戒酒色，必至腐烂失明矣。宜速解救，以免大害。且风虫因内热而生，复得火湿，愈加滋蔓，仍伤髓液，至一百二十日后，其火郁湿热之气流遍周身，病势反凶于旧，急宜用解药扫拔祸根，多有气血衰弱者，随蒸而毙，人犹不畏何哉？若未曾服药，便用蒸熨，则驱毒气，深入骨髓，涓荡血液。若已服药既攻，毒气欲散，乌再复邀郁聚？初治行之使，毒气胜于正气，祸又旋踵。后治行之使，毒气入于新元，祸仍偾乱，急则急危，缓则缓害，戒之！戒之！故丹溪云：必先杀其虫，泻其火，然后生。盖凉血祛风通滞，降阳升阴，虽治法颇多，大都不外乎此。夫丹溪云尚如此，后人何可用蒸烧之劫而害理殃人乎？

点刺、锋镰惨楚何益，针灸、薰洗、缓泄还宜。

凡风疬所起之处每难全愈，欲其全愈，必追毒并归于此，然后以药点之，使烂而可迹熄根灭也。若病未愈，不可周身涂点，其点药之性，热过于火，毒过于亢，若点遍身则热毒围攻，焉能当之？又每有妄徒以针刺破皮肉，用醋墨涂之使烂，妄言拦阻病势，不知病根铸于肠胃，年深发见于肌表，先从髓液透出，岂可于皮外刺烂而能阻之乎？空受痛苦而结痂痕、疙瘩，使形丑貌陋，其病反加，未见毫厘效验。其或湿痒酸麻肿块、皮肉胀大、血死溃实者，可以锋镰败泄。如紫云、白癜、血癣等症，可以小艾炷团围灸之，使艾火引毒渐泄，虽疼痛一时，亦能提散毒气。若干风痹燥之症，气血尚且不足，乌可又行锋刺，愈加耗竭。肌肤之间全凭血液转使，筋枯力乏，手足不能运用，其皮肤麻痹者，乃血液亏损之故。内频服药，外频薰洗，内外应施，引其经络之间新血充足气脉，渐渐荣活而愈矣。切不可骤用点刺、锋镰，暴虐惨酷，剥害肤体。况风癞非一时可愈者，总不如令其服药，缓缓奏功为上。且风癞之人气血必衰，治风癞之药无非克伐迅剂，治之将半，即宜用补剂扶其根本，不可伐尽气血，致津液干枯，形神憔悴，而损遐龄。用药尚然，岂可妄下针镰霸道之毒手以速其死乎？

癞症一十四种六经所属

大风症名，考究诸书，悉无遗失。《病源》云：风、癞一症，轻重之别耳，其害则一也。癞愈形犹可复，风愈元气难全。癞死者少，风死者多，大都皆非善症辙迹一类。

曰火曰蟋蟀，心之癞也。

火　癞

此症初起如火灼之疮，大小不一，或如癣皮裂断肢趾，愈又复发。由心脏受毒七年，病根方盛，眉睫落，大势成，手足瘘。又有一种遍身点滴红紫，生于皮肤之上，形似瘢痕之状，不过十数日，渐自散去，或五六日亦自散，复结心毒生疮，不能速愈，亦能传注于人。

蟋蟀癞

此症乃火癞之后，余毒内结变成，形如蟋蟀，虫纹内泛，钻啮百节，诸窍皆欲出血，额烂鼻朽，口唇毁断，齿牙脱落，瘫痪难动，或时惊跳，战兢多惧，或眼赤烂泪疼，乃心火焰烈也。

曰木曰风，肝之癞也。

木　癞

此症初起如虫癣之状，大小不一，其色赤白不一，或连钱高低不定，俗称棉花疮，久则连片，腐烂腥秽，眉睫落，面目痒，愈而又作，或去或来无时，定息三年，始成大害，肝败难治。又有一种如棉花之核，其粒高起硬痞者，火变成蚀癣，不愈。

风 癞

此症乃木癞之后，毒蓄肝经，则四肢骨节、筋骸掣痛，甚者叫唤，不能转侧，皮毛枯槁，肘膝大小状如鹤膝、白虎风，腐秽瘫痪，声变形异，或结于胁肋腹肚，上烂至肠胃，或烂去耳聍，皆癞之毒也。

曰土曰蚼，脾之癞也。

土 癞

此症初生块瘰，先发渐热，或呕吐，或黄肿，大如鸡卵，小如弹丸，或如麻豆，穿即成疮，脓滋腥秽，由脾受贼邪，炙煿毒味、禽兽鱼鳖，久而成之。急治则可，若至六年，病成祸速，人闻其气息即染成病，遗害甚大。

蚼 癞

此症乃土癞之毒潜注脾脏，流于四肢，则垂重难举，手足肘膝腐烂，脓血臭秽，或指趾毁落，肿大如车轴，瘫痹注烂，直见筋骨，痛惫而死。或发于胸臆肋背，先肿如痞，后又穿烂，日久叫号，刺痛而死。

曰金曰面曰白，肺之癞也。

金　癞

此症初发如杨梅之状，上无盖壳，内泛碎肉，出紫赤色烂花，凸起，俨若杨梅。由毒入肺经，不久眉睫脱落，三年鼻柱崩倒，眼翻唇断。此乃天付之咎，阴空神祟之祸，定有遗毒，久治方可挽回天意，不比他种，可以速愈。

面　癞

此症乃金癞既愈，余毒难消，蠹存肺脏，致生如面细虫，举体艾白，斑驳周身，或如痹癣，俨如泥壁风状。惟外加薰洗，则能取效。

白　癞

此症乃寒暑湿热之气，邪毒酿袭，弥漫肺窍，积生恶虫，蠹啮肺管，使声破目暗，肢体顽痹骨骺，中如火燃，心胸燥热，手足背脊拘紧，肉如剁劈，以致身体手足瘾疹，鼻生息肉，气塞不通，浊涕流涎，山根高肿，脑门时痛，或目生白翳无光，多为鼻痈，外不发疮。人皆不识此癞，故治之无效。

曰水曰雨曰乌，肾之癞也。

水　癞

此症必先得水病，因而停留，又为风湿触激。或生阴茎疳蚀，或阴囊两傍发起肿块，涨泮腿腰，形似横痃，寒热交作，胀痛难举，上下渐大，如溃即变成疮，遍身腐烂，一年眉发落，病剧难治。

雨　癞

此症乃水癞愈后，余毒在肾，以致生虫，其毒泛注周身，生五色斑点乖癞，眉发脱落，阴茎酸烂，或阴囊破损，或阴茎蛀干，皮肉流脓，渐渐烂去，轻则为下疳、鱼口等疮，久则唇鼻眵皆烂，毁腐腥臭，与广症同。

乌　癞

此症乃邪毒入肾，变生恶虫，餐啮精髓，下虚无救。若胸胁肋腿臀股间生，如李柰桃梅状，颗块软泡，穿烂腐臭，难治。或如漏疮，或瘾疹赤黑，手足顽痹，针刺不知，或脚不能踏地，或饮食时则开口而鸣，或两肘如绳缚，或穿处则腐烂流脓，黏着即生腐疮，或皮内淫痒，怕见风湿，或平时骨间淅淅酸响，皆当大补气血。

曰酒曰麻，胃之癫也。

酒　癫

此症因酒色之时，汗出体虚，迎风入于胃腑，遍身生疮，大者如钱，小者如豆，不赤不白，灰黄变形，脓靥黏堆。或有不饮酒之人，素受寒湿风邪，微见酒气，汗出迎风，亦然。或有好刚，性急躁，暴色欲过度之人，多犯此症，久则眉发脱落，令人惶惧，惟难治。

麻　癫

此症由酒癫之后，毒留胃腑，遍生毒疮如癣疥，淫痒难忍，或手足掌背顽痹不仁，黑白不等，形如雁来、鹅掌风之状，或如牛皮血癣，时痛时麻，虫蚀脾胃，或发内痔，头硬而碎，形如蟮头，遍身皆然，触之则大痛、冷汗，一二时而息。

疠症总论

夫治疠之方与风少异，丸散点擦各有秘传，切忌熏镰轻粉。

凡患风癞，决非一种，或二三种者有之，甚至有四五种者，先伤一脏，则注各经。故年久者面色变驳，病势愈甚。且如风病先染冷麻而变紫云黑色者有之，先染痛风而成半肢软瘫者有之，先染火癞，肿大穿烂、手足废弛、筋骨痛痿者有之。故治难以一定方药，不能骤攻，愈一症而他症变驳，反见其势凶也。又有风癫同患一人者，若先染风病后患癫症，曰风癫；先患癫症致成风病者，曰癫风等最多。风则先治其癫，癫愈方治其风。风癫则用治风之药，后加治癫之剂，此是大意。治至半愈，即服解毒、大补气血元阳之剂，勇进三年方可。

经云：逐五脏之邪，鬼门开方死；泻膀胱之浊秽，净腑始洁。倒阳绝欲，勉强矫揉。内养静修，仙机妙运。

魂魄尸神之窍曰鬼门。扫荡脏腑之秽恶，则清气得以升降，运育自然，形容润泽。若秽浊之滓沉滞下元，则九窍不清，十四经晦塞。祛涤其秽，则源清流还，阳气舒畅，而精神爽悦，上下清明矣。故制乌龙丸之剂，一进以靖内污之浊。风癫之人五火俱盛，阳事易举，若不爱命而近女色，则服药无功效。欲其不举，不得已以药倒之，病虽可愈，又恐断人生育之根。阴阳相关，若已有子者，则全现在之命，绝其丧命之端，未为不可；若未有子嗣，则宗祀为大，切不可行之。然倒阳之秘，有用药者，有用功者，妙在心传，此理非庸人可知。若病人聪达，授以元门内事，静修导引之功，使内固丹基，外安神役，再进药力并攻，则其寿无疆。此方得英敏之士方可行之，若愚妄利徒，非惟不能尽术，反使冒渎圣贤。再针灸之法前后无忌，热药止可用于愈后除根，点刺之端始终不可用，若锋镰一有不当则，刀口引风入内，令人残瘘枯败，戒之！戒之！

吁！医司民命，药有良毒。不读方书，懵然无据。生死关系，阴阳非轻。患风癞者，当保惜天赋，毋从爱憎毁誉之口，自宜拣择医之良拙。治风癞者，当敬畏天谴，毋贪欺诈苟且之财，害人之命。

人患风癞，命悬旦夕，求医调治，死生攸关。务得高明仁厚之人，方可倚托。往往见人不择医工之精粗，但见其自称矜夸，不读方书，盗袭死方，欺罔奸佞，惟贪轻任，或倩人妆，拔荐点巧誉之言，即从而治之，岂不杀人乎？且风癞之科，一症有一方，其人止学得一二方，岂能悉治诸症？如紫云之药不能治烂风，痛风之药不能治痒麻，漏蹄之方若治瘫挛则反为害。庸俗何知之？病者既欲延生而求医，若不拣选，实轻命也。痛哉！惜哉！夫癞风乃十三科之首，此论亦十三科中妙诀，反覆精研，不为不备，后之君子得之，则了然无所窒碍矣。

夫城池受困于寇，即如人身受蠹于风癞，形质一也。以兵攻贼，如以药攻病，筹猷一也。寇不退则城池崩陷，风不消则元命伤残，患害一也。欲救城池必运神机，欲救人命必行妙术，妙用一也。所论风癞之理皆明，是书所治风癞皆备，此外更无遗隙。然用药如用兵，保黎如救命，疗人之病以复元命，能解城之围以活苍生。轻重之殊，实元元之妙法，深渊之大泽也。故曰《解围元薮》云。

《解围元薮》卷二终

解围元薮·卷三

明·沈之问先生辑

锡山黄钟乐亭甫参订

绍兴裘庆元吉生校刊

六经汤丸秘方

心风先传肺经，外证损目。

煎方一

防风　细辛　南星　白茯苓　薄荷　大茴香　桔梗　山栀各二两　当归　首乌　羌活　牛膝　牙皂　蝉蜕　枳实　元参　川芎　附子各一两

加姜、枣，水煎服十剂，如有痰，再加薄荷一两，均作十服。

丸方二

羌活　防风　黄连　柴胡　独活　全蝎去头足，用土炒　白芷各一两　当归　谷精　地骨皮各二两　白茯苓　芍药　熟地　茯神　远志各一两五钱　乳香　没药　檀香各六钱　细辛七钱　僵蚕八钱　麝香三钱　甘菊二两　诃子肉八两　风藤二两

上为末，蜜丸或黄米饭丸，如桐子大，飞朱砂为衣，每服三钱，用前煎药送下，日服三次。

肝风先传脾经，外证发紫泡。

煎方三

防风八两　元参　当归　牛膝　柴胡　芍药　蝉蜕各一两　胡麻　草乌各四两　白芷　官桂各一两五钱

有痰加干葛二两，均作十服。

丸方四

防风　荆芥　葛根　丢子各四两　胡麻　当归　草乌　元参　麻黄　附子各一两　白蒺藜　干姜　皂角　桔梗　牛膝　川芎　羌活　甘草各二两　全蝎一两五钱　苦参五两

上为末，蜜丸桐子大，青黛为衣。

脾风先传肾经，外证遍身顽癣，或时刺痛。

煎方五

防风　当归　风藤各三两　元参　川芎　甘草节　枳实　陈皮　白芷　桔梗　枳壳　乌药各一两五钱　木香一两

有痰加半夏一两五钱，均作十服。

丸方六

元参　枳实　当归　陈皮　白芷　胡麻　干姜　厚朴　滑石各二两　防风八两　川芎　甘草　僵蚕　芍药　麻黄　草乌　蝉壳　羌活　全蝎　木香各一两

上为末，蜜丸，用郁金、黄柏末为衣。

肺风先传肝经，外证眉须鬓发焦脱。

煎方七

元参　川芎　知母　滑石　半夏　蒺藜　牙皂　黄芩　牛膝　胡麻　羌活　干姜　桔梗　木香　当归各二两

有痰加防风三两。上均作十帖。

丸方八

当归　牛膝　防风　蝉蜕　独活各四两　羌活　胡麻　石膏　首乌各三两　荆芥六两　僵蚕　全蝎　南星　白芷各二两　元参五两

上为末，蜜丸，滑石、半夏末为衣。

肾风先传心经，外证脚底穿烂。

煎方九

甘草　麻黄　防风　羌活　薄荷　茯苓　桔梗各一两　川芎　当归　厚朴　半夏　知母　黄柏各二两　独活　大黄　苦参各四两　滑石五两

有痰加石膏三两，均作十帖服。

丸方十

桔梗　川芎　白术　丢子各四两　当归　甘草　川朴　木香　干葛各一两　牛膝八两　人参　干姜　白芷　全蝎　麻黄各二两　天麻一两五钱　白花蛇五两

上为末，蜜丸，用百草霜为衣。

胃风遍传五脏，外证浑身溃烂。

煎方十一

羌活　泽兰　藿香各二两　蒺藜　柴胡　防风　细辛　白芷　薄荷各三两　荆芥四两　独活　木瓜　牛膝　连翘　黄芩　生地　山楂各二两五钱　菖蒲　枳实　陈皮各一两　麻黄一两五钱

有痰加象贝母、石膏各一两，均作十剂服。

丸方十二

荆芥二两　蒺藜　天麻　白及各一两五钱　独活　柴胡　羌活　木瓜各三两　风藤　皂荚　厚朴　前胡　象贝母　苍耳子　金银花各一两五钱　麝香二两　乳香　檀香各三两　紫背浮萍四两

上为末，蜜丸，甘草、大黄末为衣。

风疬各方

通经利窍汤十三　三十贴，按日服之，风疬初服药起，须以此开经络。

第一日

大黄　荆芥　桔梗　归尾　黄芩各一钱　羌活　防风　连翘各一钱二分　防己　白芷各八分　牛膝七分　甘草五分

第二日

大黄　羌活　防风　桔梗各一钱　白芷　防己　归尾　独活　荆芥　牛膝各八分　甘草五分

第三四日

羌活　桔梗　防风　黄芩各二钱　白芷　荆芥　防己　独活　牛膝　归尾各八分　甘草五分

腹中有积作痛，加制大黄一钱，心痛，大肠不利，则用生大黄一钱。

第五六七八日

羌活　独活　防风　荆芥各一钱　归尾　芍药　防己　连翘　黄芩各八分　甘草五分

如腹痛、大便不利加大黄一钱。

第九日

大黄　荆芥　羌活　独活　防风　川芎各一钱　当归　牛膝　黄芩　白芷　桔梗各八分　甘草五分

十日至十八日同，惟大黄用二钱。

十九日

大黄　黄柏　连翘　羌活　苦参　荆芥　黄芩各一钱　黄

连　防风　防己　甘草　当归各八分

第二十日

如有白虫从大便出，药与十九日同。如无，再加白丑末，虚弱者不加。

二十一二日

黄柏炒　大黄蒸　苦参　羌活各一钱　连翘　防风　黄芩牛膝　防己　独活各八分　甘草五分　黄连一钱五分

二十三四日

芍药　羌活　黄芩　荆芥　牛膝　白芷　大黄　连翘各一钱　独活　当归　防己　桔梗各八分　甘草五分

二十五日

元参　连翘　独活　当归　防己　桔梗　牛膝　芍药各八分　防风　大黄各一钱　黄连七分　草乌一钱　川芎　甘草各五分

二十六七日

同上。

二十八日

草乌　芍药　羌活　荆芥　防己各一钱　川芎　当归　桔梗　牛膝　白芷　苦参　防风各八分　甘草五分

二十九三十日

同，服此倘痕色不退，再服此方三四剂。

上药三十贴，俱水煎，早晚服，温酒同下。如肠涩加大黄一钱。

白玉蟾遗方十四　治痹麻诸风、瘫痪、烂、挛、肿、危，并大麻、鸡爪、弹曳、蝼蝈、冷麻等症。

防风　黄连　黄柏　苦参　牛膝　草乌　麻黄　紫风藤荆芥穗　蔓荆子　升麻　川芎　大黄　当归　藁本　山栀

上水煎服，大剂十服，内窍俱通，其外油光，紫黑疙瘩皆退，随服丸方。

白玉蟾丸方十五

胡麻　川牛膝　木瓜　山栀　黄柏　苍术　明天麻　白蒺藜各五两　五加皮　风藤　羌活　苦参　当归各十两　水银　水飞朱　车米面包煨　麝香三钱　香蛇一两　代赭石醋煅，二两　新鲜丢子肉四十两，此即大风子肉

先将大风子肉，用水二十碗，煮至二三碗，滤干，入臼捣烂，以朱、汞、赭、米四味共研，不见星，收磁器内，用香烛花果供于八仙元檀神前，忌妇女、鸡、犬触污。再将各药末称准，以煮大风子汁，加陈米糊丸，如桐子大，于卯午酉时各服三钱，酒送下。疾轻者只服二钱或一钱五分，至四五日反觉病凶，口内齿根麻木，精神恍惚，过后渐痊，面色红润，再不沉重。惟要戒守则永不发。

白玉蟾末药方十六　治瘫痪、软瘫、冷麻、困痹，大有奇功。

草乌　白术　朱砂　细辛　雄黄　白芷　防风　苍术各五两　麻黄八两　川乌一大个

上为末，每服一钱，用葱白头七枚，陈酒一碗，煎滚送下。重者用之，先以药汤洗，再进此药，临卧服，汗避风。

白玉蟾浴汤方十七　将各药烧汤洗涤，如烂者日洗一二次。

苍耳子　防风　马鞭子草　紫苏　苦参　金银花　白芷遍地香　泽兰

白玉蟾蒸法十八

先以汤药洗涤，再用苍术一斤，煎酒五六碗，将地铺稻柴。再用藁荐砻糠四五斗，米醋十余杓，拌匀，蒸热，铺在荐上，用席盖糠，令人睡之上，以棉被盖之，待出臭汗，毒气已尽，渐去衣被，须于无风处蒸之。

白玉蟾擦药方十九

白芷　草乌　南星　半夏　丢子　杏仁　白及　白蔹　蛇床各等分

上为末，手足及遍身有肿块成疮或冷麻者，以生姜蘸药擦之，待皮活病退方止。当先用洗法、次服末药，次又行汗法，随时擦之。隔三日，再洗再汗再擦，一连五六次。如病不减，不得已方行蒸法却之，但丸方要服数年。

大瓢李遗丸方二十　治哉蚝、蛇皮、刺风、痒风、鸡爪、疙瘩、历节等风，并麻木冷痛、手足屈折痛痒、不知痿恿、瘫痪、腐烂、危笃等症。

琥珀五钱　天麻一钱　珍珠　冰片　朱砂　胆星　血竭　僵蚕各二钱　蝉蜕　细辛各四钱　川芎　羌活　防风各六钱　远志五钱　茯神八钱　犀角三钱五分　菖蒲六钱五分　铁粉三钱六分　雄黄　牛黄各五钱六分　蛇含石醋煅，四钱六分　白附子五钱二分　半夏四钱四分　麝香　芦荟　乌梢蛇各五钱五分　牙皂一两　丢子霜八两　青礞石煅，四两

上为末，酒糊丸桐子大。每服一百丸，空心酒送下。如觉恍惚困倦，麻木委厥者，以豨莶、苍耳、金银藤炼膏服之。

大瓢李末药方二十一　治男妇疠风，瘫痪，口眼歪邪、面如虫行、身痛如切，或皮肉淫痒难忍，久而手足反张。

当归　防风　川芎　白芷　细辛　麻黄　荆芥　全蝎　天麻　藁本　雄黄　羌活　甘草各五钱　朱砂　人参　白花蛇　大茴香　两头尖各三钱　香蛇七钱　川乌　草乌　苍术各四两

上为末，每服五六分，渐至一钱，临卧以无灰酒调服，忌一切热物。或有汗，麻木身痒，乃药力至也。服此后，用凤仙花梗煎汤洗浴，汗出为度。

人参固本丸二十二　治手足挛痛，昼静夜剧，历节大风，腰腿痛，口眼㖞邪。

白术四两　没药　沉香各五钱　天麻一两　青皮一两　人参一两　白芷一两　苍耳子二两　乌药三两　紫苏一两五钱　甘草五钱

上为末，酒糊丸桐子大，每服百丸，用后方煎药送下。

煎方二十三

白术　桂心　防风　人参　柴胡　甘草　川乌　当归　芍药　赤茯苓

姜、枣煎服。

孙思邈真人煎方二十四　治核桃、紫云等风。

防风　苦参　薄荷　芍药　黄芩　连翘　山栀　知母　柴胡　大黄　麻黄　天麻　半夏　花粉　甘草　紫苏　香附　白芷　当归　羌活

加细茶一撮，煎服五六贴退斑，十服效。临卧服，忌见风。

孙思邈真人丸方二十五　此方甚妥，尚可量症加药。

牙皂　苦参　蒺藜　防风　当归　荆芥穗　蔓荆子　牛蒡子　胡麻各一两　黄柏三两　白花蛇　丢子各四两　麝香二钱

上为末，黄米饭丸桐子大。朱砂为衣。每服四十丸，日服三次，清茶送下，忌食盐物，止食淡鸭妙。

邋遢张真人灵宝千年大药二十六　治三十六种大风，后人称平分家产方。

羌活　苍术　乌药　风藤　防己　白芷　防风　大黄　五

加皮　独活　藁本　桔梗　草乌　柴胡　黄芩　明天麻　细辛
甘松　蔓荆子　白蒺藜　川续断　芍药　南星　大腹皮　皂角
刺　薄荷各三两　槐角　荆芥　升麻各五两　紫萍　闹羊花各二斤
麻黄十斤　天雄一斤　当归八两　苦参皮二斤　红花　元参各六两
仙灵脾　草薢各三两　草乌头四两

用阴阳水各一桶，春浸五日，夏三，秋七，冬九，煎去渣，炼成膏。

人参　白术　沉香　川芎　木香　乳香　牛膝　红花　磁
石醋煅七次　没药　香蛇　血竭　松脂　姜蚕　檀香　安息香
云母粉　降香　鹅管石　苁蓉各一两　茯苓　雄黄　砂仁　青
礞石　葳蕤　胡麻各二两　蟾酥　麝香各五钱　冰片二钱　花蛇一
条　人牙炙黄香，五两

上为末，以前膏和丸，弹子大，朱砂为衣，金箔包裹。远年病服十丸，近年病七丸，用麻姑酒磨服，汗出则病愈。方中若加桑螵蛸、原蚕蛾末各一两五钱尤妙。

神效夺命还真丹二十七　治三十六种风，如疬麻、弹曳、大麻、哑风、疬风，立效。

全蝎　僵蚕　黄芩　陈皮　熟地　肉桂　生地　蔓荆子
地骨皮　黄连　甘菊　防风　茴香　芍药　知母　枳壳　柴胡
甘草　石膏　当归　半夏各一两　明天麻　木香　川芎　藁本
菟丝子　白术　人参　独活各一两五钱　羌活三两　桔梗　麻黄

薄荷各二两五钱　细辛五钱　蛤蚧一对，酥炙　茯苓二两

上为末，蜜丸弹子大，金箔为衣。每服一丸，细嚼。中风、瘫痪、大风、疠病，茶酒下。遍身筋骨痛及心气痛、不省人事，热醋汤下。头风、暗风，茶下。惊痛、口吐涎，温酒下。妇人胎前产后，经水不调，香附汤下。冷风寒湿，气顿抽掣，走注叫号，日夜不安，黑豆炒焦，烹酒下。

又有一方加麝香、牛黄、冰片，更妙。

车华玉髓二十八　尹蓬头真人传，以丢子油为君。丢子生东夷岛，故以此名。

大风子依法取油四两　没药　滴乳　血竭各二钱　牛黄五钱　麝香五分　阿胶一钱　琥珀　珍珠各三钱　雄黄五钱　地龙火炙，去土，七钱　冰片三钱　芒硝八分

上研末，隔汤化油，药搅匀，每服一钱。内热者，柿饼汤下。内寒者，花椒汤下。平常者，温酒下。其大风紫黑、痿痹、瘫痪、挛屈、㖞邪、臭烂危笃者，不过一料全愈。须绝欲，戒性，避风，忌一切腥鲜盐物，五辛诸毒，只宜食淡，方能见效。

（紫云风）去牛黄、芒硝，加血竭一钱，乳、没各四分。

（云颜成形不退，肿起）以艾作小炷，四围团团灸。每灸五七团，泄其气即愈。

（蛇皮风、鱼鳞风）加白花蛇末一钱，冰片二分，有细

疮、乖疬同治。

（漏蹄、白癜风）加牛黄三分。（臭）加水飞雄黄末三分五厘。

（冷麻风）加羌活、独活、归尾各五分。

（瘦弱者）去芒硝，加人参五分，地骨皮、柴胡各一钱。

（内热者）加川芎、白芍、黄芩、山栀各二钱，归尾一钱五分。

（烂疮）用枯矾四两，硫黄、信石，煅，各一钱，花椒三两，生矾五钱，蛇床二两，共为末，用猪油调敷。

（手腿大烂不收敛）用黄蜡一两，东丹五钱，腻粉二钱，乳香、没药、车米各三钱，桐油调油纸摊贴。

（烂疮）用炉甘、石钱、龙骨三钱，乳香、没药、雄黄各五钱，研细干掺。

（风癣）用蛇床子、雄黄、砒等分为末，醋调青布包之，重重频擦。

（痒块）用车米、硫黄各一钱，大风子一两，樟、冰、雄黄各二钱为末，以生芝麻二合炒黑，研和如泥，以生布包擦块上，四五日愈。烂者不用。其破者，皆属脾经毒，已从破处出，内服追毒，则自愈。

（起泡者）用蛤粉、车米、石膏、乳、没等分，研末敷之。

（眉落者）用荆芥，防风，白芷，蝉壳，天麻，首乌，羌、独活各五钱，丢子肉四两，牛蒡子、大黄各六钱。

（眼赤）加菊花五钱。

（两眼痛）去大风子二两，加全蝎七钱，蜜丸桐子大，临卧以方中止去大风子，将各药锉剂煎之，送下五七十丸。

（生眉）用牙皂炒，加麝香少许，鸡蛋油调，生绢包，擦眉棱上，二十日可出。

（黑斑）用牙皂、鹿角屑、白附子等分为末，姜汁调，惟涂久脱常妙。吴氏亦以此方得名，每油四两，用乳、没六分，血竭二钱，芒硝八分，牛黄三分，服之虽效，总不如前方有奇功。如夏暑油不肯冻，不能成膏，以米仁炒熟，研末，加入为丸服。余时以药放酒盏内，每日在饭上炖化服，以助胃气，服至十日，其毒必追至手足处发出，或肿或疮，即将蓖麻子、巴豆、丢子打成膏贴之，其臭水倘出滋延，败恶不可闻。以菖蒲草根炒末，罨上即干瘪。如臭水流尽则愈。急服补气血药三年，方保全生。

神效追风丸二十九　治癞、麻、疙瘩、热风、干风一切危笃等症。

当归　麻黄　羌活　白术各五钱　荆芥二两五钱　白芍　黄芩　僵蚕　川芎各一两　人参三两　蒺藜　胡麻　防风各二两　没药　乳香各二钱五分　麝香四分　苦参皮六两　大风子肉四两

上为末，黄米粉酒糊丸，桐子大。每服五七十丸，早晚温酒下。

搜风四七丹三十　治紫云、白癜、紫癜等风。

防风　川芎　当归　芍药　麻黄各五钱　黄芩　山栀　连翘　白术　甘草　薄荷　桔梗　全蝎　蝉壳　羌活　独活　胡麻　干葛　升麻各六钱　荆芥一两　人参三钱五分　牛膝　滑石各一两五钱　木香七分五厘　麝香五分　石膏八钱　大风子肉半斤

上为末，黄米粉糊丸，桐子大。每服五十丸，空心酒下，茶亦可。

神仙换骨丹三十一　治鼓槌、软瘫、干风、瘸癗、麻木、委困、倦败等症。

大黄　白芷　槐花　川芎　防己各一两　乳香　没药　木香　沉香各三钱　苍术二两　细辛　苦参各一两五钱　紫萍三两　麝香五分　草乌五钱炒，三钱生，三钱炒黑，共一两一钱

上为末，用去节麻黄半斤煎膏，加蜜丸弹子大，约重二钱，朱砂为衣。每服一丸，临卧葱酒磨服，避风。又一方，去苍、麝，加当归、防风、花蛇、木鳖子。

大消风散三十二　治鸡爪、痒风、脱跟、鱼鳞、鹅掌、糙糕、哉蚝、疹风等症。

防风　蒺藜　荆芥　苦参各十二两　乳香　没药各二两　麝香五钱　当归　黄柏各八两　黄芩　胡麻各十两　丢子肉一斤，煮一

昼夜

先以一料，去丢子、没、麝、乳，均作十贴煎服。再用一全料，不见火，为末，酒米糊丸，桐子大。辰、午、戌时各服三钱，温酒下。（如面上病重）加白芷、风藤、蝉壳各四两，升麻五钱。（口眼㖞邪）加白僵蚕四两。（四肢重）加羌、独活各四两。

如服此药，须用细辛、苍耳草、豨莶草、遍地香、马鞭子草煎汤，不时洗浴，待汗透神爽方止，久则脱愈。

救苦回生丹三十三　治历节、半肢、紫云、哑风、蛊风、干风、走注、遍身寒湿、麻痹、瘫痪等症，及中风不语，口眼㖞邪。

乳香　没药　当归　川芎各一两五钱　五灵脂　檀香　松香　自然铜醋煅　威灵仙各一两　虎骨炙　地龙　草乌各五钱　天麻七钱　全蝎二钱　麝香三钱　荆芥　白芷　苦参各一两二钱　番木鳖三十七个，炙　冰片三分　京墨一块　黑豆二合，炒　闹羊花五钱　僵蚕六钱

上为末，糯米饭丸，如龙眼大，朱砂为衣，金箔飞裹。薄荷酒磨，下一丸，如昏迷则病愈。若妇人血晕经闭，胎衣不下，用炒焦黑豆淋酒服之，如神。

班龙八帅丹三十四　治蝼蝈、虾蟆、瘫肿等症。

僵蚕炒　花蛇炙　香蛇炙　蜈蚣炙　蜂房炙　川山甲炙　全

蝎_炙　蝉壳　鹿角_煅

上各等分为末，每服三四分，酒下。或以此药加在各方丸散中，服之无不立效。

奇效良丹三十五　治雁来、漏蹄、冷风、壁泥、蛇皮一切大风，服之皆效。

胡麻　木瓜　山栀　黄芩　牛膝　苍术　五加皮　天麻　苍耳子　风藤　羌活　独活　细辛　黄柏　蒺藜_{各五两}　苦参　当归_{各十两}　麻黄　紫葳蕤　防己　僵蚕　草乌_{各三两}　甘松　蝉壳　紫萍_{各四两}　乳香　没药　香蛇_{各二钱}　代赭　磁石_{各二两，醋煅}　荆芥_{八两}　川芎_{一两五钱}　丢子_{十二两}　麝香_{一钱五分}

上为末，蜜丸，桐子大，朱砂为衣。每服五十丸，酒下。

一粒金丹三十六　又名赤龙丸，又名一锭金。治遍身瘅曳、鱼鳞、刺风、远年寒湿、手足痿痛、走注叫唤者。

麝香_{二钱五分}　乳香_{六钱}　没药　当归_{各七钱}　地龙　白檀香_{各二两五钱}　木鳖子_{五钱}　草乌　五灵脂_{各二两}　京墨　线胶_{麸炒}　紫萍_{各二两五钱}

上为末，用去节麻黄二两，煎汁煮为末，饭丸龙眼大，朱砂为衣。每服一丸，酒下。至黑汁从足底出乃为验，日进二服。

搜风顺气丸三十七　治软瘫风、邪魅风、热风、蛊风，并腰腿腹痛、气闷冷热、寒湿，脚膝少力，男妇怯弱。此能和三焦，润五脏，厚肠胃。中风者服之大有功。

制大黄　麻仁　山萸　山药　槟榔　菟丝子　枳壳　防风_{各三两}　牛膝_{二两}　郁李仁　独活_{各一两}　车前子_{二两五钱}

上为末，蜜丸桐子大。每服百丸，或酒或茶下。壮精神，消百病。瘫痪肠风并效。

保真丸三十八　治大麻、邪魅、半肢、软瘫等风，麻痿酸疼，不能动止者。

人参　川芎　草乌　川乌　白芷　当归　槐角　羌活　五加皮　独活　紫背浮萍　防风　荆芥　首乌　枳壳　连翘　风藤　乌药　杜仲　桔梗　肉桂　干姜　僵蚕　石楠藤　甘草　芍药　升麻　虎骨　花蛇　防己_{各一两五钱}　乳香　没药　沉香_{各五钱}　麻黄_{二十斤，去节}

上为末，用麻黄煎膏丸，每丸重五钱，酒磨，服一丸，神效，避风为妙。

二八济阳丹三十九　治软瘫、疬麻、血风、痒风、干风、冷麻、半肢、血痹、鹅掌、风血枯气败等症。

元参_{半斤，酒浆浸晒三次}　苦参_{一斤，姜汁、酒浆各浸一夜，晒，炒末半斤}　犀角　当归　蒺藜　熟地　白芷_{姜汁，炒}　独枝防风　全蝎_{去足，土炒}　牛蒡子　乳香　没药　石楠藤　红花_{各二两}　甘草_{五钱}　僵蚕_{炒去丝、足、嘴，一两五钱}

此药前二味各八两，后十四味二十八两，共十六味，故名二八丹。共为末，蜜丸桐子大。每服四十丸，陈酒下，日进三次。

六神辅圣丸四十　治疠、瘟、雁来、冷风、痒风、麻痹、痛风。

草乌一斤，白嫩者佳　麻油一斤　甘草半斤　荆芥　羌活　紫苏　风藤各四两

用无灰酒煮一昼夜，另用一锅煎滚汁，浸之，方可挤去乌皮，如用冷酒浸，则乌皮挤不脱矣。将草乌挤净，捣烂为丸，每服二十丸，温酒下。

四魔丹四十一　治弹曳、颠风、蛊风、瘫痪、委顿者，神效。

败龟板煅白　番木鳖麻油煮三沉三浮　闹羊花酒拌，九蒸晒，各二两　苍耳子一斤，炒　白蜜一斤

上为末，炼蜜和匀，入竹筒内，挂当风处。七日后初次服五分，三四日服六分，渐加至一钱，空心烧酒下。

火龙散四十二　治脱跟、蛇皮、鱼鳞、漏蹄、核桃、瘫烂、麻木、委败等症，神效。

人牙一两五钱　雄黄　辰砂　大黄酒蒸　代赭石醋煅，各一两

共为末，每服三钱，临卧用防风、荆芥煎汤洗浴，热酒送下即睡，则皮内毒虫迫出肌肤。然后用雄黄、硫黄、朱砂、代赭石、车米各等分，研末，香油调熏，擦遍身，捷愈。

枣灵丹四十三　治核桃、壁泥、哉蚝、白癜、鼓槌等风。

丟子一斤半　防风　荆芥　牛蒡子　苦参　首乌　风藤各三两　桔梗　枳壳　川乌　草乌　香附　大黄　黄芩　木贼草　白附子　角刺　两头尖　白芷　槟榔　乌药　石膏　薄荷　滑石　山栀　芒硝　葶苈　木通　木香　没药　胡黄连　车前子　黄柏各一两　甘草　蒺藜　羌活　天麻　白术　柴胡　菖蒲　藿香　蔓荆子　天花粉　僵蚕　厚朴　陈皮　藁本　威灵仙　远志　麻黄　枸杞　甘菊　蝉壳　血竭　乳香各二两　胡麻四两　梧桐皮泪　黄连　花蕊石　辛夷　麝香　青皮各五钱　牛黄一钱　冰片五分

上为末，枣肉丸绿豆大。每服五七十丸，春白、夏茶、秋盐汤、冬酒下，忌油腻生冷。

小枣丹四十四　治鹅掌风、刺风、疹风。

防风　僵蚕　首乌　全蝎　羌活　独活　芍药　生地　威灵仙　蔓荆子　牛蒡子　苦参　胡麻　大黄　黄芩各二两　枸杞子　薄荷　南星　天麻各一两　荆芥　柳枝　山栀各四两　炙甘草五钱　白术一斤　丟子肉一斤　两头尖一钱，要大者为佳

上为末，枣肉丸，桐子大。每服六十丸，薄荷汤下。

守中丸四十五　治雁来、鼓槌、核桃、紫云、水风，此系山西张守中所用，故名之。

防风　荆芥　苦参　连翘各二两　当归　胡麻　牙皂　蔓

荆子　蒺藜　牛蒡子各三两　白芷　甘草　朱砂各五钱　羌活
独活各一两五钱　陈皮　黄芩　胡黄连　山栀　升麻　天麻各一
两　乳香　没药各三钱　牛黄一钱　麝香三分　冰片三分

上为末，米糊丸。每服三钱，盐汤下。

祖传玉枢丹四十六　治白癜、蝼蛔、疹风。

苦参皮　荆芥穗　当归　元参　苍术各八两　乌药　羌活
川胡麻　藁本　白芷　防风　白蒺藜　川芎　独活　麻黄　苍
耳子　甘草各四两　红花　牛蒡子　天麻　僵蚕　风藤　薄荷各
三两　草乌　半夏　贝母　桔梗　大黄　葳蕤各一两　麝香二钱
牛黄　木香　檀香　沉香　乳香　没药　血竭各一两五钱　琉璃
灰二两，烂者方加　桑螵蛸一两　银柴胡不见火　蚕蜕各二两　元明
粉　秋石　苏木　夏枯草　虎骨　旱莲草　犀角各二两　仙灵
脾一两五钱　大风子肉四两

上为末，陈米糊丸，桐子大，朱砂为衣。用后煎药，送下
百丸，早晚服。如怕服煎药，以酒代之，在密室中，睡三四
时，方可行动。

煎药方四十七　水煎送前丸药。

黄芩　大黄　羌活　独活　防风　防己　连翘　黄柏　桔
梗　荆芥　当归　山栀　木通　白芷　甘草　半夏　紫苏　薄
荷　升麻　麻黄　川芎　乌药

补旧汤四十八　又名救苦汤。治糙糕、壁泥、血痹、

血风。

苦参皮一钱五分　牛蒡子　人参　首乌　山栀各一钱　僵蚕
白鲜皮　防风　连翘　天麻　蔓荆子　黄芩各五分　全蝎　黄
连　甘草各四分　薄荷　羌活　独活　荆芥各三分　干葛　黄柏
各七分　威灵仙　蒺藜各八分　仙灵脾怯弱者加五分

先用酒煎十贴，服。再用水煎，须尽量饮酒服。至百贴，
其眉须复生、肿块渐退，手足痿顿者有力。须戒色省劳，避风
忌口，方能有功。再以每味加十倍为末，再加乳香、没药、血
竭、沉香各一两，冰片、牛黄各一钱，麝香二钱，用米仁糊
丸，桐子大，朱砂为衣。每服百丸，酒下，三年身固绝根。临
服时，每服加威灵仙末三分，效速。

神酿丸四十九　治历节、痛风、筋骨走痛。

苍术八两　草乌三两　杏仁　川芎　白芷　半夏各二两

上锉片，用姜二斤，葱一斤，捣汁拌湿，以药铺入瓶内，
封好，埋土中，春三、夏五、秋七、冬九日取出，晒干，加猴
姜、木香、牛膝、红花各二两，当归、草薢、茄根各四两，共
为末，老酒糊丸，桐子大。每服六十丸，酒下，日进三次，神
效。又一方，有乳香、没药、麝香、地龙各五钱，尤奇。

神守散五十　治蛇皮、鱼鳞、邪魅、痒风、颠风，一切危
重之症。

番木鳖，用铜刀刮去粗皮，将麻油入瓦罐内煎滚，渐投下

木鳖，煎之，待三沉三浮，发泡焦黄，取出晒干，为末。每服一分，临卧白汤下，避风，待汗干方可起。服至百日，眉生指直，斑退，肿消，疮敛。如病热反增，乃内毒发出，甚妙。此方亦治痰火，服之则痰从两胁滚下。又治癫痫，量人强弱，服一方药末一两，加甘草末五分更妙。如药力凶，以黑豆汤解之，绿豆汤亦可（制法未佳，必须照《全生集》方尽善。此方可名独胜散，各风以此为主方，量加白花蛇、地龙、麝香、蚕蜕、蝉衣、僵蚕、当归等品尤妙）。

黄雄漆丸五十一

严漆一两　蟹黄五钱

拌匀，晒。渐去面上汗水，待尽，又加水飞雄黄、牙皂末各五钱。为丸，不可见日，晒则不干。每服三分，温酒下。

参翎丸五十二

隔年纯白鹅一只，男用雄，女用雌，寻其毛，不可失一根，炒为末，用苦参皮一斤，酒煮为末，黄米酒糊丸桐子大。每服百丸，空心酒下服，病愈。

吴氏苦参丸五十三　此方胡僧传于车塘吴氏，今以养生，一料共三十六斤，治三十六种风病，不知其由。

苦参十斤　草胡麻九斤　防风　荆芥　蒺藜各五斤　丢子二斤，俱生

用为末，酒水为丸。每服一二合，日进三次。似觉伤人脏

腑，姑集之，以备参考。能治漏蹄、蝼蝈、糍糕、脱跟、疙瘩等风。惟黑色痿烂并初起年少者，服之方好。若久病血衰，气弱老年，俱不宜服。

调荣丸 五十四　治大麻、疬麻、弹曳、哑风、颠风、诸癫。

川芎　苏木　丹皮　蒲黄　乳香　没药　草乌　血竭　乌药　菖蒲　黄芩各一两　益母草　生地　败龟板　熟地　夏枯草　枸杞　当归各四两　阿胶　苦参　苁蓉各二两　知母　地骨皮　人参各一两五钱　琐阳五钱　牛膝　银柴胡　藁本　升麻各三两　桃仁　芍药　柴胡　红花各一两五钱

上为末，蜜丸桐子大。卯、午、酉时各服百丸，乳酪汤下。

大定风丸 五十五　治痛风、麻痹、寒湿、走注、疼痛。

南星　白芍　木瓜　官桂　甘草　荆芥　川乌　僵蚕　白芷　牛膝　当归　槟榔　天麻　人参　首乌各一两五钱　羌活　桔梗　独活　白术　防己　全蝎　木香　半夏　厚朴　杜仲　黄芩各二两　陈皮　枳实　麻黄　各二两　白附子　防风各二两五钱　苍术一斤　川乌一两　乳香　没药　沉香　血竭各五钱

上为末，酒糊丸，桐子大。每服七十丸，酒下。

驻车丸 五十六　治历节、痛痹、寒湿、脚气、抽挈。

独活　川乌　沙参　生地　蒺藜　白芷　木瓜　海桐皮各

五钱　米仁　羌活　防风　细辛　甘草节　牛膝各一两

上为末，用五加皮浸酒煎汁，为糊丸，桐子大，每服七十丸，酒下。

如意通圣散五十七　又名麻黄赤芍汤。

治白虎、历节、痛风、寒湿、手足不能举、浑身走注、抽掣叫号等症。

罂粟壳　丁香　麻黄　赤芍　防风　荆芥　当归　川芎羌活　独活　白芷　甘草　黄芩　威灵仙　草乌炒黄色　桔梗葛根各二钱五分　人乳香　没药末各三分

煎热服，盖被取汗。如病在肩背上，加白芷末二钱，如用乳、没、芷末，待煎好冲服。

八将驱邪散五十八　即八将追魂丹，又名三厘散。治大风癜烂败症。

麝香三分　川山甲炙一两　蜈蚣炙去头、足，三钱　土狗炙　地龙去土，炙　番木鳖酥炙　金鼎砒　雄黄各五钱

上为末，每服三厘，温酒下。服七日，停七日，服退药一月，又服之。如人素弱，三服三日，就服退药五日，服补药三日，再服之。不然使人牙齿浮烂，昏溃疲败，饮食不进，几于无救矣。

退药五十九

乳香　没药　血竭　朱砂　当归　元参　胡麻　桑寄生

牛黄　沉香各等分

为末，蜜丸服。

补药六十

桑螵蛸　晚蚕蛾　银柴胡　仙灵脾　牛膝　防己　红花
破故纸　柏子仁　天冬

上为末，蜜丸，桐子大。每服五十丸，酒下，日进二次。

阳起圣灵丹六十一　　治痛风不举，伏床者。

当归　枳壳　川芎各四钱　虎骨酥炙　牛膝　木瓜　生地
桑寄生　补骨脂　天花粉　乌药　麻黄　陈皮　山药　苍术
自然铜各二钱　赤芍　僵蚕　白芷　桔梗　黄芩　红花　黄芪
甘草　阳起石　龙泉香各三钱　防风　荆芥　连翘　风藤各一两

上为末，用不见水鹅掌二双，酒煮，焙干，又用狗蹄四只
烧灰，用鹅血煮酒各半碗，不见水，狗血一碗，加面少许为
丸，桐子大，用葱酒送下七八十丸，早晚服，一月全愈。

铁魔丹六十二　　治诸般风症。

大风子一斤，用麻黄、闹羊花各四两，酒煮一昼夜　苦参皮酒拌，九蒸
晒，一斤　荆芥穗净末，一斤　白蒺藜微炒，一斤　狗虱　胡麻微炒，
净末一斤

（春）加柴胡、草麻、升麻、川芎、藁本各四两。

（夏）加桔梗、黄芩、半夏、银柴胡各四两。

（秋）加石膏、甘草、元参、当归各四两。

（冬）加知母、生地、五加皮各四两。

（心经）加茯苓、朱砂、远志、山萸、蒲黄、当归各四两。

（肝经）加荆芥、白芷、风藤、羌活、白芍、甘草、地黄各四两。

（脾经）加荆芥、白术、陈皮、苍术、独活、乳香、没药、血竭各四两。

（肺经）加天麻、桔梗、半夏、贝母、柴胡、沙参、巴戟、胡麻各四两。

（肾经）加黄柏、知母、茯苓、当归、升麻、草乌、甘草各四两。

（胃经）加枳壳、藿香、苍术、半夏、厚朴、柴胡、益智、草果、白豆蔻各四两。

上为末，酒糊丸，桐子大，每服百丸，温酒下，日进三次。

保命丹六十三

苦参皮　荆芥穗　羌活　蒺藜　胡麻　明天麻　风藤　元参　独活　连翘　白芷　厚朴　紫萍　牛膝各四两　苍术　乌药　藁本　麻黄　甘草　红花　苍耳子　川芎　升麻　薄荷　半夏　牛蒡子　木瓜　僵蚕　桔梗　大黄　蒲黄　巴戟　防风　草薢　蝉壳　牙皂　全蝎　续断　蔓荆子各三两　石斛二两　甘

松　猴姜　菖蒲　草乌　贝母　木香　檀香　沉香　银柴胡
柏子仁　朱砂　乳香　没药　远志　元明粉　血竭　雄黄各一
两　麝香钱半　牛黄一钱　秋石一两五钱　黄芽二两

（手足挛痛）加葳蕤半斤，香蛇一条。

（阳瘘）加仙灵脾六两。

（身浮肿）加白花蛇一条，紫萍八两。

（黑斑）加广陵香、地骨皮、血见愁各四两。

（眼赤烂）加珠粉、知母、胡黄连各四两。

（破音）加木通十二两、诃子六两。

上为末，用甘草膏和陈米糊丸，桐子大，每服八十丸，酒
下，日进三次。

搜风无价丸六十四　治诸癫风。

全蝎四两　苦参三两五钱　防风　当归　川芎各三两　蝉壳
荆芥　羌活各二两五钱　柴胡　独活　牙皂各二两　丢子十两

上不见火，为末，早赤米糊丸，桐子大，上朱砂为衣，每
服五十丸，茶酒俱可下。

八仙丹六十五　治新久一切大风。

巨胜子　麻黄　苦参　荆芥　防风　独活各十二两　大风子
肉八两　蒺藜四两

上晒为末，赤米糊丸，桐子大，上朱砂为衣。每服七十
丸，茶下。

射老丸六十六　治癞风、变形、败体一切恶症。

蝉壳　当归　柴胡　荆芥各二两五钱　苦参三两　防风三两

全蝎四两　川芎一两五钱　独活一两六钱　羌活二两

上晒为末，每药末一两加大风子肉一两六钱为末，赤米糊丸，桐子大，西洋珠为衣，每服八十丸，白汤下，日进三次。三日后，其腿下黑紫块上污皮渐好，十日后即服利药一次，每月利三次。

利药方六十七

江霜一钱　牙皂末三钱

饭丸，葡子大，每服二丸，白汤下。

小还丹六十八　治癞风、眼烂、昏花、眉发、脱落、鼻梁崩倒、肌肤疮癣、秽破臭恶、瘫烂势危不救者可用。

皂角刺三斤，酒拌，经大火蒸半日，取出晒干　白鹅毛一只，微火炒　苦参酒浸一日夜，打去皮，半斤

上为末，用大黄煎酒打糊，丸桐子大。每服三十丸，酒下。服至旬日，眉发生，肌肤润，眼目明，一料全愈。

六和定风散六十九　治瘫痪、风寒、湿痹、历节、白虎等风。

苍术四两　草乌二两　杏仁一两一钱，去尖皮　当归　牛膝各四钱　乳香　没药各一钱

以生姜、胡葱捣自然汁各一碗浸苍术，待苍术泛白晒干，

又加去节麻黄末一两，每服三四分，酒下。重者五六分，其病根从元府汗中泄尽愈。

辘轳丹七十　治大风恶癞、手足筋挛、屈曲瘫瘸者。

细辛　川芎　黄芪　防风　金毛狗脊　菖蒲　独活　丹皮　牛膝　米仁各一两　山药　苍耳实　当归　巴戟　秦艽各一两五钱　藁本　漏芦　牛蒡　天麻　虎骨各一两　葳蕤三两

上为末，酒糊丸，桐子大，每服五十丸，酒下，以粗药末加柴胡，煎汤浴。

长春丸七十一　治风瘫困顿者。

苦参　独活　荆芥　豨莶　紫萍　苍术　风藤各六两　木通三两　草乌二两　大风子一斤　巨胜子十二两　仙灵脾四两，俱不见火

上为末，水滴丸，每服五十丸，茶下。

固命丹七十二　又名飞步丹。治风癞既愈之后气血亏败，过服克伐药，未免神枯阳痿，憔瘁昏倦，腰腿脚酸软，四肢不畅，服此可使如旧。无病人五十以外者，若常服延龄却病，行步如飞，妙难尽述。

人参　熟地各四两　枸杞　麦冬各六两　白茯苓　当归各一斤　仙灵脾取叶一斤，去毛，酒拌蒸

上为末，蜜丸，桐子大，每服四十丸，米汤、酒俱可下。如阳痿不起，加真阳起石、原蚕蛾各四两，甚妙。

五子芥风丸七十三　　治大风症。

胡麻子　蒺藜子　车前子　澄茄子　大风子　荆芥　防风各二两

上为末，酒糊丸，桐子大，每服百丸，或茶或酒下。

顺气散七十四　　治风疠之人元气枯滞，郁闷不宁，常服之清爽。

陈皮　桔梗　白芷　甘草　枳壳　川芎各二两　僵蚕　麻黄　干姜　乌药各一两

上为末，每服三钱，姜枣汤下。

二九还元丹七十五　　治风疠危笃恶症。

胡麻　苦参　荆芥各八两　防风　羌活　升麻　独活各二两　风藤　木通　当归　黄柏　白芷各四两　柴胡三两　僵蚕一两五钱　蝉壳　川芎各一两　蒺藜二两五钱　大风子十二两

上为末，酒糊丸，桐子大，朱砂、麝香为衣，每服五十丸，温酒下，日进三次，避风，戒色。

二圣丸七十六　　治疠风瘰烂。

大粉草　大柴胡各等分

为末，每服三钱，或酒或汤下，日进三次，服至百日，自然病愈。

戒止丸七十七　　治秽烂黑肿，臭恶疠风。

荆芥　白芷　防风各十二两　苦参一斤　丢子八两　蒺藜

胡麻　牛蒡子各十两　当归　红花　川芎各四两　闹羊花四两，酒蒸晒二次

上为末，酒糊丸，桐子大，每服百丸，早晚茶下，腹中响动不安，两三时即定。

参灵丸七十八　治大风、肿烂、瘫痪、抽掣、困顿，大有奇功。

苦参一两　荆芥　防风　牛膝　威灵仙各四两　蒺藜　胡麻各一两　丢子八两　闹羊花五钱

上为末，黄米糊丸，桐子大，每服六十丸，白汤下，日进三次。

乌龙丸七十九　治癞风，遍身疮癣，疡疥，肿烂臭恶。服此消风散热，利膈化痰。又治肺气不和，能推陈致新，去肠垢，涤脏腑秽毒，有大功。肥皂角刮去皮筋子，水浸，槌烂，绞去渣，取汁，入瓦器，煎膏，用黑丑末共捣为丸，桐子大，每服五十丸，白汤下。如气虚者，服二三十丸。无病之人气若实，服一两利，用三五次不伤正气，身体轻健，肌肤光泽，永无风痰疥癣。

洞虚丹八十　治恶风、麻木、走注、抽痛者。

藁本　天麻　川芎　细辛各一两五钱　牛膝　羌活各三两大风子四两　蝉壳　胡麻　防风　独活　僵蚕　荆芥　苏木风藤　石膏　蒺藜　山栀　芍药　菖蒲　石蚕　黄芩　连翘

草乌　紫萍　升麻　红花　麻黄　白芷　石斛　当归　威灵仙
各二两

　　灰为末，酒糊丸，桐子大，每服百丸，用羊踯躅草根一斤四两，打碎，以酒二十斤煮，去渣，每以一杯送下，一月病愈，忌食盐物。

　　清平丸八十一　治大风、中风、跌蹼、打伤、喎痪等症。有歌为证。

　　　　　　　　天生灵草无根幹，
　　　　　　　　不在山间不在岸。
　　　　　　　　始因飞絮逐风飘，
　　　　　　　　泛梗青青浮水面。
　　　　　　　　神仙一味去沉疴，
　　　　　　　　采时须是七月半。
　　　　　　　　癞麻疼痛立时消，
　　　　　　　　寒热疮痍及瘫痪。
　　　　　　　　任从癫癫暴中风，
　　　　　　　　些小微风都不算。
　　　　　　　　黑淋酒化服三丸，
　　　　　　　　铁汉头上也出汗。

　　七月上旬采河中紫背浮萍，晒干为末，每斤加草乌、葳蕤、风藤、麻黄各二两、麝香二钱。

共为末，蜜丸，弹子大。以草乌煎，酒磨，服一丸。重者以乌头煎，酒磨下。轻者以黑豆炒香，烹，酒磨服。

豨莶丸八十二　治肝肾风气，四肢麻痹，骨节酸疼，腰膝无力，癞风痿烂，湿痰中风，口眼㖞邪，手足屈曲瘫痪等症。

于五月五、六月六、七月七等日采豨莶草叶，拭去毛沙土，曝干，以老酒拌蜜酒层层和酒，以柳木甑蒸透，晒干，共九次，加乳香，没药，沉、檀、降、木、真麝等香，当归、血竭各等分，共为末，蜜丸，桐子大，每服三钱，无灰酒下，神效。

胡麻丸八十三　治大风、大疠、中风，乃风科之妙方。

胡麻一斤　苦参皮五斤，酒浸七日　荆芥穗四斤　豨莶草叶净，三斤　苍耳草叶净，三斤　紫背浮萍二斤，蒸透，晒干

先将豨、苍二味蜜拌，蒸一伏时，晒干，后共为末，酒糊丸，桐子大，朱砂为衣，每服百丸，茶酒俱可下，日进三次。

独圣散八十四　治鼓槌风、手指挛瘸、足趾肿烂脱落、腿肘曲折、肿痛难忍。

蓖麻子肉二两，碎者不用　黄连二两

同贮瓶内，加水浸之，春五、夏三、秋七、冬九日取出，每晨朝东南方，以瓶中水一钟吞蓖麻一粒，渐加至四五粒，若微泄无妨，如手指、足趾节间肿疼，诸病即愈，戒食动风、辛辣、毒物。

跨鹤丹八十五　治鸡爪风。

五加皮　海桐皮　川乌　川芎　赤芍各五钱　干姜　肉桂各一钱

上为末，每服三钱，用水二盏，将青钱一个入青油浸三日，同煎服。

灵芽芷珠八十六　治烂风痿顿，臭恶疙瘩。

人蛆，以水养，净，再以浓茶养三日夜，炙香为末，每两加麝香一钱，酒糊丸，弹子大。每服一九，热酒磨下，眩瞑周时自醒，病若脱去，重者五七丸全愈。

雄漆丸八十七　治烂风疮秽臭恶者。

透明雄黄水飞净，八两　怀熟地八两　干漆灰一两

上为末，醋糊丸，桐子大，每服七十丸，酒下，服药一料全愈。

蓬莱枣八十八　治瘫痪痿烂，臭恶困顿者。

北红枣一斤，取肥大不破者　五台草取自然汁十碗，一名猫耳眼，又名浓灌草　透骨草即马鞭草　左缠藤即金银花　夏枯草　透天龙即茜草　土风藤即九龙草　蒲公英各取汁一碗　黄花根一两

上各草于二月中旬收采，加白酒浆二碗，入砂锅内，文火慢煎，汁尽用千年叶、川椒煎汤，洗去枣上泥，阴干。如病人手指挛瘫屈倒，五年者服二斤，十年者服四斤，二十年者不治。服时要在静处避风，端坐养神。先吃一个，三日外增三

枚，五日外增五枚，常服之，仍以扁柏川椒汤洗手，外用沉香、麝香末为衣更妙。其煮过枣汁，为疮疽围药极好。或以金银花藤蒸晒为末，和丸，外科服之甚妙，风科服之亦好。

圣散子八十九　治诸风瘰困挛曲、臭恶危烂者。

闹羊花根老酒拌，九蒸晒　缸岸即坑埂，要多年露天者，醋煅三四次，各一两　人牙炙黄　雄黄水飞，各八钱　牛黄一钱二分　蟾酥三钱　朱砂五钱　麝香一钱

上为末，每服四分，砂糖调温酒下。

花龙丸九十　又名混元丹。治风湿，腰背以下腿股瘫痪，寸步不能，日夜抽掣，伏床不起。

苍术四两　黄柏酒浸，炒　灵壳酥炙　牛膝　当归　蓖麻　防己　茄根皮各一两

上为末，酒糊丸，桐子大，每服百丸，姜盐汤下。

白龙丸九十一　又名辅龙丹。治风湿，腰跨以上肩背大痛，肘膊僵软，匙筋难举，伛偻脊高。

乳香　没药　川乌　草乌　地龙　南星各等分

上为末，酒糊丸，每服四十丸，或酒，或荆芥汤下，服至四两除根，外以石楠叶煎汤洗沃。

香身汤九十二　治大风腥臭秽人，不能近者。

白芷　香附　当归　桂心　槟榔　益智　甘松各三两　檀香二两　麝香　韶脑各五钱　木香　沉香　松子各一两五钱　香蛇

二两

上为末，甘草膏丸，桐子大，临卧含化五丸，大能祛症。

大衍丸九十三　　治诸风瘫痪变形，胀肿困败者。

羌活　当归　白芷　防风　粉草　连翘　熟地　牛蒡子
僵蚕各二两　蒺藜六两　元参半斤，酒拌，晒　苦参皮一斤，酒浸，九蒸晒

上为末，酒糊丸，桐子大。每服百丸，滚汤下，日进三次

外用。

甘草　黄柏　荆芥　苦参　槐头　椿头　防风　大风子壳
葱煎洗浴。

仙花膏九十四　　治大风恶症神效。

闹羊花八两，酒蒸九次　苍耳子八两，炒　败龟板煅白如霜，二两
番木鳖醋炙，二两

上为末，用蜜一斤，熬去水气，调之，入竹筒内，挂当风
处。病人初起酒服五分，弱者服一二分，不饮者，砂糖调下。

水制黄香丸九十五　　又名黄龙丸，治诸风危困，无药可
治，将毙者。舶上硫黄，黑色者曰雌，黄色者曰雄，各半，打
碎，滴花，倾入酽醋内，取出里面之油。取净者一斤，用竹筒
一个，削去青，入硫在内，以蜡封口，投入无水粪坑中，浸一
年，取起，放长流水中四十九日，明亮松香溶化，加烧酒煮六
七沸，倾入冷水内抽扯，去内苦黄味，再煮再抽，一连七次，

拔净，细白无脚，方用三两。

茅术米_{泔浸}，刮去粗皮，用白净者一斤　紫檀香　茅香_{俱不见火}
白胶香　川乌炮，_{去皮}　川芎_{各四两}　恶实_{头末}　草乌_{炮，去皮}　明
天麻_{各三两}

一方加地龙二两，名黄龙丸。

上为末，陈皮糊丸梧子大。每服五十丸，滚汤下。如皮肤
发热，加番木鳖五钱，以麻油煮熟，忌猪肉，房事。

治鹅掌风雁来风方九十六　银杏肉打烂，搓擦如干，扑去
渣，不可水洗，再加冰片、麝香各三分，研匀。桐油调涂上，
以艾火熏之。

又方

用真平胃散、桐油调涂，于炭火上薰之。频涂频熏。

又方

用乌骨白鸡，勿使犯雌，另畜一处。收其粪，晒干，加入蛇
床子末，煎汤入瓶内，熏之。待温即洗。一方加雄黄、皮硝尤妙。

又方

用苍术、艾煎汤，瓶内熏之，俟温洗之。

又方

水银_{三钱}　铅_{二钱，化开}

投入水银为末，用硫黄三钱研细，将茄蒂蘸擦。一法以滴
卤洗，二三次则愈。

白癜风方九十七

用麻油半斤，生柿栝两个，打烂，和匀，入锅内，熬黑，去渣，点在患处，自变好肉。

三分散九十八　治诸恶风、瘰困、癰烂危笃者。

闹羊花酒拌，九蒸晒，用生漆每两加，樟冰二钱，雄黄二钱，搅匀，隔汤炖化，拌蒸晒干。又以茜草根捣汁，拌蒸，晒干为末，每两加雄黄三钱、麝香五分、蟾酥二钱研匀，每服三分，砂糖调，温酒下。半日不可见风。

四物汤　九十九

川芎　当归　白芍　大生地

人参败毒散　一百

人参　羌活　独活　前胡　柴胡　荆芥　防风　桔梗　川芎　枳壳　茯苓　生甘草　生姜　大枣

补中益气汤　一百零一

升麻　柴胡　人参　绵黄芪　当归　茯苓　白术　炙草　姜　枣

《解围元薮》卷三终

解围元薮·卷四

明·沈之问先生辑
锡山黄钟乐亭甫参订
绍兴裘庆元吉生参订

参术遇仙丹百零二　治三十六种大风，诸恶危症。

人参　白术各一两　川芎　皂角刺　藁本　蝉壳　天麻各二两　羌活　独活　细辛　紫参　丹参　沙参　知母各三两　元参　当归　荆芥穗　红花　苍术各四两　川山甲　僵蚕　蜈蚣　漏芦　萆薢　石斛　秦艽各一两　乳香　没药　血竭各七钱五分　麝香五分　木香二两五钱　地龙八钱　苦参皮半斤

上为末，蜜丸桐子大。每服五十丸，温酒下，忌牛、羊、猪肉、野味、鸡、鹅、烧酒、房事，避风为上。

子和方百零三

五经风症少人知，金肺伤风损两眉。

肝木不仁身紫色，土脾受湿癣斑皮。

火心传遍伤双目，水肾生灾漏两蹄。

识透五般风病症，才堪世上作良医。

又云：

虫入肺经先落眉，虫入心经手拳。

虫入脾经身麻木，虫入肾经穿脚底。

虫入肝经眼目反，虫入胃经将痒皮。

第一神效散百零四

黄柏末　皂角灰各三钱

研匀作一服，温酒调，空心服。晚勿食，至二三更必下虫，大小长短者甚多。

第二清气散百零五

枳壳　槟榔　青皮　陈皮　厚朴　泽泻　半夏　茯苓　猪苓　当归

水煎服。

第三大皂丸百零六

皂角二十，刮去黑皮，酒炙黄，研末。另以十片捣取汁，炼膏，丸梧子大，空心酒下三十丸。

第四消风散百零七

白芷　全蝎　人参各一两

上为末，每服一钱，空心，温酒下。

第五顺气散百零八

苦参皮二斤　乌药　防风各四两

上为末，每服三钱，酒下。

大风丸百零九　治眉目遍身秽烂者。

大风子肉三十两　防风　川芎各十两　蝉壳　羌活　细辛
首乌　独活　苦参　当归　牛膝　全蝎　黄芪　薄荷各二两
白芷　狗脊　牛黄　血竭各五钱

上为末，米糊丸，桐子大。每服十五丸，茶下，空心服，日进三次，外以桑条灰二斗。滚汤淋汁，洗头面有疮者，以汁调灰涂之，或用黑豆、绿豆浸取豆浆三日，煎汤浴一次，仍频洗脚。

大麻三方百十　治一切大麻风危者，大有功效。

当归　川芎　熟地　桃仁　防风　荆芥　紫苏　薄荷　芒
硝　连翘　赤芍　桔梗　紫萍　麻黄　红花　苏木　大黄　白
术　厚朴　山栀　黄芩　丹皮　石膏　甘草各一钱　滑石一钱
五分

水煎服十剂。重者加全蝎，上部加升麻，下部加木瓜、牛膝、麝香、独活，发热加干葛、柴胡，面部加白附子，气滞加木香磨酒冲服。

发表攻里散百十一

老人牙灰四个　牛虱三十个, 焙　桑虫四条, 焙　川山甲　虎

骨酥炙　鹿角灰各一两　蜈蚣二十条，炙　败龟板炙　蜂房炙　官桂各一两　麝香五分　牛黄三分　蜒蚰四条　血余灰　鸡鹅卵壳煅，各一两

上为末，每服三钱，酒下。

丸方百十二

苦参皮一斤，酒浸一夜，晒　皂角八两　花椒四两

上为末，酒糊丸，桐子大。每服五十丸，空心温酒下。

夺命丹百十三

苦参　桔梗　升麻　当归　白芍　连翘　荆芥　防风　羌活　苍术各四两　独活　茯苓　黄芩　川芎　蛇床子各二两　薄荷　大黄　白芷各五两　陈皮　半夏　干葛各三两　枳壳一斤甘草一两　山栀半斤　芒硝三两

上均作十帖，水煎服。

丸方百十四

防风　当归　牛蒡　荆芥各四两　蒺藜　胡麻各二斤　荆子苦参各一斤　大风子肉六斤　血竭八两　牛黄三钱　麝香六钱　冰片一钱五分　辰砂七钱

上为末，蜜丸梧子大。每服八十丸，空心，酒下。

擦方百十五

丢子三钱　杏仁二十粒　蛇床子　槟榔　防风　荆芥　苦参风藤　川槿皮　威灵仙　茅香　藁本　菊花　藿香　甘松　麝

香　细辛　水银　车米　硫黄　枯矾　白芷_{各一钱}

共研末，擦之。

洗方百十六

荆芥　防风　菊花　枳壳　金银花　大风子　蔓荆子　苦参　元参　沙参

煎汤洗之。

上方治心、肝二经受病，其色青，遍身紫、绿色或有泡初起，眉毛未落，面目瘙痒，如虫行之状者，神妙，若加桃、柳、楮、桑、槐嫩枝在内，煎汤洗更妙。

远年大风煎方百十七

升麻　川芎　枳壳　陈皮　天麻_{各三两}　黄连　黄芩　前胡　连翘　地骨皮_{各四两}　麻黄_{五两}　全蝎　薄荷_{各二两}　木香_{三钱}　丢子_{一斤}

（眼昏）加菊花、黄柏各一两，（麻木）加木通、滑石各一两，（烂疮）加雄黄、苦参、各一两，（紫泡）加红花、苏木各一两，（身痛）加羌活、防风、苍术各一两，（面痒）如虫行，加白附子一两。

上均作十帖，水煎服。

丸方百十八

防风_{六两}　羌活　升麻　菖蒲　连翘　牛蒡子　前胡　槟榔　厚朴　苍术_{各四两}　苦参_{八两}　胡麻　花粉　蒺藜_{各一两}

僵蚕　枸杞　木瓜　天麻　菊花　川芎_{各二两}　丢子_{一斤}

（如紫色）加朱砂五钱，（脚软）加牛膝、防己各二两，（脚肿）加木香五钱，（疮烂）加雄黄二两，（遍身烂）加白花蛇一条，（身痛）加羌活、独活各二两。

上为末，米糊丸，桐子大。每服百丸，白汤下，日进三次。

洗方百十九

首乌　荆芥　防风　槐枝　苦参　马鞭草　金银花　枫树皮

煎汤服下。

末药　西江月_{百二十}

雄黄、南星、半夏、川芎、草乌、朱砂，更加一味白天麻，每服半分酒下，七味皆为细末，分两称准无差，浑身出汗住疼麻，万两黄金无价。

草方百二十一

荔枝草　箭头草　黄花地丁草（蒲公英）　忍冬藤草

各等分，晒干为丸，酒下。

既济丹_{百二十二}　治三十六种危恶大风。

白砒_{二钱}　绿豆腐_{煮半日}　人中白_{六两，醋煅七次}　明雄黄_{五钱}朱砂_{四钱}

上为末，每服半分，以大黄、黑牵牛各五分煎汤，空心下。七日后追出异虫从大便出，用荆芥汤洗澡，则虫皆坠缸底。如身上觉痒，将白及煎汤，服药二七日，则面黑肿皆退。如愈后，即服下除根方。

除根方百二十三

白砒一钱　地骨皮　丹皮　当归　生地各一两

上为末，蜜丸卜子大。每服十丸，或酒或茶下，日进三次则永不发。服此之后，要服苏骨丹一年。

苏骨丹百二十四

汉防己三两　风藤四两　甘草二两　松香一斤

酒煮一日，倾水抽扯五七次，白净细腻，俟冷，共为末，米糊丸，桐子大。每服七十丸，白汤下，则筋舒血足矣。

又方百二十五

水银　胆矾　明矾各等分

上研至不见星，以三分擦手足心，先服前末药五七日，再服。苏骨丹三五日，然后擦二三日，又服末药，如此间行之。

药酒方百二十六

石六轴子四两　乌蛇一条　当归四两　甘草八两

先以水六碗，煮甘草汁三碗，方入烧酒一斤，并三味药隔汤煮三炷香，埋地七日，每早饮一杯。

黄白丹百二十七　治大风挛毙，败绝危困者。

白：松香水煮，淘五七次，又以黄酒或火酒煮。曰：占各等分为末，红枣肉丸，每服百丸，酒下。

漱风散百二十八

甘草　石斛　藁本　麻黄　乳香各一两　当归　苍术　细辛　荆芥　川芎　全蝎去硝泥，炙　牙皂　两头尖　升麻　白芷　川芎　胡麻各三两　草乌三两六钱　川乌二个，各重一两　童便浸，煨

上为末，每服五七分酒下。麻木者，三四服即愈。

养龙汤百二十九　治大风瘫挛、眉氈。

归尾　白芷梢　全蝎　僵蚕　蝉壳　风藤　菖蒲　木瓜　苦参　荆芥　甘草　薄荷　红花　生地　连翘　蔓荆子　首乌　米仁　角刺　牛蒡子　白蒺藜　威灵仙　金银花　五加皮　胡麻虱　养骨龙

水煎，加乳香、没药服。

脱胎丹百三十　治三十六种风症。

红砒四两　羌活　独活　黄连　山栀皮各五钱　硇砂　甘草各三钱五分　丢子半斤　大皂荚六两

共研匀，水煮一昼夜，微火炒干，加樟、冰各一两五钱，入罐封固。打火三炷香，取升起灵药四两，用青布包之，以童便浸山栀皮，捣为饼，包药七日，取出，研末听用。每药三厘用姜一片，荆芥一撮，泡汤下。七日后身发痒，煎白及汤饮之则止，再服苦参丸收功。

苦参丸百三十一

苦参三斤，锉片，童便浸七日，以长流水漂净，晒干，加甘草、黄连、山栀各三两，共为末，水法丸。每服百丸，酒下，日进三次。

定风酒百三十二　治痛风、寒湿、痿困诸症。

檀香　羌活　防风　牛膝　杜仲　芍药　当归　木瓜　天麻　白芷　川芎　麻黄　陈皮　荆芥　半夏　黄芩　官桂　苍术　首乌各一两　沉香　木香　乳香　没药　血竭　红花各五钱

上均作三帖，用无灰酒一坛入药，一帖封固。隔汤煮五七沸，不拘时，随量饮。

碧霞浆百三十三

羌活　独活　白芷　川乌　细辛　菖蒲　苍术　风藤　苦参　当归　防风　升麻　藁本　蒺藜　荆芥　木瓜　薄荷　茄根　防己　天麻　川芎　射干　麻黄　水萍　胡麻　葳蕤　首乌　木香　檀香　沉香　仙灵脾　威灵仙　蛇床子　薹实　金银花　羊踯躅花各五钱

酒浆一坛，入药五两，隔汤煮透，俟冷。每饮一杯，避风二时，朝夕饮。

无忧酒百三十四　治湿痹、诸般肿痛。

防风　牛膝　羌活　鳖甲炙　虎骨炙　松节　蚕砂　白术各二两　萆薢　当归各三两　秦艽四两五钱　苍耳子　枸杞各四两　茄根皮八两　杜仲一两五钱　红花　藁本　香蛇各一两

酒浆一坛，入药四两，煮熟，随量饮。

甘醴百三十五　治麻痹，不省人事。

羊踯躅花一两　北红枣五十枚　风藤二两　烧酒五六碗

共入坛内，糠火煨，饮半小杯，令人昏迷一周时，酒未完而病已脱。

神仙酒百三十六　治痛风遍身僵肿及半身不遂，并外广疮寒湿，皆效。

闹羊花根三斤　生姜四两　红枣六两　醇酒二十碗　酒浆十碗

将药浸入酒内，煨熟，去渣，卧时服一小杯。

乌茶酒百三十七　治痛风、痹症、疠风、疙瘩、黑肿、瘫痪等症。

乌茶草即七叶连根草　当归　五加皮　川芎　生地　芍药升麻　白芷　防风各二两　甘草五钱　元参　苍耳子各三两　乌药　羌活　独活　前胡　秦艽　金银花　闹羊花根各一两　千金草即草九首、头香糙米、菊回回草，二两

好酒一坛入药，隔汤煮透，随量饮，醉醒痛止。

推云酒百三十八　又名冯夷琼浆，治紫云、疙瘩、挛困、麻木、剜割不知者。

川乌三两，泡　苦参　羌活　防风　胡麻　甘菊　荆芥　风藤　连翘　粉草　白芷　黄连　当归　川芎　黄芩　芍药　牛膝　独活　僵蚕　蝉壳　生地　首乌　威灵仙　金银花各五钱

上均作二帖，用酒浆一坛，入药一贴，密封蒸之。每日三进，每进一杯，重者四坛全愈，轻者一料。饮酒时以药汤频浴为妙，药汤方备下。

浴药方百三十九

菊花　干荷叶　藿香　白芷　甘松　麻黄　沙参各等分，为末

每水一桶，入药末三钱，加桃柳枝各一把，煎四五沸，睡时于无风处热洗，久出。忌猪羊肉、房事、劳役，惟鳗鲡、乌鱼、白鸭，啖之方效。

治冷痛麻风百四十

闹羊花根四两　北红枣一斤　烧酒五斤

上药酒共入坛封固，煮一日，每饮一小杯，一周时醒，顿愈。

苦参膏百四十一　治大麻风、瘰疹、挛痪等症。

新鲜苦参十斤，锉片，老酒一坛，浸之，春五、夏三、秋七、冬九日取出，晒干为末。加紫萍五两，用苍耳草自然汁十碗煎熟，加白蜜五六斤，同炼成膏，入参萍末和匀，磁瓶收贮。每用一匙，以白汤或酒化下。

仙黄花膏百四十二

三四月间收羊踯躅草，连根捣，取自然汁煎炼，加白蜜成膏，量加麝香、冰片、松香，收贮磁瓶。每服一匙，酒下，昏

沉一二时，醒后自觉爽快。其风疠、麻痛顿愈。

豨莶膏百四十三

六七月间收豨莶草，水洗净，拭去毛刺，捣取自然汁，文火慢熬，不住手搅之，勿冷黏底，加白蜜煎炼，熟加当归、苏木、红花、乳香、没药、血竭、木香、沉香、檀香、麝香、葳蕤各等分，为末，炼成膏，磁瓶收贮。每用一匙，白汤下。一方取苍耳汁对分煎之，亦好。

铅汞膏百四十四　治风癫血、枯手足、僵挛身、内干憔、骨瘦如柴者。苏木十斤，研碎，以水三四桶煎试，滴水不散，去渣，加紫草二斤。

当归、红花各一斤，锉碎入内，再炼去渣，再加乳香、没药、血竭、沉香、檀香、香蛇、人参、麝香各等分，为末，白蜜二斤，同煎，炼成膏。收贮任服。

百花膏百四十五

透骨草　忍冬藤　蒲公英　鹤虱草　九龙藤　野天麻　旱莲草　半枝莲　地杨梅　豨莶草　苍耳草　紫地丁　地锦草　旱辣藜　大小青　薄荷叶　灵芝草　鱼腥草　见肿消　血见愁　淡竹叶　南天竹　枸杞头　橘树头　枳椇叶　五加叶　接骨木　石楠头　地蜈蚣　萹蓄草　马齿苋　野芥菜　蛇床叶　长青草　慎火草　太湖葱

各等分，捣汁，煎加蜜，炼成膏。再加沉香、檀香、冰片、麝香各等分，为末入内，收贮磁瓶，勿泄气。每服一匙酒下，日进三次。修合时，忌妇女鸡犬见。

乌饭膏百四十六　治大风挛曲者。

南天竹（即名乌饭时，山人呼为一丈虎）

春夏收其枝叶，秋冬取其根皮，水熬成膏服。

太乙神浆百四十七　治诸风疠大症。

肥蟹十二只，雌雄各半，去垢净，剁烂，入磁瓶内，好严漆三十六两入内，念咒六遍。以云鹤马包封，埋阴地喜神方向七七日取出，日饮一杯。咒曰：天灵地灵，天地清宁。神仙和合，万气本根。祛邪疗病，永保长生。吾奉太上老君天医使者敕令。

四圣膏百四十八　治手背挛曲不舒，节间疼痛，摊在纸上贴之，渐渐痛止，伸直。

姜汁　葱汁各二碗　线胶四两

同煎炼，再入草乌末四两为膏，如无葱汁，须加火酒，再入乳、没各一两。

五灰膏百四十九

桑柴灰　毛竹灰　豆箕灰　栗柴灰　荞麦灰各五升，淋取浓汁，文武火炼俟凝加明碱一块，矿灰一块　硇砂　白丁香　白附子　巴豆　附子　斑螯

各等分，为末，和匀收贮，如冷麻、大风、肿块并手足拘

挛者，以刀刺破皮肤涂之，烂去恶肉，以除毒根。

黑云膏百五十　大风大疠，紫黑肿块，疮癣恶形，涂之旦夕脱光。

当归　川乌　川椒　飞盐各二两　赤芍　白芷　羌活　木香　僵蚕　杏仁各五钱　黑豆一升半　芝麻二升　蓖麻子一百粒　苍耳子半升　白附子一两五钱

各为末，和匀，以槐花油四两拌之，入磁罐内筑实。以青槐枝数条插内通底，生布包瓶口。将地掘一穴，埋一阔口、矮瓶在内，将药瓶倒入，瓶内盐泥封固，上面以棉花核二斗堆在瓶上，以桑柴二百斤烧半日，去柴留炭，火煨至午间，则油滴在下瓶内，俟冷取出，加雄黄、乳香、没药、血竭各五钱，牛黄一钱麝香二钱，共研末加入。

通天膏百五十一　凡大风、疠疮，痒疼、干烂、疥癣，涂之立愈。

大风子四斤　川胡麻　蓖麻子　土木鳖　杏仁　山棘各二两　芝麻四合

上捣烂，入瓶内，筑实，以柳枝三四根插着瓶底，掘地潭埋一大罐，外以水灌泥潭将药瓶合在上口上，以炭火打三炷香，熇油下溜。

九子油膏百五十二

蛇床子　瓜蒌子　牛蒡子　棉花子　木鳖子　蓖麻子　胡

麻子　大风子　苍耳子各等分

上捣和，入瓶内，倒转炭火，煏油，加雄黄、麝香、樟脑末涂癣疮。

长肉膏百五十三　如风疮烂潭，以浓茶洗净，将膏塞入，不日长平。

银朱　云母粉　象牙末各等分

以鸡子清调之。

坎离膏百五十四　凡大风乖疬，久烂无皮，以甘草汤洗净，搽之三四日即愈。

血竭三钱　冰片一钱　轻粉　水银各二钱　大风子肉一两　白占五钱

上研至不见星，加熬熟香油，调加麝香一分、冰片二分。如治鹤膝风。再加闹羊花根二两、川山甲末六钱。

三白膏百五十五　凡风疬、癣疮、乖烂，涂二三次即愈。

大风子肉　冰片　水银　车米

和研，不见星。

小春膏百五十六　凡痛、风寒湿、大风、肿块，贴之如神。

桐油一斤，煎滚即下黄丹四两，随下川山甲一两，又下蜈蚣十条，渐投白鹅毛二两，血余五钱，化尽倾水内，俟冷，收杯内，隔汤化开，入乳香、没药、血竭、车米、韶粉等分，各一两。

青白膏百五十七

用白松香、青葙子各等分，以葱头同打为饼，塞入烂潭，即生好肉长平。

三圣膏百五十八

风疮烂潭深久者，以浓茶同甘草煎洗净。用杏仁七十粒，半夏半粒，同捣细塞，俟肉长平，用掺药收用。

雁来风百五十九

黄占　川山甲炙　车米　大风子肉

研细，菜油调涂，日易。

佛手膏百六十　治诸风、黑紫疮核，并手足肿大，恶疮胀湿，久烂者。

斑蝥七个　巴豆七十粒　杏仁二十粒　砒一钱　盆硝一两　红娘子十四个　黄占　韶粉各五钱　硫　丹各三钱　沥青　腻粉各一两　绿豆一合　槐角三条　清油四两　血余五钱

上以油煎发化，次下红娘子、巴豆、槐角等逐件，俟焦枯，漉出，方下硫、硝、丹、粉，不住手搅，滴水成珠为度。先将针刺破肿块，以膏贴之，二三日愈。

千捶膏百六十一　治大风，肿胀、黑疮、手足胀大者。

杏仁　江子　蓖麻子各六十粒　铜青　松香各四两

先将前三味捣千杵，加后二味，再捣成膏。如干，加香油少许，放水中，忌见火。

呼脓膏百六十二

蓖麻子、大风子白肉各一百粒，捣千杵，加松香再捣成膏，加乳香、没药、血竭、车米、麝香各少许，贴之。

水成膏百六十三　治诸风破烂及面、手、足污疮，能令生肉。

陈皮八两，炒黑　陈米半升，炒香　藿香　马蹄香各一两　麝香一钱

上为末，冷水调敷有脓处。如破，用槐枝汤洗净，敷之。

升平散百六十四

紫萍　黑豆　升麻　麻黄各等分

上为末，酒糊丸绿豆大，每服五十丸，酒下，临卧服，取汗，三日再服，三次愈。

云翎散百六十五

白鹅毛，炒铁色，为末，老酒下三钱，再饮酒，以醉为度，取汗必滋黏者，三日后肿块渐退。

雨霖丹百六十六

当归　川芎　沉香　甘松　木香各一两　乳香　没药各五钱　槐实　紫萍　白花蛇一条，去皮、头、足，炙　麻黄十斤，去节、根，水煎膏

上为末，麻黄膏丸弹子大。每服一丸，麻黄酒磨下，卧半

日，避风。

雷公散百六十七　如服丢子丸，当常服此，以免害目。

雷丸二钱六分　丢子肉一两五钱　槟榔一两六钱　无名异二两五钱　锡灰五钱

上为末，每服五钱，酒、米糊亦可。壮人半月一泻，瘦人二十日一泻。

牙霜丸百六十八

牙皂末一两　巴霜三钱五分

饭丸绿豆大，白汤下二丸，利下黑物。

红玉散百六十九

东丹　象牙末各五钱　乳香　没药各一钱　孩儿茶　车米韶粉　赤石脂　炉甘石煅　寒水石煅，各二钱　白占一钱　血竭三钱

研末轻掺。

珠云散百七十

云母粉　珍珠粉　败龟板煅　白乳香　寒水石　象牙末坯子粉

研细末用。

轻蛤散百七十一

五倍子　车米

等分，研末用。

半夜散百七十二

用未生毛小鼠捣烂，搭在壁上风干，焙黄香，研细。土鳖虫灰，钻粪虫灰，白占，各五钱，掺之一夜长平。

四魔粉百七十三

硇砂　斑蝥　江子　银油

和为细末，凡风症高肿、紫黑成块，坚顽者，将楮叶擦损苦皮，以药擦上，贴膏即烂去。

香皂粉百七十四

麝香一分　儿茶五钱　冰片六分　轻粉　胎骨灰各二钱

研细，掺臭烂深潭妙。

香珠散百七十五　治大麻风，足底穿烂者。

木香　朱砂　车米　赤石脂煅　东丹各等分

研细，先以茶叶、川椒煎汤洗净，掺上，外用绵纸、用面糊贴上七八层，不数日内长平。

四圣散百七十六

牛黄二钱　麝香三钱　胆矾四钱　明矾五钱

上为末，香油调。如上身病重，以二分擦手心，一分擦足心。下身重，反是每度以四次均擦，三四日则吐出臭黑水，七日不可吃盐荤，二七日以雄鸡约一斤半重一只，煮熟，酱拌食之，其汁煮饭吃。三七日用防风、荆芥、苍术、石斛、蛇床、羌活、白芷煎汤洗浴，四七日服蜡矾丸半升，病愈。

香蒲丸百七十七　治大麻风，诸药不效者，服此除根。

松香二十两，水澄化七次　草乌八两　光乌四两，此二味用水二桶煎浓汁去渣，沉去泥脚　鲜菖蒲三斤，煎浓汁，去渣　防风　荆芥　苍术　甘草各四两，用水一桶，煎浓汁，去渣，沉去泥脚

先将二乌汁煮松香，干，次将防风等汁煮松香，干，又将菖蒲汁煮松香，干，又将好醋一碗煮松香，干熬，入鳅眼，看火候持起，俟冷，浸水内，出火毒，再以火微溶，取起，晒干，捣研末。上部用陈米醋丸，下部用面糊丸。起初三日每服一钱五分，次三日每服二钱五分，日进二次，第七日再起用，而复始空心酒下。

五死加减

皮死，麻木不仁，加天麻二两，属脾。

肉死，刀割不知，加首乌四两，属肾。

血死，臭烂成脓，加当归四两，属心。

筋死，手足指落，加蓖荝四两，属肝。

骨死，鼻梁崩塌，加骨碎补二两，属肺。

五经受病加减

肺经受病，面如紫蓝，加僵蚕一两。

脾经受病，遍身红癣，加苍术四两。

肝经受病，骨络筋缩，加皂角六角，去尖。

肾经受病，足底穿烂，加乳香、没药各五钱。

心经受病，目中流血，加黄连一两。

虚弱人加人参，和前加减，用酒煮药吞前丸药。上身用黄芪三钱，下身用牛膝七钱，疼痛不止加乳、没各三钱，水四碗，煎二碗服。

擦方百七十八

阿魏二钱　樟脑三钱　轻粉四钱　大风子一两,净肉　花椒末一两

生桐油调，布包药擦。

生眉方百七十九　治落眉。

皂角焙　鹿角煅灰

等分为末，用生姜捣匀，频擦眉棱骨上，则眉渐生。

治口眼㖞邪神效方百八十

大全蝎酒洗净,盐焙干,为末,七钱　白僵蚕末七钱　竹节白附子末七钱

称准，和匀。每服一钱五分，酒调服，至三日加五分。

附雄散百八十一

歪附子一只,生捣　雄黄　白附子　樟冰各二两　白芷　杏仁　草乌　南星　半夏　牙皂　蛇床子各五钱　白及　白蔹　川椒各一两　川乌　车米　山慈菇　五倍子各七钱　蝎尾　僵蚕各一两二钱　蟾酥三钱

上为末，以姜蘸擦斑剥肿块上，须于密室内擦，如见风触

579

之则病反凶。如手指、足趾、皮肉麻木，用药末一两，白及一两，和匀，先以秦椒透骨草煎汤拿洗麻处，再用柏叶熏蒸，方用火酒调药，炖为膏子，搽上渐平复。

扫云丹百八十二　治遍身不可忍者。

用草乌末，生姜捣汁调，麻布包擦，自愈。

白雄散百八十三

雄黄一两　白附子五钱　皂荚炙，去皮、弦筋，三钱

共为末。如黑肿，斑块，赤癣，以老姜蘸药一两擦。若鹅掌、雁来等风，用燥姜蘸药擦。如烂风疮，用蟹黄调涂，极妙。

红玉散百八十四

文蛤　白芷　当归　白及　大黄　草乌各一两　乳香　没药　儿茶　血竭　雄黄　韶粉　东丹各三钱

上为末，如痒块、斑肿者，香油调，黑块、顽顿者，姜汁调擦，极妙。

消斑散百八十五　去面上一切斑驳。

白附子　花蕊石　川椒　南星　五倍子　牙皂　山慈菇

各等分为末，姜汁调，临卧涂之。

飞白散百八十六

用老姜切开作片，将砒末夹在内，以线紧缚定，用山黄泥封固，晒干。入火煨，候内姜收尽砒末，取出，将斑蝥末乘湿

揩拭于上，病人浴出，以穿山甲刮去块上苦皮，用此姜重擦则成疮。忌见风，七日脱光，重者三次除根。

消毒丹百八十七　又名太白散。治牛皮癣疮更妙。

明矾十两　白砒五钱　蛇床子七合，炒　硫黄五两　海螵蛸五两

各研末，先将砒、矾渐掺入锅内，俟矾化枯，收起，又将些掺下如此，待枯尽，方同下三味和，研细。如血风臭秽，成片湿肿，黄水淋漓，或脓血黏渍太重，加核桃壳灰一两，以菜油调涂，四五日脱光。

舒挛汤百八十八　治手指挛曲者。

薜荔枝叶梗每斤加川椒三两，侧柏叶四两，煎浓汁，久洗，自然伸直。又名过水龙须，古桥上生者。

虎跑泉百八十九

虎杖草　豨莶草　苍耳草　防风　升麻　荆芥　金银花　紫苏　鹤虱草

煎汁洗浴。

兰汤百九十

大风子壳　白芷　防风　荆芥　苦参　首乌　苍耳子草　麻黄　川椒　葱

煎汤久洗，取汗避风。

乌龙汤百九十一

苍耳子一斗　乌鱼一个，重二斤者

二味同煮，取鱼食之。以汤洗浴，病重者二三十次即愈。歌曰：仙苗苍耳野园中，非比寻常草类同。治风用此如神效，救人真有大奇功。

仙授方百九十二

凡风疬恶疾，多因嗜欲，劳伤动气，血热汗泄，不避邪气，使淫气与卫气相并，则肌肉不仁，腑热不利，故色败皮痒鼻崩壤，或自不仁，极恶之业所致。久则身白皮脱，如蛇皮之状。用桑枝灰一斗，热汤淋汁洗头面。次用大豆及毛豆浆添热水，三日一浴，一日一洗。外用侧柏叶蒸，晒干，白胶香等分，蜜丸梧子，大每服三十丸，白汤下，日进三次，随浴随服。

五草六木汤百九十三

歌曰：椿槐桃柳干茄柯，桑谷天麻酒一锅。苍耳金银藤辣蓼，久年风疬自消磨。

湿风痛风汤百九十四

石楠叶　马鞭草　辣蓼

煎汤浸洗即愈。

三宣汤百九十五

麻黄根、地骨皮、草乌头各二两，加朴硝二两，研匀，上每用一两，水一桶，椒一合，葱三十根，艾一两，煎十数沸，加入米醋一碗，去渣。于密室中，先以蜕巾拖搭四肢，候冷，即澡洗之，令汗透，身面如珠就于室中睡一时，汗解方出，五日一浴。

八叶汤百九十六

桑叶　荷叶　地黄叶　皂角叶　苍耳叶　薄叶　菖蒲叶
首乌叶

各晒干，烧存性，淋汁揩洗。

倒阳方百九十七　又名石蚕散。凡大风肿斑黑顿消，必须戒色，方可保命。

用石蚕生研为末，酒下一钱，阳茎即痿软不举。

蚰蛇油百九十八

用蚰蛇油涂在阳茎上，即痿软不举。

败猪血散百九十九

腊月内取杀猪流血尽时滴出者，贮阴自干为末，以猪脑调为丸，梧子大，飞盐酒下三钱，则一月不举。

生瓜散二百　又名败花散。

诸果皆先开花而后结实，惟丝瓜则先结实而后开花。若开狂花则连瓜烂去，若好花则花谢瓜长。看其蔓上若有狂花谢下，即采此瓜干之，名败花果，以此为末，与人服之则阳事不举。非惟丝瓜，但是先生本身而后开花之物，服之皆可痿阳。

蒸法二百零一

将地上掘一深坑，长六尺，阔三尺，深二尺，以桑柴火或炭火烧通红，酒糟拌袭糖各五斗，先于甑内蒸热，乘热投于坑内铺平，即用扁柏叶铺厚，上以草荐盖之，再摊一席，令病人卧在席上，以被盖厚，勿使通风，睡一二时。底下火气透过糟糠熰其柏叶，自然出臭汗，遍身通泰，半夜后渐去被，待汗自干方出。至明日，于无风处以草木汤浴洗，去其汗秽。如病人强壮可服防风通圣散一二碗，或青风藤膏一二钱，方入蒸也，甚妙。如虚弱者，不可服药，只蒸可也。

熨法二百零二

用晚蚕砂和盐炒热，布包，但有肿块处，乘热熨之，冷即易，以醋拌炒尤妙。初起者即退。如无蚕砂，即太湖沙泥或珠子，无名异醋炒熨之亦好。

洗熏法二百零三

川椒　川乌　胡葱　草乌

煎浓汤，加雄黄、石黄末浸洗挛指一日，用侧柏叶、松节、辣蓼烧烂，熏半日，将乳香、没药、血竭、硇砂、川乌、草乌、麝香、樟冰、白及为末，减水调煎一二沸，涂在挛指上，七日不可见汤，其皮自然退下，再熏二三次即愈。

治疬疮法二百零四　洗方。

威灵仙　首乌　菖蒲　甘草　防风　荆芥　刘寄奴　苦参

各一两三钱

上锉碎入瓮，满水煎浓汁，清晨令病人饮食略饱，将药汤放缸内，病人坐于缸上，架子安稳，令汤气熏之。如冷，以烧火大砖投下，使热气冲上。如此三四次，方入汤中洗澡，须在小密室不通风处方好。早晨浴，至午间方止，即以擦药五钱，半于两手心擦摩，半于两足心擦摩，以右摩左，以左摩右，手足频易摩之。午间浴罢，摩至申酉时，手心、足底如火热，用纸条捆缚两手足底心，紧包，以免散气，即吃煎药一大碗。如此缚定三日，不许解开，亦不吃盐、酱，不可见风，如见风则久不肯变色，亦不肯退斑痕，止吃煎药一碗。第四日以生鸡汤开腥守戒，七日全愈。

擦方二百零五

水银一钱七分　胆矾　明矾各八分半

和研不见星，用麻油调厚，再久擂之如泥。

煎方二百零六

防风　荆芥　山栀　羌活　独活　连翘　前胡　川芎　当归　木瓜　花粉　黄连　风藤　白芷　皂刺　冷饭团各等分

姜、枣水煎服，三服，分三日服之。

双根沙皮饮二百零七　治初疬疮，又治结毒、下疳、蛀干。

荆芥根二两　麻黄根二两五钱　晚蚕砂五钱　白鲜皮　五加

皮各三两　防风　当归　大黄各一两　牙皂九斤　天花粉　连翘各一两五钱　羌活　独活各七钱　土茯苓一斤

上均作五帖，水煎，加酒一半，温服，先服十帖。

丸方二百零八

金银花　荆芥穗　防风各四两　旧琉璃灰二两

共为末，熟地四两，酒煮，捣烂，再加冷饭团十两捣成糊，方加药末为丸，桐子大。以煎药送下五十丸，其冷饭团取白肉为妙。

煎方二百零九

当归　防风　风藤　生地　熟地　荆芥　木通　甘草　天麻　米仁　蜂房烧黄香　桑寄生　赤芍　皂刺　金银花　白鲜皮

大剂每贴加冷饭团一两，水煎，送丸药下。如头面多，加川芎；身上多，加升麻、藁本；手臂多，加五加皮；脚腿多，加牛膝、木瓜。

七圣散二百十

金银花四两　杏仁十四粒　皂角子七粒　牙皂七片　僵蚕十四条　蝉蜕二钱　土茯苓一斤

水四碗，煎二碗，作二三次服，轻二贴、重三四贴愈。

白通汤二百十一

白术　木通　木瓜　前胡　柴胡　羌活　独活　花粉　金银花　风藤　牛膝　甘草　陈皮　角针　蒺藜　薄荷　米仁　苍耳子　皂角子各等分

每帖加土茯苓一两，姜、枣水煎服。

荆神饮二百十二　治疬疮初起。

荆芥穗四两，水五六碗，煎去三之二，滤清服。又以一斤煎汤，先熏后洗，不过三四次即愈。无毒不发。

火珠浆二百十三　治初生疬疮。

用蛇卵草取自然汁冲酒，温服数碗，一连四五次，脱愈。

黄龙髓二百十四　治疬疮初起。

取白颈蚯蚓于盆内捣烂，加水研，淘澄清，取其清水，日服一次，二三日即愈。

杞头汤二百十五　治疬初起，即服败毒散三四贴。

以枸杞头二三斤煎浓汤，熏洗二三次，愈。

番白饮二百十六　此真方也，并可治霉毒（家严注）。

番白草　紫花地丁　当归　木通　皂刺　风藤　皂角子　牛蒡子　蛇床子　僵蚕十二个　桑皮　米仁

每贴加土茯苓四两，水酒各半，煎服十贴，病愈。

八仙汤二百十七　兼治疬疮结毒。

人参三分　米仁二钱　花粉一钱二分　皂刺廿一个　蜂房七孔　浮麦一握　冷饭团三两　琉璃灰七分半

水煎温服，七贴病愈。

三川神应汤二百十八

川芎　牛膝各五分　川黄连　土黄连各一钱

先以饭团一斤半，将竹刀刮去皮，止用白肉，不用黄色，打碎，不见铁器，用水四大碗，煎至二碗，去渣，入药，再煎取一碗，又用雄猪夹肝煎油三匙入内，服三四帖，止。

三分散二百十九　治疠风初起。

用黄花酒拌，九蒸晒，为末，温酒送下一二分。酒尽量饮，麻木一昼夜，随服补中汤三贴，第四日照前又服三分，又服补中汤三贴。如此三次，初服发疮，二服出水尽干，三服脱光，永不再发。

黄白大丹二百二十　治同上。

用槐花半斤，以滚汤泡去石灰，焙干为末。加白矾四两，酒糊丸桐子大。每服五六十丸，酒下，日进三服，服尽病痊。

坎离丹二百二十一

明雄黄一两　明矾二两

共为末。每服五分，热酒下，如难服，用黄米糊丸，桐子大。服三七日全愈，永无毒发。

枣灵丹二百二十二

败龟板灰　马瓢草　地骨皮各一两　槐实　川椒　油胡桃各

一两

如疮大，加桦皮末一两。上为末，北红枣丸，梧子大。每服三十丸，茶下，七日愈。

三母五子丹二百二十三

益母草　知母　贝母　槐子　苍耳子　蔓荆子　皂角子牛蒡子

等分，为末，每一两加虎胫骨一钱，煅存性，和白酒糊丸，桐子大，每服一二十丸，温酒下。

定痛饮二百二十四　治筋骨疼痛，久不愈者。

茜草　麻黄　乌药各一钱　细茶芽三钱　槐子炒焦　川椒各五钱　鱼膘肠三钱，米粉和炒成珠　乳香一钱　姜五片　葱五根

煎服三剂，全愈。

七神汤二百二十五

蜂房三钱　僵蚕二钱　角子五个　淡竹叶　二十片　灯心七寸长，二十根　土茯苓四两

用蛤蟆一只，刮去腹中垢，风干，切四块，每帖下一块，煎服。如服蛤蟆左前足则愈左手病，服左后足则愈左足病，右亦然。一二帖发起，三帖势定，四帖收功。

岁桃浆二百二十六　治疠疮初起。

用核桃按岁一枚，取白肉竖排炒锅内，每桃上放细茶一撮，以酒煎，嚼桃饮酒，速愈。

胡麻饭二百二十七

大枣二十一枚，去核，每枚入宫粉填满，每日以三枚和米半升煮饭食之，七日枣完疮愈。

蜡矾丸二百二十八

闹羊花酒拌，九蒸晒　草乌酒浸，炒　白矾　黄占溶化，各等分

上为末，加蜜少许，丸卜子大。每服五六十丸，酒下。

糖岸散二百二十九

缸中岸半斤，煅　黑砂糖半斤

拌匀，分三次服。又以雄黄，研飞，发灰枯矾各五钱，共为末，每服三钱，酒下。

天尘丹二百三十

头垢择妇人者　雄黄各二钱　朱砂五分

均打作十八丸，先服一半，七日退光，不愈，再服，完则定，好酒下。

保真饮二百三十一

精羊肉四两，煮烂，取汁六七碗，入蝉壳四两，麻黄，春秋用一两五钱，夏用一两，冬用二两，再煮，存四碗。旋服完，吃羊肉取汗，昏沉一日，醒后三日皆退尽。无毒。如筋骨痛者，加上好点红川椒一两，不痛不必加。

虚鸣汤二百三十二

蝉壳四两　仙遗粮即土茯苓，半斤　荔枝草一两　麻黄春夏用七

钱，秋冬用一两五钱

作一帖，水三碗煎一碗，服三四日，脱光。疮多、凶者，不过三服，即愈不发。无毒。

乳酥汤二百三十三

精羊肉一斤，用水八碗煎至一半取起，以酒送下，肉存汁，加蝉壳四两，川芎一两，威灵仙一两，麻黄春用九钱，夏用六钱，秋用八钱，冬用一两，煎至一碗，温服，即换衣穿之，以帛包裹头必出臭汗，用荆芥汤洗浴，其疮俱发出，不过三四日脱光。无毒不发。

胡麻饮二百三十四

金银花　赤茯苓　明天麻　胡麻各一两　防风　荆芥　羌活　独活　僵蚕　连翘　五加皮　地骨皮　当归　黄芩　黄连　杜仲　牛膝　黑牵牛　米仁　角刺各五钱

均作十帖，加土茯苓一两。

肉核油二百三十五

防风　荆芥　首乌　花粉　苦参各三两　冷饭团一两　肥皂核肉四两　猪脂油四两

水一碗，煎至半，作五六服。如疮多不效，再一服，全愈。忌铁器。

治结毒方二百三十六

朱砂五钱　雄黄　硫黄各七钱　乳香　没药各二钱

共为末，以黄占一两溶化，为丸卜子大。每服四厘，土茯苓四两煎汤下，日进三次。

又方二百三十七

白砒四钱（宜减十成之八），雄黄一两，黄占一两，牛黄三钱，共为末，作丸，重一分半。空心，土茯苓煎汤下一丸。

雷公散二百三十八　即再造散。

郁金　木香各五钱　大黄　朴硝　白丑半生半熟　角刺各一两

上为末，每服五钱，清晨面东酒下，量人虚实、病势轻重缓急用之。服此之后，或虫如鱼脑、鱼肠、恶异，之物而出。忌食一切毒味、发风动气、鲜腥盐物半月，其牛、马、驴、骡、雁、雉、禽、兽、糟食、熏炙之类，终身忌之，惟鹿、麝可食。

醉仙散二百三十九

胡麻　牛蒡子　蔓荆子　枸杞子各一两　白蒺藜　苦参防风　瓜蒌仁各五钱　荆芥二两　蛤粉　全蝎　藿香各七钱　麝香　乳香　没药各六钱　车米一两二钱　丢子半斤

上为末，每服二钱，酒下，日进三服。先服再造散，次服补剂，元气复还，然后复此。忌盐、酱、油、醋、鱼、椒、果子、烧炙之物，止可食淡粥、时菜，尤忌茄、芥，惟乌梢蒸食最好。服之身如醉，齿中出血或臭水，乃见功。

神仙紫花丸二百四十　服前二方完即服此方，三年方保无虞。

白花蛇_{一两} 首乌 威灵仙 荆芥_{各四钱} 麻黄_{二钱} 胡麻_{一钱} 蛇床子_{二钱}

将六味锉碎，共蛇用无灰酒一大碗浸一夜，去蛇皮骨，通晒，乃还原酒内，再浸再晒，酒尽方止，为末。加人参一两，木香、沉香各三钱五分，当归七钱五分，天麻、牙皂各五钱，麝香三钱，乳香、没药各一钱，雄黄、辰砂各五钱，肉豆蔻一个，定风草二钱五分，还瞳子一两，俱不见火，为末。防风、羌活、甘草、细辛、川芎、独活、苍术、芍药、枇杷叶、蒺藜、金银花、五加皮、白芷、苦参各五钱，胡麻、麻黄、牛膝、草乌、川乌、白附子、菖蒲各三钱五分，各为末。用丢子二斤，去壳，入瓶内，以酒拌，湿箬纸密包，隔汤煮一日夜，黑烂，杵成膏，分作二分，每分入第一号药末六钱，第二号药末八钱，第三号药末一两五钱，和匀，糯米饭捣胶，丸桐子大。每服二十丸，加至五六十，鸡鸣、午、夕三时各一服，茶下。忌劳碌、房事、盐、醋、糟、鲜海味、水果、辛辣之物。

芥朱丸二百四十一 治紫黑瘫烂等症。

青萍 荆芥 苦参 土朱 白花蛇_{各四两}

上为末，皂荚熬膏，丸桐子大，每服六十丸，茶下，毒从毛孔中出。

夺命丹二百四十二 又名九龙丹。治诸大风。

草乌　首乌　没药　黄芩　禹余粮　威灵仙　蒺藜　菖蒲
天麻　蓖麻子各一两　雷丸　川椒　荆芥　胡麻　麻黄　牛蒡
子　白花蛇　赤芍　全蝎　乌梢蛇各一两　乳香　车米各三钱
蜈蚣一条　羌活　风藤各五两　木鳖子一两五钱　苍术　丢子各半
斤　皂荚一斤，锉碎

无灰酒浸一夜，去酒，以新汲水一碗探取汁，银磁器内熬
膏丸，桐子大，每服六十丸，茶下，面足觉痒乃药力至，不日
全愈。

活血丹二百四十三　治筋骨痛甚。

木香　乳香各一两　麝香　皂角各三钱　大风子四两

上为末，饭为丸，芡实大，每服五十丸，茶下。加至七八
十丸。

羌活愈风汤二百四十四　治肝肾虚败，筋骨软弱，语言謇
涩，精神昏倦，大能安养精神，调理阴阳。

羌活　甘草　防风　川芎　细辛　枳壳　熟地　人参　麻
黄　薄荷　甘菊　当归　知母　黄芪　独活　白芷　杜仲　秦
艽　柴胡　半夏　厚朴　防己　前胡　地骨皮　枸杞子　蔓荆
子各三分　黄芩　茯苓　芍药各四分半　石膏　苍术　生地各六分
桂枝一分五厘

水二钟，煎八分。天阴加生姜五片，欲利加大黄三钱，欲
汗加麻黄一钱，姜五片，春冬加半夏，夏加知母、石膏，秋加

白术。

防风通圣散二百四十五

川芎　当归　荆芥　芍药　苍术　大黄　芒硝　滑石　山栀　石膏　桔梗　甘草　黄芩　薄荷　麻黄　连翘各等分

共为末，每服三钱，酒下。如饮片，姜、枣煎服，以渣晒干，煎汤洗浴。

加减通圣散二百四十六　病甚者服之。

防风　川芎　桔梗　枳壳　石膏　柴胡　黄连　羌活　连翘　生地　熟地　芍药　当归　薄荷　甘草　麻黄　滑石　黄芩各三钱　芒硝一两　角刺二两　风藤三两　荆芥穗五两

上药分作八服，每服用水二大碗，煎八分，空心服，日进三服，五六日后，方服紫花丸。

乌药顺气散二百四十七　初起先服二十贴。

麻黄　陈皮　乌药各一两　僵蚕　川芎　枳壳　甘草　桔梗　白芷各一两二钱　干姜五钱

为粗末，煎服。为细末，姜汤送下三钱。

五积散二百四十八　不拘前后，皆可服。

苍术一斤半　桔梗十二两　枳壳　陈皮　麻黄各六两　厚朴　干姜各四两　半夏二两五钱　芍药　白芷　川芎　当归　白茯苓　甘草　官桂各二两

共为末，每服三钱，姜汤下。

小续命汤 二百四十九

麻黄　人参　黄芩　芍药　防己　桔梗　川芎　当归　附子　杏仁　甘草　石膏各七分　防风一钱

（如中风无汗）倍麻黄、防风、杏仁。（中风有汗，恶风）倍桂枝、芍药、杏仁。（中风无汗，身热不恶寒）倍黄芩加干葛、桂枝。（中风无汗、身凉）倍甘草、附子、加干姜。（中风有汗、不热）加桂枝、倍甘草、附子。（中风，六经混淆或枝节挛痛麻木）加羌活、连翘。

《解围元薮》卷四终

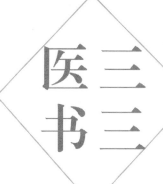

三三医书

伤科方书

清·江考卿 撰

提要

　　本书为未刊稿，荷同社金履升君录寄。第一集《本草衍句》亦即金君所觅稿。金君之热忱高谊，有足多焉！至此书内容，真是中国不传之秘，如断死证秘诀、秘受不治各法，一切受伤治法及秘传各方，皆非历经试验，岂能有此斩钉截铁之说。吾知此类中医失传之方法，近世西医中有切实学问、留心古书者必得，作一大好之参考材料也。末附金君施送多年之验方为尤佳。

赘语

一般舆论，咸谓西医长于外科，中医长于内科。然而中医外科方中升药，西医已惊谓有奇效，不知伤科尤擅特长，惜少传耳。

目录

伤科方书

江考卿先生著

休宁金履升录存

绍兴裘吉生校刊

断死证秘诀

金伤身损眼皮青，定主身亡难救命。若是气喘与呃噎，且在一七内中亡。人中昼满唇又青，三日须知命必倾。神仙留下真秘诀，不说凡人不知音。

秘受不治法

凡矢柱骨折，不治。凡两目损伤，不治。凡口开气出不收，不治。凡口如鱼口，不治。丹伤食喉，不治。凡打破头、鼻，流黄白水，不治。凡脊骨折断，不治。凡心胞紧痛，红色高肿，不治。凡心口青色，不治。凡小腹阴阳不分，不治。凡小腹伤，吐粪，不治。凡跌打、大小腹痛，不治。凡肾子伤入小腹，不治。凡孕妇伤犯胎，不治。凡女人伤乳，不治。凡男人两乳堂伤，不治。凡腰伤、自笑，不治。凡两臂堕下，尽力叫嚎，汗出如油者，不治。凡人手骨出一胫，可治；两胫齐出，不可治。

受伤治法

凡脑受伤，使人轻轻扶正，皮末破，用二十号黑龙散；已破，用十四号桃花散填破口，避风、禁口自愈。

凡顶门受伤，用二十四号止血散搽服，俱用此药。

凡气喉受伤，令人扶头，托凑喉管，不使出气，用银针连好，外用十八号贴膏，内服上部药方。

凡眉甲骨出，用椅圈将软衣垫好，令伤人坐圈中，使一人捉定，以绢缚之，外用十八号贴膏，内服上部药方。

凡肩脏骨折，必先使骨平正，用十八号贴膏，以油纸扎好；内服六号接骨丹。凡金井骨在胁下，若损伤，不宜夹缚，扶平，用二十六号黑龙散。

凡两胁骨折，如金井骨治法。

凡肩臂脱出，令人抵住，以抱着手臂，轻轻送入故位，内服六号接骨丹，外贴十八号膏。

　　凡人膝盖乃另生者，跌少不治，跌破者用篾箍，以带缚定，外用二十四号止血散。

　　凡伤破腹，大肠跌出，被风吹其肠干，不能收口，用麻油操上，使肠润泽；用一人托肠，一人默含冷水，喷泼伤人身上，其人必然一惊，托肠人即随惊送入。再用银针连好，先敷二十四号止血散，后用十八号膏贴。伤破，目难看见，用好酒一杯，令伤者饮下，即使人嗅伤，如若有酒气，其肠已破，难已救治。

　　凡人骨跌出，内外折肉中，用二十号宝麻药一服，再将肉破开，取膏整换，用二十四号止血散、十八号贴膏，外以笋箬包好，内服六号接骨丹。

　　凡打伤、跌肿肉中之骨，不知碎而不碎，医人以手轻轻摸肿处，若有声者，其骨已破。先用二十号宝麻药一服，然后割开。如血来不止，用二十四号止血丹。又用二十号宝麻药一服，再取骨出。若骨碎甚，即以别骨填接，外贴十八号膏药，内服六号接骨丹。

　　凡平直处跌打骨伤，皮不破，先用二十号黑龙散敷好，再用板夹缚平正。如曲折之处，只宜敷药，不宜夹缚，免愈后不能伸屈。

　　凡服跌打药，要忌冷水、冷物，其药必要热服。

　　凡跌打伤重，必先用二十七号药水洗过，然后敷药。轻伤不必如此。

凡跌打血来不止，用二十五号桃花散，或二十四号止血丹。再不止，用三七、山羊血，外用桃花散圈上。

凡骨未碎有轻者，外用十八号贴膏，内服上、中、下三部之药，照伤何部，即用何部药方。

凡山谷乡村无药铺之处，若遇跌打，暂用糯米、水酒、姜、葱同捣包熨，不使血凝，内服老酒，再治可也。

凡跌打药，宜磁瓶收贮，不使出气。

凡人周身一百另八穴，小穴七十二处，大穴三十六处，打中小穴，重亦无妨；打中大穴，虽轻亦死。今将三十六个大穴道明受伤治法。

头顶心名为元宫穴，打中者，二日死，轻者耳聋、头眩，六十四日死。先用加减汤加羌活一钱、苍耳子一钱五分，次用夺命丹二三服，再加药酒常服。

前胸名华盖穴，打中者，人事不省，血迷心窍，三日而死。先用加减汤加枳实一钱、良姜一钱，次用七厘散二分，后用夺命丹二三服。

后背心名肺底穴，打中者，两鼻出血，九日而死。先用加减汤加百部八分、桑皮一钱，次用七厘散二分，后用夺命丹二三服，再用紫金丹。

右乳上一寸三分名上气穴，打中者，发寒热，三十二日而死。先用加减汤加沉香五分、肉桂一钱五分，次用七厘散二分，后用夺命丹二三服。

左乳下一分名中气穴，打中者，十二日而死。先用加减汤加青皮一钱、乳香一钱，次用七厘散二分，后用夺命丹二三服。

左乳下一寸四分名下气穴，打中者，七日而死。先用加减汤加枳实一钱五分、石菖蒲一钱，次用七厘散二分，后用夺命丹二三服。

右乳上一寸三分名上血海，打中者，口中吐血，十六日死。先用加减汤加郁金一钱二分、沉香一钱，次用七厘散二分，再用夺命丹二三服。

右乳下一分名正血穴，打中者，口中吐血，十八日死。先用加减汤加郁金一钱五分、寄奴一钱五分，次用七厘散二分，再用夺命丹一二服。

右乳下一寸四分名下血海，打中者，三十六日吐血而死。先用加减汤加五灵脂一钱二分、蒲黄一钱（炒黑），次用七厘散二分，再用夺命丹二三服。

心中名黑虎偷心穴，打中者，立刻眼目昏花，人事不省，拳回气绝，速宜治之。先用加减汤加官桂一钱、丁香六分，次用七厘散二分，再用夺命丹二三服，再用紫金丹三四服。

心下一分名霍肺穴，又下半分名肺底穴，打中者，劈面一把即醒，然后用药。先用加减汤加桂枝一钱二分、贝母一钱，次用七厘散二分，再用夺命丹二三服，又服加减汤，后用紫金丹。

心下一寸三分、偏左一分名翻肚穴，打中者，比日而死。先用加减汤加红花一钱五分、木香一钱，次用七厘散二分，仍用加减汤二三服。再用夺命丹二三服，又用紫金丹三四服，或吊药一敷。

脐下一寸五分名气海穴，打中者，二十八日而死。先用加减汤加杏仁一钱、玄胡索一钱，次用七厘散二分，再用夺命丹二三服。

脐下三寸名丹田穴，打中者，十九日而死。先用加减汤加木通一钱五分、三棱一钱五分，次用七厘散三分。

脐下四寸五分名分水穴，打中者，二便不通，十三日而死。先用加减汤加三棱一钱五分、莪术一钱、生军三钱，次用七厘散二分，再用紫金丹二三服。

脐下六寸名关元穴，打中者，五日而死。先用加减汤加车前子一钱、青皮一钱，次用七厘散二三分，再用夺命丹二三服。

左边胁脐毛中名气海穴，打中者，六个月而死。先用加减汤加五加皮一钱、羌活一钱，次用七厘散二三分，再用夺命丹三四服。

右边胁脐毛中名血海门，打中者，五个月死。先用加减汤加柴胡一钱二分、当归一钱，次用七厘散二分，再用夺命丹二三服；或用药酒常服。

左边胁梢软骨名章门穴，打中者，一百五十四日死。先用加减汤加归尾一钱、苏木一钱，次用紫金丹三四服。

右边胁梢软骨名地门穴，打中者，六十日而死。先用加减汤加丹皮一钱、红花一钱五分，次用夺命丹二三服，仍服加减汤。

下一分名血囊穴，打中者，四十日而死。先用加减汤加蒲黄一钱、韭菜子一钱，次用夺名丹二三服，再服药酒。

两耳下半分空处名听耳穴，打中者，二十四日死。先用加减汤加川芎一钱、细辛五分，用夺命丹一二服，再服药酒。

背心第七个节两边下一分名石骨穴，打中者，吐痰、吐血，十个月而死。先用加减汤加杜仲一钱、骨碎补一钱，次服夺命丹三四服。

下一寸一分名后气穴，打中者，一季而死。先用加减汤加补骨脂一钱、乌药一钱，次用紫金丹三服，再用药酒。

两腰眼中，左边名肾经穴，打中者，三日大哭而死。先用加减汤加桃仁一钱五分、红花一钱，次用夺命丹二三服。

右边名命门穴，打中者，日事而死。先用加减汤加桃仁一钱五分、前胡一钱，次用夺命丹三服。

尾稍尽下一分名海底穴，打中者，七日而死。先用加减汤加生军一钱、朴硝一钱，次用夺命丹二三服，再用紫金丹三四服。

两腿中同名鹤口穴，打中者，一季而死。先用加减汤加牛膝一钱、苡仁一钱，次用紫金丹二三服。

左右脚底中同名涌泉穴，打中者，十四个月死。先用加减汤加牛膝一钱、宣木瓜一钱，次用夺命丹二三服。

以上三十六大穴，指明受伤之法。然用药虽无久异，不过加减汤及七厘散、夺命、紫金等药，惟加减方中，所加二味零药不可错误，切宜紧记。

大凡人于既跌之后，或相打受伤之后，感冒经风，发寒、发热，头身皆痛，先用解肌汤或小柴胡汤治之，然后再服跌打之药。

通用方

解肌汤

广皮一钱　防风一钱　葛根一钱　木通一钱　羌活一钱二分
荆芥一钱五分　前胡一钱　桔梗一钱　苏叶一钱五分

加葱白三根、姜三片，水煎服。

小柴胡汤

柴胡一钱　桔梗八分　连翘一钱二分　花粉一钱五分　葛根一钱

黄芩一钱　广皮一钱　木通一钱五分

加灯心十根、砂仁末五分，水煎服。

十三味加减汤

五加皮一钱五分　枳壳一钱　刘寄奴一钱　肉桂一钱　杜仲一钱　五灵脂一钱　蒲黄一钱　归尾一钱五分　广皮一钱二分　红花八分　玄胡索一钱　香附一钱五分　青皮一钱

加砂仁五分，用陈酒煎服。

金疮药方

生南星五钱　生半夏五钱

共研细末搽之。

吊药方　专治接骨入骱，打伤骨头，止痛去伤。

赤芍二钱　麝香五分　乳香二钱　没药二钱

各研细末。临用，糯米饭、烧酒调涂。

七厘散　专治跌打，血迷心窍，人事不省。服之可行，用冷粥即止。

硼砂八钱　朱砂四钱　血竭八钱　土狗六钱　地鳖八钱　归尾五钱　红花五钱　苏木四钱　加皮四钱　枳实五钱　木香五钱　大黄六钱　巴霜三钱　蒲黄三钱　青皮三钱　广皮四钱　乌药三钱　灵脂五钱　三棱五钱　莪术五钱　寸香一钱　肉桂三钱　猴骨三钱

以上共研细末。重者二分半，轻者一分，再轻七厘。陈酒下。

飞龙夺命丹　专治跌打接骨，皆可服之。

当归五钱　赤芍二钱　三棱四钱　寸香二钱　土狗三钱　土鳖八钱　莪术四钱　青皮三钱　蒲黄二钱　碎补三钱　加皮八钱　广皮二钱　硼砂八钱　然铜八钱　木香六钱　乌药三钱　朱砂八钱　胡索四钱　桂心三钱　香附四钱　寄奴三钱　桂枝三钱　血竭八钱　羌活三钱　前胡三钱　贝母二钱　葛根三钱　秦艽三钱　桃仁五钱　苏木四钱　杜仲二钱　猴骨二钱　韭菜子二钱　古钱四个，醋酒浸

共研细末。重服三分，轻分半，再轻一分。酒下。

地鳖紫金丹　专治远近，跌打内伤，面黄肌瘦，四肢无力，并腰痛，皆服之。

青皮三钱　黄芩三钱　赤芩三钱　乌药三钱　红花三钱　赤芍三钱　血竭八钱　朱砂二钱　自然铜八钱　土狗五钱　土鳖三钱　猴骨三钱　虎骨八钱　牛膝三钱　灵仙三钱　灵脂五钱　木香二钱　寸香三钱　香附四钱　肉桂三钱　枳壳二钱　丹皮四钱　桃仁五钱　贝母三钱　寄奴三钱　广皮三钱　苏木三钱　远志二钱　归尾五钱　桂枝三钱　木通三钱　三棱四钱　莪术四钱　秦艽三钱　加皮五钱　续断三钱　杜仲三钱　骨脂四钱　碎补三钱　羌活三钱　葛根三钱　蒲黄四钱　泽泻三钱　松节五钱　枸杞三钱　韭菜子三钱　硼砂八钱

共研细末。重服三分，轻二分，再轻一分。酒下。

万应回生膏　专治远近跌打，接骨，风气，周身大穴受

伤，贴即效。

生地五钱　熟地五钱　当归二钱五分　川乌二钱五分　草乌五钱　红花五钱　灵仙二钱五分　寄奴二钱五分　杜仲一钱五分　木瓜一钱五分　牛膝五分　胡索三钱　桂枝二钱五分　防风二钱五分　骨脂二钱五分　荆芥二钱五分　独活二钱　赤芍一钱五分　碎补五钱　香附三钱　桃仁三十粒　升麻三钱　丹皮二钱五分　苏木二钱五分　青皮二钱五分　乌药二钱五分　韭子二钱五分　松节二钱五分　秦艽二钱五分　续断二钱五分　元参二钱　麻黄二钱　蒲黄二钱五分　虎骨五钱　猴骨三钱

共研细末，将麻油一斤、血余四两煎好，共熬成膏。

临用加膏上末药

寸香七分　丁香一钱　血竭一钱　木香一钱　桂心一钱　乳香一钱　没药一钱　香附一钱　东母一钱　苏合油一钱

女人加益母草、油发灰、阿胶各四钱。

劳伤药酒方

红花二钱　黄芩五钱　乌药五钱　白茯苓五钱　生地五钱　当归六钱　加皮五钱　骨脂三钱　杜仲五钱　牛膝五钱　枳壳三钱　桃仁四钱　远志五钱　续断三钱　麦冬五钱　秦艽五钱　丹皮五钱　枸节五钱　桂枝三钱　香附三钱　泽泻五钱　胡索五钱　虎骨八钱　枸杞子六钱　白胡根三两　胡桃肉四两　大枣头三两

以上等药，共置入好酒中，随饮。

劳伤丸药方

生地　熟地　加皮　当归　丹皮　黄芩　杜仲　黄芪　麦冬　天冬　远志　川牛膝　补骨脂　柏子仁　白茯苓各等分

以上共研细末，白蜜和丸。白汤送下。

体仁子曰：跌打损伤之症，皆从血论，损有重轻之不同，伤有浅深之各异，岂能一概而治乎？盖皮未破，多用串皮破血之剂；皮既已破，多用通利兼补之方，此乃跌打中之大要也，学者用心详焉。今将秘方开例于后。

秘传方

君臣散（第一）

肉桂童便浸，一两　红花酒洗，五钱　归尾五钱　生地五钱　甘草稍五钱　赤芍五钱　乌药五钱　牛膝五钱　玄胡索五钱　杜仲三钱　桃仁去油，五钱　碎补去毛，五钱　续断二钱　花粉二钱　川芎三钱　羌活二钱　牡丹皮五钱　加皮二钱　防风二钱

共研细末。临用，加姜末少许。

紫金散（第二）

紫金皮

酒浸一宿，瓦上焙干，为末用。

黑神散（第三）

黄金子

麻油拌，炒黑，为末。

桃花散（第四）

乳香_炙　没药_炙　血竭_炙

各等分，共研细末。

玉龙散（第五）

人中白

醋炙七次，研末。

乳香散（第六）

乳香_炙　没药_炙　碎补_{去毛}　当归_{酒浸}　硼砂_煅　血竭　土鳖_{去头、足，醋炙}

各等分。酒醉瓦焙，为末。

一粒金丹（第七）

半两钱_{醋炙}　土鳖_{炙，两半}　瓜蒌仁_{去油，每一钱者三钱}

共研细末，以饭丸，粟米大。上部一钱，下部一钱五分，酒下。

八仙丹（第八）

乳香_{二钱}　没药_{二钱}　巴霜_{二钱}　碎补_{二钱}　半夏_{二钱}　归尾_{酒洗，五钱}　硼砂_{三钱}　大黄_{五钱}　血竭_{三钱}　自然铜_{醋炒，三钱}　无名异_{醋炙，二钱}

以上共研细末。每服八厘，酒下。

川芎散（第九）　上部头伤痛用。

川芎—钱　白芷—钱　防风—钱　赤芍—钱　生地—钱　当归—钱二分　羌活—钱二分　花粉—钱二分　陈皮—钱　桔梗—钱　黄金子—钱二分

加姜三片，水、酒煎服。

桂枝汤（第十）　上部手臂伤痛用。

桂枝　枳壳　陈皮　红花　香附　生地　防风　当归　赤芍　独活　玄胡索

各等分。加童便煎服。

蔓荆散（第十一）　上部眼目伤用。

白芍—钱　生地—钱二分　红花—钱二分　白术—钱二分　川芎—钱二分　当归—钱二分　蔓荆子—钱

水、酒煎服。

杜仲散（第十二）　中部腰痛伤用。

肉桂—钱　乌药—钱　杜仲—钱二分　赤芍—钱　当归—钱　丹皮—钱　桃仁—钱　续断—钱　玄胡索—钱

童便煎服。

杏仁汤（第十三）　中部肚痛伤用。

甘草三钱　归尾—钱　生军三钱　杏仁去皮，三钱　桃仁去皮，三钱

童便煎服。

桔梗汤（第十四）　　下部二便闭用。

红花　苏木　芒硝各五钱　煨大军七钱　桔梗二钱　桃仁二十五粒　猪苓　泽泻各三钱

加姜三片、童便一盏、酒半斤煎服。

车前散（第十五）　　下部二便闭用。

当归　枳壳　赤芍　车前子　木通　桔梗　大黄　芒硝

以上各等分。童便、水、酒煎服。

海桐散（第十六）　　手足伤亦可用。

独活　牛膝　秦艽　桂心　生地　陈皮　赤芍　续断　当归　防风　丹皮　加皮　姜黄　海桐皮

以上各等分。童便、水、酒煎服。

麝香膏（第十七）

红花五钱　归尾一两　苏木三钱　加皮五钱　肉桂五钱　地黄五钱　白芷五钱　紫金皮五钱　防风五钱　荆芥五钱　牛膝五钱　续断五钱　灵仙三钱　独活五钱　麻黄五钱　黄柏五钱　丹皮五钱　桃仁五钱　苦参五钱　血余五钱　大黄一两

以上用麻油斤半，将上等药浸下，夏二日、冬四日为度。用铜锅熬至枯色，入姜少许，再熬，去渣，又熬，入片黄霜三味，又熬数沸，取起，收拾听用。用时加麝香、乳香、没药三味药末于膏上。

象皮膏（第十八）　　凡跌打骨断、皮破皆用。

大黄一两　川归一两　肉桂三钱　生地一两　红花三钱　川连三钱　甘草五钱　荆芥三钱　白及五钱　白蔹五钱

以上肉桂、白及、白蔹、黄占共研细末，余药油浸，照前熬法成膏收。用时加膏上末药土鳖、血竭、龙骨、象皮、螵蛸、珍珠、乳香、没药八味再帖。

药酒方（第十九）　凡打伤跌损可用。

当归　生地　乌药　三七　肉桂　乳香　没药　牛膝　丹皮　红花　胡索　防风　独活　杜仲　加皮　落得草　川芎虎骨　干姜　姜黄　紫荆皮　海桐皮

各五钱，米酒浸煮，早晚服。

八厘宝麻药（第二十）

川乌　草乌　蟾酥　半夏　南星　黄麻花　闹羊花

共等分，研末。苎叶汁拌末，晒干，再研末收好。每服八厘，酒下。

羊花散（第二十一）

闹羊花二钱　南星二钱　草乌一钱　半夏二钱

共研末，用麻黄根、蓖麻根、蓖麻叶三味绞汁，拌上末药，再研末。开割肉用者搽上。

续筋骨（第二十二）

土鳖　血竭　龙骨

共等分。研细末，唾调涂。

又方（第二十三）

旋覆花取汁调涂。

止血散（第二十四）

血见愁　马兰头　川三七　旱莲草

共研细末，取好。便用。

桃花散（第二十五）

陈平石灰一斤

用牛胆浸七次，取出，同大黄炒如桃花色，去大黄用。

黑龙散（第二十六）

川山甲丁皮六两　川芎二两　枇杷叶去毛，五钱　百草霜五钱

当归二两

共研细末用。

洗伤药方（第二十七）

艾葱　桂枝　荆芥　归尾　槐花　苍术　防风　玄胡索

以上各五钱，水、酒、童便煎服。

阴江汤（第二十八）　妇人损伤用。

阿胶　没药　油发灰

水酒煎服。

血竭汤（第二十九）　跌打，血从口出用。

发灰　茅根　血竭　韭菜根

水、酒、童便煎服。

跌打既好筋不伸方（第三十）

黄荆子一两　续断八钱　海桐皮八钱　虎骨八钱　鸡骨八钱　犬骨八钱　秦艽七钱　独活七钱

共研细末。每服一钱五分，合下宽筋汤服。

宽筋汤（第三十一）

肉桂　牛膝　姜黄　黄芪　川芎　地黄　独活　续断　白茯苓　海桐皮

各等分。用水酒煎，空心服。

人参散（第三十二）　凡接骨之后无力，不能行动用。

人参　白术　肉桂　续断　黄芪　当归　乌药

各等分。用水煎服。

桂枝汤（第三十三）　凡治一切跌打通用。

陈皮　芍药　枳壳　丹皮　香附　生地　桂枝　归尾　桃仁　乳香　没药　川芎　牛膝　藿香叶

水煎服。

姜黄汤（第三十四）　凡一切跌打通用。

桃仁　兰叶　丹皮　姜黄　苏木　当归　陈皮　牛膝　川芎　生地　肉桂　乳香　没药

水、酒、童便煎服。

消风散（第三十五）　凡跌打损伤、牙关紧闭。

赤芍一钱二分　川芎一钱二分　当归五分　升麻一钱　羌活一钱
陈皮一钱二分　半夏一钱二分　防风七分　南星五分　甘草三分　老
姜三片

煎服。

麻黄汤（第三十六）　凡破伤风发寒用。

肉桂三分　干姜五分　半夏一钱二分　厚朴七分　桔梗七分
枳壳七分　麻黄去节，二钱　苏木五分　川芎七分　陈皮姜汁制，一钱

煎浓热服。

升麻汤（第三十七）　凡损伤头用。

白术　附子　升麻　麻黄　红花　川芎　干姜　肉桂
甘草

各等分。用加老姜三片、葱头三节，水煎服。

杏仁汤（第三十八）

肉桂　麻黄　桑皮　杏仁　桔梗　细茶　甘草

各等分。加灯心煎服。

治破风（第三十九）

荄草一两

水酒煎服。

金疮方（第四十）

上三七三钱　水粉炒黄，五分　片香制，三两

共研细末用。

又方（第四十一）

旧帽边三两

烧灰存性，用香油调涂。

刑杖方（第四十二）

歌云：既救诸伤又救刑，乳香、没药合无名，土鳖再加真猴骨，然铜宜以醋来烹。六味一同研细末，炼蜜合成打弹丸。临用须饮三杯酒，那怕黄昏打到明。

乳香　没药　土鳖　无名异　猴骨　自然铜

又方（第四十三）　治刑杖。

白芷三钱　赤芍三钱　乳香炙，一两　没药炙，一两　黄金子一两　陈年尿坑瓦童便、酒煅，一两

共研细末。未杖之前，酒调服之；若既杖伤甚，只宜用下药。

红花散（第四十四）　治刑杖，酒醉。

土鳖醋煅　古钱　炙乳香　炙没药　苏木节　巴霜

各等分，研末。一板一厘，水酒调服。

刑伤夹拶方（第四十五）

大黄四两　半夏二两　白芷二两　官桂四两　甘草二两

共研末。酒调敷伤处，内服上桃花散。

治足骨挟碎（第四十六）

土鳖二个　生蟹一个

共捣敷患处，内服六号乳香散。

治打足拐（第四十七）

牛膝二钱　土鳖二钱

共捣敷患处。

被人咬伤方（第四十八）

栗子一撮，口中嚼碎，敷患处。

抓破脸皮方（第四十九）

用姜汁调轻粉一钱，敷患处。

打伤接气方（第五十）

参须一钱　朱砂三钱　乳香一钱　川乌一钱　北细辛三钱　寸香一分

共研细末。每服五七厘，童便下。

开关吹鼻散（第五十一）

细辛二钱　牙皂二钱　山奈一钱　良姜二钱　寸香一分

共研细末，吹鼻即苏。

敲开吹喉散（第五十二）　治牙关紧闭。

牙皂二钱　细辛二钱　巴霜二钱

共研末，入喉即苏。

敲开灌下方（第五十三方）

蝉蜕三钱　朱砂一钱一分

共研末。酒或童便下。

急救灌转方（第五十四）

乳香_{去油，四钱}　没药_{去油，四钱}　名异_{煅，四钱}　枳壳_{面炒，三钱}　寸香_{二分}　木鳖_{便炒，三钱}　土鳖_{火煅，四钱}　上狗_{面炒，四钱}　川铜_{醋煅，四钱}　血竭_{五钱}　闹羊花_{酒蒸，去心，五钱}

共研细末。重服七厘，或酒或童便下。

欲吐痰方（第五十五）

胆矾_{三分}　铜绿_{三分}

以上共研细末。用神仙醋调服，即吐痰。

鸡鸣散（第五十六）　治跌打，瘀血攻心脉欲死，服。

生地_{二钱}　大黄_{三钱}　杏仁_{去衣，一钱}　当归_{酒洗，一钱五分}

用生水、酒煎服。

脑头引

藁本　川芎　白芷　白芍　苏叶　升麻　木香　羌活

咽喉引

玄胡　碎补　干姜　防风　桔梗　薄荷　桔根　连翘

胸前引

枳壳　厚朴　干姜　郁金　陈皮　乌药　木香　甘草

腰上引

杜仲　小茴　菟丝　木香　故纸　枸杞　玄胡　加皮

手上引

桂枝　当归　透骨草　甘草　羌活　防风　神仙剑（即

千年健，十指全伤用）

脚上引

川膝　独活　木瓜　苡仁　怀膝　苍术　加皮　木香

脚脊引

怀膝　南藤　棕根　木瓜　苡仁　螺蛳骨　透骨草

潮热引

柴胡　羌活　黄芩　陈皮　厚朴　甘草　人中白

浮肿引

生地　防己　漏芦　防风　乌药　甘草

气急引

沉香　枳实　陈皮　木香　郁金　乌药

腹内痛引

玄胡　吴萸　石蒲　白芍　木香　祈艾

二便闭引

大黄　车前　泽泻　木通　枳壳　猪苓

血聚引

红花　桃仁　生地　苏木　血竭　当归

气聚引

沉香　小茴　三棱　莪术　灵脂　乳香

遍身引

乳香　碎补　木香　没药　吴萸　寄奴

消风引

荆芥　白芷　犀角　薄荷　葛根　草乌

止呕引

炮姜　砂仁　藿香　白苓　酸车草取自然汁

失气引

金凤花叶　佛指甲花　寸香

三味共研细末，姜汁服。

接骨引

然铜　虎骨　小茴　当归　土鳖　猴骨　枸杞

体之虚者，加附子、肉桂、洋参、黄芪。体之健者，加黄连、黄芩、紫苏、薄荷。

接骨膏（第五十七）

当归酒炒，一两五钱　羌活五钱　骨碎补去皮，五钱　牛膝洗，酒炒，一两　木香五钱　威灵仙一两五钱　桂枝一两　川芎五钱　川乌去皮，净五钱　加皮酒炒，去皮，一两　杜仲五钱　北细辛五钱　防风五钱，要鲜，拣净　香附五钱　滴乳香去油，后放，五钱　没药去油，后放，五钱　黄丹后放，收膏，二两五钱　嫩松香二两，后放

以上共药十八味，外加四叶对三钱、土茯苓三钱、海风藤五钱，将真正菜油数斤熬滚，将药十四味先入锅内，再将草药三味共浸油内，春天浸五日，夏三、秋七、冬十天，期满入锅内，漫火熬，根浮起，滤渣，再入乳香、没药、松香三味，又

熬数沸，滴水成珠，再下黄丹收膏矣。退火三日再用。此膏专治骨跌打伤者、皮未破者，将此膏贴之，其骨陆续如初。并一切跌打损伤，贴患处，伤骨自好，其肿自消，散血通气，效验。

凡跌打不能言语，人不知打坏何处，急用不满尺丛树连根拔来，洗净去泥，捣汁，量人酒量若干，如饮约一壶者，即用一壶，和丛树内搅汁，令伤人饮之，免其血瘀冲心，再请先生医治可也。

又：十直路口尿桶底砖、瓦片，取来炒干，研末，亦医跌打。

按：江先生乳名祥，号瑞屏，住婺源北乡清华街双河头，道光庚子年已七旬，善于跌打，此书珍之、宝之。

附录：验方四则

三合济生丸　专治四时不正之气，头疼身热，腹痛胀闷，霍乱转筋，呕吐泄泻，四肢厥冷，绞阳痧气，伤寒、伤暑、伤食，疟痢诸症。每服一钱，重症加倍。舌苔白者，用藿香汤下；黄者，用荷叶汤下。寒重，用姜汤下。

吐泻、转筋，用丸四服，加生姜、灶心土煎服。忌食米粒。此方历年合药施送，活人甚多，而需费甚少，务望诸方善士，或合药，或刻方，广为施送，则费小而功极大矣。方列于下。

川厚朴六两五钱　姜汁炒　乌药二两　枳壳三两五钱　羌活四两　广藿香七两　木瓜一两三钱　紫豆蔻二两　茅术三两　半夏四两五钱　苏叶七两　香茹二两　草果二两　赤苓六两　香附三两　桔梗二两五钱　甘草三两　茯苓二两　川芎三两　白术一两五钱　檀香一两　陈皮六两五钱　防风三两　木香三两六钱　柴胡八钱　白芷五两　神曲五两　砂仁三两

以上药料，须拣选明净眼，同研为细末，用薄荷、茶叶、大腹皮熬汁，米汤一碗法丸，朱砂为衣，每丸重七分，晒干，收入小口磁瓶，不可泄气为要。

跌打损伤膏验方

生地、薄荷、独活、赤芍、川芎、川羌、连翘以上每味各一两，香附、荆芥、当归、防风、桃仁、米仁、青皮、加皮、丹皮、杜仲、川柏、元胡、白芍、白芷、牛膝、红花、鲜皮、木通、苏木、木瓜、甘草、厚朴、苏梗、枳实、枳壳、秦艽、川断、黄芪、甘松、三棱、山柰、元参、刘寄奴、骨碎补去毛，以上每味各六钱，外加铅粉七十二两，炒黄色。

用等好麻油十斤，以上各药先浸两三日后，入锅煎熬，去渣，再入铅粉，用桑枝搅匀，扇至烟尽，候冷，浸水中，愈陈愈妙。

又末药方　摊膏时临用加入。每油一斤，加放药末一两。

肉桂一两　制乳香二两　制没药二两　血竭一两　龙骨一两

丁香一两

以上共研极细末，收藏磁瓶内听用。每遇疯气，贴以此膏，较市上所售之万应膏功效尤捷。

秘制朱砂膏　专治疔疮、痈疽、对口、发背，颈项一切无名恶毒，均效。

松香一斤，葱水煮　麝香五分，如嫌麝香贵，可另改加入八将散　冰片五分　制乳香五钱　制没药五钱　樟脑三两五钱　银朱一两，漂　朱砂二钱，研，漂　蓖麻子肉五两　杏仁一百五十粒，去皮、尖　明雄黄二钱　全蝎二钱五分，葱水洗

各为细末，打数千捶为膏，磁罐收贮。临用时隔水炖软，入平常油纸膏药上，贴之。当看疮形之大小，酌量用之。

八将散古方　治痈疽大毒，拔脓去腐生肌等症。

川五倍一两六钱，焙、研　川雄黄三钱，水飞　冰片五分　蜈蚣七条，去钳、足，炙，净，一钱二分　全蝎十个，漂净，去尾，炙末，净，七分　麝香五分　山甲十片，炙，净，二钱　蝉蜕二十个，去头、足，焙、研，净，七分

各研细末，和匀，再研细末，磁瓶收贮。

按：附录验方，乃敝典施送方药，垂已念余年，颇为灵验，特附于末，以望诸善士广传为幸。升寄居余杭同和典录。

中华民国十三年岁次甲子孟秋月

《伤科方书》终